J. Gensichen, M. Härter und M. Berger (Hrsg.)

Psychologische Kurzinterventionen

AF826616

Mit freundlicher Unterstützung von

Stiftung Allgemeinmedizin

J. Gensichen, M. Härter und M. Berger (Hrsg.)

Psychologische Kurzinterventionen

Für die Hausarztpraxis
und die Psychosomatische Grundversorgung

1. Auflage

Mit Beiträgen von: Attila Altiner, Cora Ballmann, Anil Batra, Mathias Berger, Ruben Berger, Antje Bergmann, Clara Berkenhoff, Vittoria Braun, Ronald Burian, Thomas Elbert, Jochen Gensichen, Martin Härter, Lars P. Hölzel, Andreas Jähne, Jan Philipp Klein, Jürgen Margraf, Wilhelm Niebling, Alexandra Philipsen, Dieter Riemann, Maggie Schauer, Martin Scherer, Konrad Schmidt, Elisabeth Schramm, Caroline Jung-Sievers, Maria Steffens, Tobias Teismann

ELSEVIER

Elsevier GmbH, Bernhard-Wicki-Str. 5, 80636 München, Deutschland
Wir freuen uns über Ihr Feedback und Ihre Anregungen an kundendienst@elsevier.com

ISBN 978-3-437-15270-2
eISBN 978-3-437-09854-3

Alle Rechte vorbehalten
1. Auflage 2023
© Elsevier GmbH, Deutschland

Die medizinischen Wissenschaften unterliegen einem sehr schnellen Wissenszuwachs. Der stetige Wandel von Methoden, Wirkstoffen und Erkenntnissen ist allen an diesem Werk Beteiligten bewusst. Sowohl der Verlag als auch die Autorinnen und Autoren und alle, die an der Entstehung dieses Werkes beteiligt waren, haben große Sorgfalt darauf verwandt, dass die Angaben zu Methoden, Anweisungen, Produkten, Anwendungen oder Konzepten dem aktuellen Wissensstand zum Zeitpunkt der Fertigstellung des Werkes entsprechen.
Der Verlag kann jedoch keine Gewähr für Angaben zu Dosierung und Applikationsformen übernehmen. Es sollte stets eine unabhängige und sorgfältige Überprüfung von Diagnosen und Arzneimitteldosierungen sowie möglicher Kontraindikationen erfolgen. Jede Dosierung oder Applikation liegt in der Verantwortung der Anwenderin oder des Anwenders. Die Elsevier GmbH, die Autorinnen und Autoren und alle, die an der Entstehung des Werkes mitgewirkt haben, können keinerlei Haftung in Bezug auf jegliche Verletzung und/oder Schäden an Personen oder Eigentum, im Rahmen von Produkthaftung, Fahrlässigkeit oder anderweitig übernehmen.

Für die Vollständigkeit und Auswahl der aufgeführten Medikamente übernimmt der Verlag keine Gewähr.
Geschützte Warennamen (Warenzeichen) werden in der Regel besonders kenntlich gemacht (®). Aus dem Fehlen eines solchen Hinweises kann jedoch nicht automatisch geschlossen werden, dass es sich um einen freien Warennamen handelt.

Bibliografische Information der Deutschen Nationalbibliothek
Die Deutsche Nationalbibliothek verzeichnet diese Publikation in der Deutschen Nationalbibliografie; detaillierte bibliografische Daten sind im Internet über https://www.dnb.de abrufbar.

23 24 25 26 27 5 4 3 2 1

Für Copyright in Bezug auf das verwendete Bildmaterial siehe Abbildungsnachweis.

Das Werk einschließlich aller seiner Teile ist urheberrechtlich geschützt. Jede Verwertung außerhalb der engen Grenzen des Urheberrechtsgesetzes ist ohne Zustimmung des Verlages unzulässig und strafbar. Das gilt insbesondere für Vervielfältigungen, Übersetzungen, Mikroverfilmungen und die Einspeicherung und Verarbeitung in elektronischen Systemen.

Planung: Ursula Jahn, München
Projektmanagement: Birgit Pietzsch, München, Michaela Mohr/Michael Kraft, mimo-booxx|textwerk. – Büro für Verlagsdienstleistungen, Augsburg
Abbildungsmanagement und Redaktion: Michaela Mohr/Michael Kraft, mimo-booxx|textwerk. – Büro für Verlagsdienstleistungen, Augsburg
Rechteklärung: Max Goldschmidt, Aljezur/Portugal
Herstellung: Der Buchmacher, Arthur Lenner, Windach
Satz: STRAIVE, Puducherry/Indien; TnQ, Chennai/Indien
Druck und Bindung: Printer Trento S.r.l., Trento/Italien
Umschlaggestaltung: SpieszDesign, Neu-Ulm
Titelfotografie: © iStock.com/kupicoo

Aktuelle Informationen finden Sie im Internet unter www.elsevier.de

Vorwort

Psychische und psychosomatische Störungsbilder machen bis zu einem Drittel aller Beratungsanlässe in der Hausarztpraxis aus. Auch in Facharztpraxen, die keine Spezialisten für psychische Störungen sind, wie etwa Orthopädie oder Frauenheilkunde, sind sie häufig. Da die Weiterbildung zu all diesen Gebieten keine praktische Tätigkeit in Psychiatrie und Psychotherapie oder Psychosomatik und Psychotherapie einschließt, hat die Bundesärztekammer zum Erwerb diesbezüglicher Kenntnisse und Fertigkeiten die Teilnahme an einem 80-stündigen Kurs in „Psychosomatischer Grundversorgung" vorgeschrieben. In dem zuletzt 2018 überarbeiteten (Muster-) Kursbuch steht dabei „das Erlernen der Fähigkeit zu einer hilfreichen Arzt-Patienten-Beziehung, der patientenzentrierten Selbstreflexion und entsprechender Gesprächstechniken" im Vordergrund. Zusätzlich soll erlernt werden, „die Krankheitsbilder des psychiatrischen und psychosomatischen Gebiets zu erkennen und dann mit den entsprechenden Experten zu kooperieren".

Diese Kooperation mit FachkollegInnen nach dem Erkennen einer psychischen Störung erweist sich aber als zunehmend schwierig. Mit der größeren Beachtung psychischen Leidens und damit dem schrittweisen Abbau der Stigmaängste bei PatientInnen und ÄrztInnen wird die Thematik psychischer und psychosomatischer Störungen und eines entsprechenden Behandlungswunschs in den Praxen zunehmend relevant. Wenn PatientInnen eine fachärztliche oder fachpsychologische Mitbehandlung wünschen, muss jedoch mit einer etwa zweimonatigen Wartezeit bei FachärztInnen für Psychiatrie und Psychotherapie und drei bis vier Monaten bei ärztlichen und psychologischen PsychotherapeutInnen bis zum Beginn einer kontinuierlichen Behandlung gerechnet werden.

Damit wird der Anteil von PatientInnen, die eine Betreuung auch ihres psychischen Leidens durch die ihnen vertraute ÄrztIn wünschen, zunehmend größer. Bei allen leichteren und nicht chronifizierten Störungsbildern dürfte auch die NichtspezialistIn aufgrund ihrer ärztlichen Erfahrungen und ihrer Kompetenzen mittels empathischer, supportiver Gesprächsführung in der Lage sein, PatientInnen hilfreich zur Seite zu stehen. Problematischer wird die Aufgabe jedoch, wenn die Symptome die Diagnosekriterien einer leichten oder mittelgradigen Form einer spezifischen Störung, wie etwa einer Panikstörung, Depression, Aufmerksamkeitsdefizit-/Hyperaktivitätsstörung im Erwachsenenalter oder einer Suchterkrankung erfüllen. Hier fühlen sich dann viele HausärztInnen oder andere FachärztInnen sowohl durch die charakteristischen Zeitabläufe in ihrer Praxis als auch durch die Begrenzungen ihrer störungsspezifischen Behandlungskompetenzen überfordert. Häufig bleibt dann nur noch der Versuch einer medikamentösen Therapie, falls die PatientInnen hierzu überhaupt bereit sind.

Dieses Buch soll helfen, die bisher zu wenig in Forschung sowie Fort- und Weiterbildung beachtete Lücke zwischen einer allgemeinen empathischen und unterstützenden Gesprächsführung einerseits und den störungsspezifischen Psychotherapiemethoden durch SpezialistInnen andererseits zu schließen.

In diesem Buch werden psychologische Kurzinterventionen für die wichtigsten psychischen und psychosomatischen Störungen für die Anwendung in Hausarzt- und Facharztpraxen beschrieben und, mithilfe von Videoaufnahmen von Diagnose- und Therapieschritten, praxisnah dargestellt. Die Interventionen sind, da für niedergelassene ÄrztInnen konzipiert, zeitlich auf wenige Behandlungssequenzen begrenzt und für NichtspezialistInnen rasch erlernbar. Die meisten Interventionen stützen sich nicht nur auf umfängliche klinische Erfahrungen, sondern auch auf hochwertige wissenschaftliche Studien.

Das Buch verfolgt somit auch das Ziel der Bundesärztekammer für die Psychosomatische Grundversorgung, kompetente verbale Interventionen bei leichteren Formen der häufigsten psychischen und psychosomatischen Krankheitsbilder fachlich besser zu untermauern. Dadurch soll Haus- und FachärztInnen eine größere Handlungssicherheit ermöglicht werden. Nicht zuletzt wäre auch zu erhoffen, dass diese Ausweitung der Kompetenz in der psychosomatischen Grundversorgung den psychiatrischen, psychosomatischen und psychologischen Fachpraxen kürzere Wartezeiten für schwer erkrankte PatientInnen ermöglicht, die die zeitlichen und fachlichen Möglichkeiten von HausärztInnen deutlich übersteigen.

Abschließend stellen wir fest, dass dieses Buch sicherlich auch Lücken aufweist, die wir bedauern. Schließlich möchten wir sehr herzlich allen Mitwirkenden danken.

München, Hamburg, Freiburg, im Mai 2023
Jochen Gensichen, Martin Härter und Mathias Berger

Geleitworte

Dieses Buch „Für die Hausarztpraxis und die Psychosomatische Grundversorgung" wird von den niedergelassenen Ärztinnen und Ärzten sicher mit großem Dank aufgenommen. Womöglich noch mehr von den Patientinnen und Patienten. Aus mehreren Gründen.

Vorbei sind – glücklicherweise – die Zeiten, in denen der Patient von seinem Hausarzt mit den freundlichen Worten „Ihnen fehlt nichts – das ist alles nur psychisch" nach Hause geschickt wurde, samt Schmerzen und Ängsten.

Vorbei ist auch – hoffentlich! – die Sorge der Patienten, durch eine Diagnose wie „Psychosomatische Beschwerden" als „geisteskrank" zu gelten. Und da ist dieses Buch, dieser fabelhafte Crashkurs quer durch die häufigsten psychischen Probleme, deren Erkennen und Behandeln (zumindest als Akutentlastung) sicher eine große Hilfe für die betreuenden Ärztinnen und Ärzte.

Was wir erreichen sollten, gerade heute in einer zunehmend unpersönlichen und digitalisierten Welt, und was durch das Buch großartig unterstützt wird, ist unsere Wahrnehmung der Patienten als ganzheitliche Menschen. Nicht nur Körper und Seele, sondern ihre psychosoziale Situation, ihre Ängste und Hoffnungen sollten wir kennen, besprechen, um dadurch eine intensive und vertrauensvolle Beziehung herzustellen. Eine Beziehung, die nachweislich den Erfolg einer Behandlung bedeuten kann.

Ich wünsche allen Kolleginnen und Kollegen, die dies alles unter dem so stark gewordenen Zeitdruck umsetzen müssen, viel Kraft und viel Glück.

Tutzing, im Mai 2023
Dr. med. Marianne Koch
Kuratorin der „Stiftung Allgemeinmedizin"
© Dr. med. Marianne Koch, 2023

Psychische und psychosomatische Belastungen sind alltägliche Beratungsanlässe in unseren Praxen. Schlafstörungen, Angstzustände, Erschöpfung, chronische Schmerzen - häufig sind der emotionale Druck und die Verunsicherung der Betroffenen entsprechend hoch. Gerade auch vor dem Hintergrund der massiven Wartezeiten auf Therapieplätze bei Psychologischen Psychotherapeutinnen und Psychotherapeuten sowie bei Psychiaterinnen und Psychiatern wird die hausärztliche (Erst-)Behandlung für die Patientinnen und Patienten immer wichtiger. Unsere Praxen müssen für sie genau die zuverlässige und stabile Anlaufstelle sein, die sie andernorts nicht finden.

Das oft langjährige und enge Vertrauensverhältnis mit unseren Patientinnen und Patienten prädestiniert uns Hausärztinnen und Hausärzte dafür, die ersten Anzeichen psychosomatischer, aber auch psychischer Erkrankungen wahrzunehmen und ihnen unterstützend zur Seite zu stehen. Das vertrauensvolle Arzt-Patienten-Gespräch ist hier entscheidend, denn die Verdachtsdiagnose ist vergleichsweise selten patienteninduziert. Viel häufiger ergibt sie sich aus der - manchmal sogar beiläufigen - Benennung unspezifischer Beschwerden, die die Betroffenen gar nicht mit ihrem psychischen Wohlbefinden in Verbindung bringen. Gerade dann ist es umso wichtiger, die Verdachtsdiagnose empathisch, aber deutlich anzusprechen beziehungsweise in einem Gesprächsprozess dort hinzuführen. Häufig erwarten Patientinnen und Patienten von uns ein klares Krankheitsbild, auf das dann eine gezielte Therapie folgt. Es ist somit nicht überraschend, dass viele Betroffene erst einmal überfordert, in manchen Fällen sogar ablehnend reagieren, wenn etwa der Begriff „Psychosomatik" fällt. Gerade dann müssen unsere Patientinnen und Patienten in uns Hausärztinnen und Hausärzten ein Gegenüber finden, das die medizinisch-wissenschaftlichen Fakten zur jeweiligen Erkrankung so darlegt, dass sie nachvollziehbar sind und sie sich verstanden und ernst genommen fühlen.

Leider ist die Theorie das eine, die gelebte Praxis das andere. In der Realität ist das, was einer umfassenden und empathischen Behandlung, insbesondere bei psychischen, aber auch psychosomatischen Störungsbildern am härtesten entgegensteht, der eklatante Zeitmangel, den wir in unseren Praxen täglich erleben. Zuhören, nachfragen, deuten, aufklären, unterstützen - einer PatientIn, die etwa an einer Angststörung leidet, zu helfen, ist nun einmal deutlich zeitintensiver als die Verordnung eines Arzneimittels bei einem gut eingestellten Chroniker.

Damit werden effektive Behandlungstherapien, die uns Hausärztinnen und Hausärzten in der konkreten Situation schnelle und verlässliche Unterstützung bieten, immer wichtiger. Das vorliegende Buch bietet genau das. Ärztinnen und Ärzte finden darin schnelle Hilfe durch strukturierte Behandlungsempfehlungen und -übungen - verständlich und einprägsam. Indem neben breiten Abhandlungen etwa zur Psychosozialen Diagnostik oder zum Selbstmanagement unter Berücksichtigung von E-Mental-Health auch häufige Störungsbilder wie Depression, Schlafstörung, chronische Schmerzerkrankung intensiv behandelt werden, wird den Ärztinnen und Ärzten eine praxisnahe Unterstützung geboten, die man auch im konkreten Fall zur Hand nehmen kann. Bemerkenswert ist hierbei, wie dieser Band die hausärztliche Perspektive fundiert in Diagnostik und Therapie gießt.

Dr. med. Markus Beier
Bundesvorsitzender des Deutschen Hausärzteverbandes
Ehrenvorsitzender des Bayerischen Hausärzteverbandes

„Der Arbeitsbereich der Allgemeinmedizin beinhaltet die Grundversorgung aller PatientInnen mit körperlichen und seelischen Gesundheitsstörungen in der Notfall-, Akut- und Langzeitversorgung sowie wesentliche Bereiche der Prävention und Rehabilitation. AllgemeinärztInnen sind darauf spezialisiert, als erste ärztliche AnsprechpartnerInnen bei allen Gesundheitsproblemen zu helfen. Die Arbeitsweise der Allgemeinmedizin berücksichtigt somatische, psychosoziale, soziokulturelle und ökologische Aspekte. Bei der Interpretation von Symptomen und Befunden ist es von besonderer Bedeutung, das Individuum, sein Krankheitskonzept, sein Umfeld und seine Geschichte zu würdigen."

Die Fachdefinition der Deutschen Gesellschaft für Allgemeinmedizin und Familienmedizin (DEGAM) beschreibt eindrücklich die Breite der Allgemeinmedizin und die umfassende Langzeitbetreuung der PatientInnen. Praktisch tätige HausärztInnen berichten häufig, dass es die manchmal lebenslange Begleitung ist, die unseren Beruf so erfüllend macht.

Für junge ÄrztInnen in Weiterbildung stellt sich die Langzeitbetreuung in der hausärztlichen Praxis zunächst als komplex und teilweise überfordernd dar. Hausärztliche Konsultationen sind geprägt von wechselnden Beratungsanlässen aus verschiedenen Teilgebieten der physischen und psychischen Krankheitslehre. Oft vermischt in ein und derselben Person, die während der Konsultation verschiedene Gesundheitssorgen äußert. Zu Beginn der ärztlichen Karriere fällt es gar nicht so leicht, den „Wald vor lauter Bäumen" zu erkennen. Es benötigt Zeit und Unterstützung, die hausärztliche Arbeitsweise und Identität zu entwickeln.

Seit 2017 können die Kompetenzzentren Weiterbildung für Allgemeinmedizin die Entwicklung von ÄrztInnen in Weiterbildung durch Seminarprogramme, Mentoringangebote und durch Schulung der Weiterbildungsbefugten unterstützen. Die Seminarprogramme helfen den jungen ÄrztInnen in Weiterbildung, auf die wesentlichen Themen für die hausärztliche Tätigkeit zu fokussieren. Die konkrete Umsetzung im Kontakt mit PatientInnen muss jedoch von jedem Einzelnen in seiner täglichen Arbeit erlebt werden.

Hier setzt das neue Buch „Psychologische Kurzinterventionen - Für die Hausarztpraxis und die psychosomatische Grundversorgung" an. Es führt in knappen und praxisorientierten Kapiteln in die hausärztlich relevanten psychischen Erkrankungen ein und vermittelt deren Grundlagen. Darüber hinaus wird der direkte Praxisbezug anhand von Kasuistiken hergestellt und für den Leser nachvollziehbar gemacht. Die Herausgeber haben darauf geachtet, dass alle Kapitel von ExpertInnen für die jeweilige Erkrankung und hausärztlich erfahrenen KollegInnen erstellt wurden und damit den Bedürfnissen der Zielgruppe gerecht werden.

Die große Stärke des Buches ist die konkrete Handlungsanleitung im Umgang mit PatientInnen mit psychischen Erkrankungen. Neben einfach in der Praxis einzusetzenden Werkzeugen (Fragebögen für Screening und Therapiemonitoring) werden in jedem Kapitel Empfehlungen für ein hausärztliches Vorgehen von Konsultation zu Konsultation gegeben. Unterstützt und plastisch werden die Empfehlungen durch via QR-Code abrufbare Videos, die die Umsetzung illustrieren.

Ein praxisorientiertes Buch mit dem Potenzial, ein wichtiger Begleiter für ÄrztInnen in Weiterbildung im Fach Allgemeinmedizin und alle Fachgebiete, die in der psychosomatischen Grundversorgung von PatientInnen aktiv sind, zu werden.

Prof. Dr. med. Marco Roos
Sprecher Sektion Weiterbildung der DEGAM
Leiter Kompetenzzentrum Weiterbildung Allgemeinmedizin Bayern
Institut für Allgemeinmedizin am Universitätsklinikum Augsburg

Liebe Kolleginnen und Kollegen,
es ist mir eine große Freude, Ihnen dieses Buch über psychologische Kurzinterventionen für die Hausarztpraxis empfehlen zu können. Als Hausarzt ist man täglich mit psychischen und psychosomatischen Störungsbildern konfrontiert und oft der erste Ansprechpartner bei psychischen Problemen. Daher kann ich aus eigener Erfahrung berichten, wie entscheidend es ist, Patientinnen und Patienten eine ganzheitliche medizinische Versorgung anzubieten. Psychische und psychosomatische Störungen haben – insbesondere in Zeiten weltweiter Krisen – in den letzten Jahren deutlich zugenommen und oft kann nicht sofort mit einer umfassenden Psychotherapie begonnen werden. Bei der Bewältigung von akuten psychischen Belastungen und Problemen spielen daher psychologische Kurzinterventionen in der hausärztlichen Versorgung eine immer wichtigere Rolle.

Das vorliegende Buch bietet eine Einführung in verschiedene, häufig im hausärztlichen Alltag vorkommende psychische und psychosomatische Störungsbilder und beschreibt leicht verständlich und praxisnah verschiedene psychologische Kurzinterventionen und Behandlungspläne, die von Hausärzten in ihrer Praxis angewendet und einfach umgesetzt werden können, um Patientinnen und Patienten bei der Bewältigung akuter psychischer Krisen zu unterstützen.

Als Präsident der Bundesärztekammer freue ich mich, dass das Buch auch direkten Bezug auf die Kursweiterbildung „Psychosomatische Grundversorgung" – für das die Bundesärztekammer das (Muster-)Kursbuch erstellt hat – nimmt, da dieser Kurs einen wichtigen Bestandteil u. a. der Facharztweiterbildung Allgemeinmedizin darstellt.

Ich empfehle dieses Buch als Nachschlagewerk und praktisches Handbuch für den Einsatz in der hausärztlichen Praxis und bin mir sicher, dass die Lektüre einen Beitrag zur bestmöglichen Versorgung der Patientinnen und Patienten leisten kann.

Berlin, im Mai 2023
Dr. med. (I) Klaus Reinhardt
Präsident der Bundesärztekammer

Abbildungsnachweis

Der Verweis auf die jeweilige Abbildungsquelle befindet sich bei allen Abbildungen im Werk am Ende des Legendentextes in eckigen Klammern. Alle nicht besonders gekennzeichneten Grafiken und Abbildungen © Elsevier GmbH, München.

F696-008	Riemann, D. et al.: Insomnien – Stand der Forschung. In: Der Nervenarzt, Vol. 85, Issue 1, Pages 43–49. Springer, 2014
F840-003	Lipsitz, J. D./Markowitz, J. C.: Mechanisms of change in interpersonal therapy (IPT). In: Clinical Psychology Review, Volume 33, Issue 8, Pages 1134-1147. Elsevier, 2013
H334-001	Hiller, T.S. et al.: Psychometric evaluation and Rasch analyses of the German Overall Anxiety Severity and Impairment Scale (OASIS-D). In: Scientific Reports 13, Art.-Nr. 6840. Springer, 2023
L231	Stefan Dangl, München
M1227	Prof. Dr. Dr. Martin Härter, Hamburg.
M1257	Dr. med. Cora Ballmann, München
M1258	Dr. phil. Maria Steffens, Bonn
P494	Prof. Dr. med. Mathias Berger, Freiburg
P919	Dr. phil. Lars P. Hölzel, Wiesbaden
P1318	Dr. med. Ronald Burian, Berlin
P1319	Prof. Dr. med. Vittoria Braun, Berlin
P1336	Prof. Dr. med. Alexandra Philipsen, Bonn
P1337	Prof. Dr. med. Dipl.-Päd. Jochen Gensichen, München

Fehler gefunden?

https://else4.de/978-3-437-15270-2

An unsere Inhalte haben wir sehr hohe Ansprüche. Trotz aller Sorgfalt kann es jedoch passieren, dass sich ein Fehler einschleicht oder fachlich-inhaltliche Aktualisierungen notwendig geworden sind.

Sobald ein relevanter Fehler entdeckt wird, stellen wir eine Korrektur zur Verfügung. Mit diesem QR-Code gelingt der schnelle Zugriff.

Wir sind dankbar für jeden Hinweis, der uns hilft, dieses Werk zu verbessern. Bitte richten Sie Ihre Anregungen, Lob und Kritik an folgende E-Mail-Adresse: kundendienst@elsevier.com

Herausgeber

Prof. Dr. med. Mathias Berger
Klinik für Psychiatrie und Psychotherapie
Universitätsklinikum Freiburg
Hauptstraße 5
79104 Freiburg

Prof. Dr. med. Dipl.-Päd. Jochen Gensichen, MPH
Institut für Allgemeinmedizin
LMU Klinikum, München
Nußbaumstraße 5
80336 München

Prof. Dr. med. Dr. phil. Martin Härter, Dipl.-Psych.
Zentrum für Psychosoziale Medizin
Institut und Poliklinik für Medizinische Psychologie
Universitätsklinikum Hamburg-Eppendorf
Martinistraße 52
20246 Hamburg

Autorinnen und Autoren

Prof. Dr. med. Attila Altiner
Abteilung Allgemeinmedizin und Versorgungsforschung
Universitätsklinikum Heidelberg
Im Neuenheimer Feld 130
69120 Heidelberg

Dr. med. Cora Ballmann
Institut für Allgemeinmedizin
LMU Klinikum, München
Nußbaumstraße 5
80336 München

Prof. Dr. med. Anil Batra
Universitätsklinikum Tübingen
Sektion für Suchtmedizin und Suchtforschung
Calwerstraße 14
72076 Tübingen

Prof. Dr. med. Mathias Berger
Klinik für Psychiatrie und Psychotherapie
Universitätsklinikum Freiburg
Hauptstraße 5
79104 Freiburg

Ruben Berger, M. Sc.
Klinik und Poliklinik für Psychiatrie und Psychotherapie
Universitätsklinikum Bonn
Venusberg-Campus 1
53127 Bonn

Prof. Dr. med. Antje Bergmann
Bereich Allgemeinmedizin, Medizinische Klinik und Poliklinik III
MVZ am Universitätsklinikum, Haus 6
Universitätsklinikum Carl Gustav Carus an der Technischen Universität Dresden
Fetscherstraße 74
01307 Dresden

Clara Berkenhoff, MSc
Universitätsklinikum Tübingen
Sektion für Suchtmedizin und Suchtforschung
Calwerstraße 14
72076 Tübingen

Prof. Dr. med. Vittoria Braun
Institut für Allgemeinmedizin
Charité Universitätsmedizin
Campus Mitte
Charitéplatz 1
10117 Berlin

Dr. med. Ronald Burian
Ev. Krankenhaus
Königin Elisabeth Herzberge gGmbH
Abteilung für Psychiatrie und Psychotherapie
Herzbergstraße 79
10365 Berlin

Prof. Dr. rer. soc. Thomas Elbert
Universität Konstanz
Fachbereich Psychologie
Postfach 905
78457 Konstanz

Prof. Dr. med. Dipl.-Päd. Jochen Gensichen, MPH
Institut für Allgemeinmedizin
LMU Klinikum, München
Nußbaumstraße 5
80336 München

Prof. Dr. med. Dr. phil. Martin Härter, Dipl.-Psych.
Institut und Poliklinik für Medizinische Psychologie
Zentrum für Psychosoziale Medizin
Universitätsklinikum Hamburg-Eppendorf
Martinistraße 52
20246 Hamburg

PD Dr. phil. Lars P. Hölzel
Parkklinik Wiesbaden-Schlangenbad
Rheingauer Straße 47
65388 Schlangenbad

PD Dr. med. Andreas Jähne
Ärztlicher Direktor
Oberberg Fachklinik Rhein-Jura Bad Säckingen
Schneckenhalde 13
79713 Bad Säckingen

PD Dr. med. Caroline Jung-Sievers
Institut für Medizinische Informationsverarbeitung, Biometrie und Epidemiologie
Lehrstuhl für Public Health und Versorgungsforschung
Ludwig-Maximilians-Universität, München
Elisabeth-Winterhalter-Weg 6
81377 München

Prof. Dr. Jan Philipp Klein
Universitätsklinikum Schleswig-Holstein
Zentrum für Integrative Psychiatrie
Campus Lübeck
Klinik für Psychosomatik und Psychiatrie
Ratzeburger Allee 160
23538 Lübeck

Prof. Dr. rer. soc. Jürgen Margraf
Ruhr-Universität Bochum
Lehrstuhl Klinische Psychologie und Psychotherapie
Bochumer Fenster 3/01
Massenbergstraße 9–13
44787 Bochum

Prof. Dr. med. Wilhelm Niebling
em. Leiter des Lehrbereichs Allgemeinmedizin
Universitätsklinikum Freiburg
Elsässer Straße 2 m
79110 Freiburg

Prof. Dr. med. Alexandra Philipsen
Klinik und Poliklinik für Psychiatrie und Psychotherapie
Universitätsklinikum Bonn
Venusberg-Campus 1
53127 Bonn

Prof. Dr. rer. soc. Dieter Riemann
Klinik für Psychiatrie und Psychotherapie
Universitätsklinikum Freiburg
Hauptstraße 5
79104 Freiburg

PD Dr. rer. nat. Maggie Schauer
Universität Konstanz
Fachbereich Psychologie
Postfach 905
78457 Konstanz

Prof. Dr. med. Martin Scherer
Universitätsklinikum Hamburg-Eppendorf
Institut und Poliklinik für Allgemeinmedizin
Martinistraße 52
20251 Hamburg

PD Dr. med. Konrad Schmidt
Charité – Universitätsmedizin Berlin
Institut für Allgemeinmedizin
Charitéplatz 1
10098 Berlin

Prof. Dr. phil. Elisabeth Schramm
Klinik für Psychiatrie und Psychotherapie
Universitätsklinikum Freiburg
Hauptstraße 5
79104 Freiburg

Dr. phil. Maria Steffens
Klinik und Poliklinik für Psychiatrie und Psychotherapie
Universitätsklinikum Bonn
Venusberg-Campus 1
53127 Bonn

PD Dr. phil. Tobias Teismann
Ruhr-Universität Bochum
Fakultät für Psychologie
Lehrstuhl Klinische Psychologie und Psychotherapie
Massenbergstraße 9–13
44787 Bochum

Abkürzungen

A

ACT	Akzeptanz- und Commitment-Therapie
ADHS	Aufmerksamkeitsdefizit-/Hyperaktivitätsstörung
ASRS	Adult ADHD Self-Report Screening Scale
AUDIT	Alcohol Use Disorders Identification Test
AWMF	Arbeitsgemeinschaft der Wissenschaftlichen Medizinischen Fachgesellschaften
ÄZQ	Ärztliches Zentrum für Qualität in der Medizin

B

BÄK	Bundesärztekammer
BDI	Beck-Depressions-Inventar
BZ	Benzodiazepin/e
BZRA	Benzodiazepin-Rezeptor-Agonist/en

D

d	Tag/e
DEGAM	Deutsche Gesellschaft für Allgemeinmedizin und Familienmedizin
DGSM	Deutsche Gesellschaft für Schlafforschung und Schlafmedizin
DiGA	Digitale Gesundheitsanwendung/en
DSM	Diagnostic and Statistical Manual of Mental Disorders

E

EKG	Elektrokardiogramm
EMDR	Eye Movement Desensitization and Reprocessing

F

FACT	fokussierte Akzeptanz- und Commitment-Therapie
FIPs	Freiburger Interviews psychischer Störungen
FSP	Freiburger Screening psychischer Störungen

G

GAD-7	Generalized Anxiety Disorder, Gesundheitsfragebogen für PatientInnen, Modul Generalisierte Angststörung
GPGi	Gute Praxis Gesundheitsinformation

H

h	Stunde/n
HPA	Hypothalamus-Hypophysen-Nebennierenrinden-Achse

I

ICD	Internationale Klassifikation von Krankheiten (International Statistical Classification of Diseases and Related Health Problems)
i. d. R.	in der Regel
ICF	Internationale Klassifikation der Funktionsfähigkeit, Behinderung und Gesundheit
ICU	Intensive Care Unit
IMPACT	Improving Mood – Promoting Access to Collaborative Treatment
IPC	Interpersonal Counseling
IPT	interpersonelle Psychotherapie
IQWiG	Institut für Qualität und Wirtschaftlichkeit im Gesundheitswesen
ISI	Insomnia Severity Index
IST	Intensivstation
i. v.	intravenös

J

J.	Jahr/e

K

KBV	Kassenärztliche Bundesvereinigung
KG	Körpergewicht
KHK	koronare Herzkrankheit
KVT	kognitive Verhaltenstherapie
KVT-I	kognitive Verhaltenstherapie für Insomnien

L

Lj.	Lebensjahr/e
LONTS	Langzeitanwendung von Opioiden bei chronischen nicht-tumorbedingten Schmerzen

M

MFA	medizinische/r Fachangestellte/r
MI	Motivational Interviewing
Min.	Minute/n
Mon.	Monat/e

N

NET	Narrative Expositionstherapie
NET-PC	hausärztliche Narrative Expositionstherapie (Primary Care)

O

OASIS	Overall Anxiety Severity and Impairment Scale

P

PHQ-9	Patient Health Questionnaire, Gesundheitsfragebogen für PatientInnen, Modul Depression
PHQ-15	Patient Health Questionnaire, Gesundheitsfragebogen für PatientInnen, Modul Somatoforme Störungen
PLT-PV	Problemlösetraining für die Primärversorgung
PSQI	Pittsburgher Schlafqualitätsindex (Pittsburgh Sleep Quality Index)
PST-PC	Problem Solving Treatment for Primary Care
PTBS	Posttraumatische Belastungsstörung
PTSD	Post-traumatic Stress Disorder

R

RCT/s	randomisiert-kontrollierte Studie/n

S

s	Sekunde/n
s. c.	subkutan
SNRI	Serotonin-Noradrenalin-Wiederaufnahmehemmer
SSD-12	Somatic Symptom Disorder – B Criteria Scale
SSRI	Serotonin-Wiederaufnahmehemmer

T

TZA	trizyklische/s Antidepressivum/a

V

V. a.	Verdacht auf

W

Wo.	Woche/n

Inhaltsverzeichnis

I Allgemeiner Teil

KAPITEL

1 Psychische Störungen als Behandlungsanlass

Jochen Gensichen, Cora Ballmann, Antje Bergmann, Vittoria Braun, Attila Altiner, Martin Scherer, Konrad Schmidt und Wilhelm Niebling

Die hausärztliche Patientenversorgung ist durch das frühe Erkennen relevanter Erkrankungen und ihre Behandlung sowie durch den sicheren Umgang mit Mehrfacherkrankungen charakterisiert. HausärztInnen sind erste professionelle AnsprechpartnerInnen bei allen gesundheitlichen Fragen ihrer PatientInnen. Sie schätzen die Dringlichkeit der Beschwerden ein und grenzen mögliche Diagnosen ein. Mehrheitlich liegen bei ihren PatientInnen mehrere somatische und psychische Erkrankungen gleichzeitig vor. Insgesamt gilt es, zwischen **„Störungen der Befindlichkeit"** und **„Krankheiten"** abzugrenzen. Dies gilt für somatische und psychische Beschwerden [Chenot und Scherer 2021].

Etwa 80 % der Behandlungsanlässe ihrer PatientInnen können HausärztInnen abschließend vor Ort in ihrer Praxis klären und die entscheidenden Schritte initiieren, sei es das systematische Beobachten, den Start einer Behandlung oder die Überweisung zu SpezialistInnen zur weiteren Diagnostik oder Therapie [Kochen et al. 2017].

Psychische Störungen sind in Hausarztpraxen mit bis zu einem Drittel der Behandlungsanlässe häufig. Führend sind Depressionen, Angststörungen, Suchterkrankungen, aber auch zunehmend posttraumatische Störungen, Aufmerksamkeitsdefizitsyndrome bei Erwachsenen und anhaltende somatische Schmerzsyndrome [Dietrich et al. 2019]. Psychische Störungen werden in der Hausarztpraxis hauptsächlich über zwei Wege erkannt:

- Die PatientInnen haben sich im Vorfeld schon (im Internet) informiert und sprechen konkrete Symptome und z. T. auch eigene Verdachtsdiagnosen selbst an **(patienteninduziert).** Hier können HausärztInnen recht unkompliziert die systematische Diagnostik starten und so PatientInnen schnell mit mehr Klarheit bei der Einordnung ihrer Beschwerden helfen.
- Häufiger ist aber die Situation, dass HausärztInnen durch vielfältige körperliche, nicht typische psychische Beschwerden (Müdigkeit, Unruhe oder Herzrasen etc.) oder auch lebensweltliche Hinweise (Lebensereignisse in der Familie und bei der Arbeit, Zunahme der Konsultationshäufigkeit oder häufige Symptom- oder Arztwechsel etc.) den Verdacht auf eine psychische Störung schöpfen **(arztinduziert).** In diesem Fall wird er zunächst mit sehr offenen Fragen die mögliche psychische Belastung ansprechen und erst in einem zweiten Schritt die entsprechende systematische Diagnostik, wie in ➤ Kap. 2 dargestellt, veranlassen.

Bei z. T. begrenzter psychiatrischer bzw. psychologischer Fachqualifikation und oft fehlenden zeitlichen Ressourcen in der Hausarztpraxis werden Störungen teilweise spät erkannt und behandelt. Gleichzeitig sprechen aber die meisten PatientInnen ihre psychischen Probleme zunächst bei ihren HausärztInnen an und sind mit dieser ersten Versorgung hochzufrieden: Die Hausarztpraxis ist patientennah. PatientInnen können die in der Regel lokale Praxis durchaus ohne Angaben von entsprechenden Hinweisen, also ohne Furcht vor Stigmatisierung, aufsuchen. Gemeinsam mit der z. T. langjährig alle Gesundheitsfragen begleitenden HausärztIn können die Beschwerden diagnostisch eingeordnet werden. Auch kennt die HausärztIn alle anderen Erkrankungen und deren (medikamentöse) Behandlung sowie die Lebenswelt ihrer PatientInnen und ihre feinen Veränderungen im Verlauf einer vertrauensvollen und langen Arzt-Patienten-Beziehung („erlebte Anamnese"). Dies kann auch ein Schutz vor einer mit der zunehmenden Spezialisierung und Fragmentierung in der Medizin verbundenen „Überdiagnostik" sein. Gleichzeitig gilt es bei diagnostischer Unklarheit und ausbleibendem Behandlungserfolg zeitnahe und zuverlässig SpezialistInnen hinzuzuziehen (gestufte Versorgung/Stepped Care). Gemeinsam mit ihnen können so auch längerfristige Behandlungskonzepte mit den PatientInnen umgesetzt werden.

Das Hauptbetätigungsfeld in der Behandlung von psychischen Störungen von HausärztInnen sind leicht- und mittelgradige Störungen. Behandlungsansätze in diesem Bereich erfordern diagnoseübergreifend insbesondere vier Elemente:

1. **Eine vertrauensvolle Arzt-Patienten-Kommunikation:** HausärztInnen müssen auf unklare Beschwerden und Anliegen eingehen, die vorher nicht schon von anderen ÄrztInnen medizinisch eingeordnet sind (unselektioniert). Dabei ordnen sie die Beschwerden ganzheitlich in den Kontext der individuellen Lebenssituation ein. Im bio-psycho-sozialen Modell der Medizin verortet, wird – wie in der Psychotherapie – das Gespräch als Instrument genutzt. Es dient der Informationsgewinnung und gleichzeitig dem Beziehungsaufbau und hat daher einen therapeutischen Zweck: den Aufbau einer tragfähigen Arbeitsbeziehung (Working Alliance [Bordin 1979]). Dabei können HausärztInnen auf die umfassenden Kenntnisse über ihre PatientInnen zu Vorerfahrungen, Erwartungen, Rollenmustern und Motiven zurückgreifen.

Das Gespräch dient dem therapeutischen Ziel, ist aufgabenbezogen und verwendet spezielle Gesprächsmethoden. Dabei gibt es klare Beschränkungen zu Ort, Zeit und Häufigkeit. Der explorative Kontext der Arzt-Patienten-Kommunikation kann mit einer „Bühnenmetapher" umschrieben werden [Langewitz 2013]. Die Bühne ist dabei der Freiraum, den die ÄrztInnen den PatientInnen im Gespräch zur Verfügung stellen, um sich und ihre Probleme uneingeschränkt darstellen zu können. ÄrztInnen sollten zurückhaltend begleiten und erst wieder mitwirken, nachdem sie sicher wissen, was „auf der Bühne gespielt" wird. PatientInnen brauchen zur Darstellung ihrer Situation in der Regel nur wenige Minuten ungestörte Redezeit. Gleichzeitig kann mit verhaltensförderlichen Impulsen die Kommunikation gesteuert werden. Hier wirken auch nonverbale und verbale Ausdrücke: Ein zustimmendes Kopfnicken hat eine einladende und motivierende Wirkung.
Das Gespräch erfasst die Anamnese sowie die aktuellen Beschwerden und bestimmt das weitere Vorgehen zunächst mit dem Ziel der diagnostischen Einordnung. Es bietet die Grundlage für die gezielte Psychoedukation und für die Entscheidung über die Optionen der weiteren spezifischen Behandlung (➤ Kap. 2 und ➤ Kap. 3).
2. **Eine umfassende Psychoedukation der PatientInnen:** Diese soll medizinisch-wissenschaftliche Fakten zur Erkrankung so übersetzen, dass sie gut verstanden werden können [Bäuml 2010]. Das Verstehen der eigenen Erkrankung ist die Grundvoraussetzung für den selbstverantwortlichen Umgang und Voraussetzung für eine erfolgreiche Bewältigung und Therapieadhärenz. Zunächst wird ein Störungsmodell vermittelt, um die eigenen Vorstellungen der PatientIn zur Entstehung, zu Prognosen, Einflussfaktoren und Behandlungsoptionen in den Kontext der wissenschaftlichen Erklärungsmodelle zu stellen. Diese Erklärungen und Einordnungen führen oftmals schon zu deutlichen Verbesserungen. Wenn individuelle Krankheitsmodelle der PatientInnen inkompatibel mit denen der ÄrztInnen sind, können Barrieren in der Behandlung entstehen. Psychoedukation soll auch Ziele und Vorgehensweisen sowie Wirkungsmechanismen der Behandlung als Grundlage für die gemeinsam getroffenen Entscheidungen in der Behandlung aufzeigen (Shared Decision Making [Loh 2004]). Insgesamt wird hier auch die umfassende Gesundheitskompetenz der PatientInnen gesteigert, die über das aktuelle psychische Problem hinausreicht.
3. **Einfache Übungen:** Die Übungen stärken die Patientenselbstfürsorge (Selbstmanagement). PatientInnen sind unmittelbarste Beobachter ihrer Symptome und können entsprechend zeitnah reagieren. Die Aktivierung für die eigenen Veränderungsprozesse wird durch Selbstbeobachtung, Therapiezielsetzung und konkrete Übungen erreicht. Durch das Erleben neuer Verhaltensweisen und eigenständiger Problembewältigung wird eine Verbesserung erreicht [Kanfer 2012]. Als zentrale kognitive Komponente gilt die Selbstwirksamkeit [Bandura 1977]. Sie bezeichnet die Erwartung, ein bestimmtes Verhalten ausführen zu können. Man rechnet damit bzw. erwartet, ein bestimmtes Verhalten auszuführen und erlebt, es ausführen zu können [Seidel 2020].
4. **Eine zuverlässige Begleitung durch stabile Unterstützungsstrukturen:** Die moderne Hausarztpraxis versteht sich als Team, ärztliche MitarbeiterInnen und andere Berufsgruppen (z. B. medizinische Fachangestellte, Kranken- und GesundheitspflegerInnen, PhysiotherapeutInnen) versorgen gemeinsam ihre PatientInnen; dabei werden spezifische diagnostische Untersuchungen (z. B. EKG) und therapeutische Maßnahmen (Medikamentenapplikation) sowie Kommunikation mit den PatientInnen zum Befinden bei Therapiekontrollen im Team verteilt. Die Ärztin oder der Arzt wird über mögliche Veränderungen oder den Verlauf informiert. Das Team einer Hausarztpraxis bildet so ein sicheres „Bündnis", das die PatientInnen bei ihren Übungen begleitet, motiviert und zu neuen Schritten aktiviert.

Dies fügt sich in das breite Behandlungsspektrum der HausärztInnen ein: der medikamentösen und nichtmedikamentösen Behandlung für somatische Erkrankungen und psychische Störungen, der Initiierung und Koordinierung von psychosozialen Maßnahmen bis hin zur Psychotherapie oder spezialfachärztlicher Mitbetreuung.

Nicht nur in Deutschland bieten HausärztInnen eine allgemeine und umfassende Versorgung für die meisten PatientInnen, auch für PatientInnen mit psychischen Störungen. Manche PatientInnen möchten die weitere fachärztliche oder psychologische Versorgung auch nicht aufsuchen, weil sie sich bei ihren HausärztInnen besonders gut verstanden wissen oder weil sie eine Stigmatisierung bei SpezialfachärztInnen fürchten. Auch sind Wartezeiten bei entsprechenden FachspezialistInnen z. T. unzumutbar lang, sodass die Hausarztpraxis oft die einzige und niedrigschwellige Anlaufstelle für PatientInnen mit psychischen oder psychosomatischen Beschwerden ist.

Mit den in diesem Buch vermittelten Kenntnissen zum frühzeitigen Erkennen und Behandeln psychischer Beschwerden und Störungen können HausärztInnen die psychischen Belastungen ihrer PatientInnen, aber auch deren Risiko für Chronifizierung, Erwerbsminderung oder Erwerbsunfähigkeit reduzieren.

LITERATUR

Bandura A. Self-efficacy toward a unifying theory of behavioral change. Psychological Review 1977; 184: 191–215

Bäuml J. Psychoedukative Therapie. In: Arolt V, Kersting A. Psychotherapie in der Psychiatrie, Stuttgart: Springer, 2010: 121–134

Bordin E. S. Generalizability of the psychoanalytic concept of the working alliance. Psychology and psychotherapy, theory, research and practice 16: 252–260

Chenot J-F, Scherer M. Allgemeinmedizin. München: Elsevier Urban und Fischer, 2021

Dietrich D, Goesmann C, Gensichen J, Hauth I, Veit I. Praxisleitfaden psychische Erkrankung. Bern: Hogrefe, 2019

Kanfer FH, Reinecke H, Schmlzer D. Selbstmanagement-Therapie. Ein Lehrbuch für die klinische Praxis. Heidelberg: Springer Medizin, 2012

Kochen MM et al. Allgemeinmedizin. Duale Reihe. 5. vollständig überarbeitete A. Stuttgart: Thieme, 2017

Langewitz W. Kommunikation im medizinischen Alltag. Ein Leitfaden für die Praxis. Basel. Schweizerische Akademie Medizinischen Wissenschaften, 2019, 2. A.

Loh A, Simon D, Kriston L, Härter M. Patientenbeteiligung bei medizinischen Entscheidungen – Effekte der Partizipativen Entscheidungsfindung aus systematischen Reviews. Dtsch Ärztebl 2007; 104(21): A-1483/B-1314/C-1254

Seidel G, Haack M, Dierks M-L. Krankheitsübergreifende Selbstmanagementkurse. Z. Für Allg. 2020; 96

KAPITEL

2

Mathias Berger, Jochen Gensichen, Martin Härter und Lars P. Hölzel

Psychosoziale Diagnostik

Im Jahr 2007 stellte ein Allgemeinmediziner und Lehrbeauftragter für Medizinethik an der Universität Zürich die Frage, ob die Götter tatsächlich die Diagnose vor die Therapie gestellt haben (Rom 2007). Ob dieses Normativ, das jedem Medizinstudierenden mit auf den Berufsweg gegeben wird, berechtigt ist, zweifelt er mit dem Zitat eines Londoner Allgemeinmediziners aus dem Jahr 2002 an: *„I don´t know why you say that making a diagnosis is the most important thing a doctor does. I hardly ever make a diagnosis.“*

Ob die Götter tatsächlich die Diagnose vor die Therapie gestellt haben, wurde und wird von vielen mit Skepsis betrachtet. Diese beruht auf der klinischen Erfahrung, dass eine lediglich auf krankheitsbezogene Entitäten, entsprechend der **Internationalen Klassifikation von Krankheiten** (derzeit Version ICD-10), begrenzte Diagnostik in der hausärztlichen Versorgung zu kurz greift. So hat etwa die kategoriale Abgrenzung, z. B. eines Diabetes mellitus Typ 2 oder einer COPD, nur dann umfassende therapeutische Relevanz, wenn auch die individuellen psychosozialen Belastungen und Umgebungsfaktoren sowie die Aktivitäten und die Teilhabe der PatientIn mit erfasst und in der Behandlung berücksichtigt werden. Nur so ist der HausärztIn ein adäquates Verständnis von Krankheitsentstehung, Prognose und Chronifizierungsrisiko möglich. Auch Aspekte der **individuellen Krankheitsverarbeitung** und der **Sicherung der therapeutischen Mitarbeit** werden dadurch erst transparent. D. h., allein aus der kategorialen Krankheitsdiagnose gelingt keine Ableitung eines umfassenden diagnostischen und therapeutischen Konzepts.

Das entspricht einem zeitgemäßen **bio-psycho-sozialen Konzept** der Ätiopathogenese, einer damit notwendigen mehrdimensionalen bzw. multiaxialen Diagnostik und sich daraus ergebenden komplexen Behandlungsansätzen, die bei allen, aber ganz besonders bei psychischen und psychosomatischen Beschwerdebildern, indiziert ist. Neben der kategorialen Diagnostik von Krankheitsbildern, die die Brücke zu evidenzbasierten Behandlungsempfehlungen bildet, braucht es eine erweiterte Diagnostik der psychischen und sozialen Belastungen und Ressourcen des Einzelnen (lebensweltliche Betrachtung) als Voraussetzung für eine individuell angemessene Versorgung inklusive der Berücksichtigung der Aktivitäten und Teilhabe, analog der **Internationalen Klassifikation der Funktionsfähigkeit, Behinderung und Gesundheit** (ICF; DIMDI 2005).

Dem diagnostischen Prozess in der hausärztlichen Praxis bei Verdacht auf eine psychische Störung folgen in der Regel drei Schritte, wobei ersterer vor allem für PatientInnen gilt, die primär wegen somatischer Beschwerden zur Behandlung kommen, sich aber der Verdacht auf das Vorliegen einer psychischen Störung ergibt:

1. Die **Überleitung des Gesprächs** von der somatischen auf die psychosoziale Ebene, ohne dass die PatientIn den Eindruck gewinnt, dass ihre körperlichen Beschwerden nicht ernst genommen werden. Dieser Schritt sollte stets vorsichtig erfolgen, besonders bei PatientInnen, die in einem möglicherweise stigmatisierenden Umfeld leben. Wie in ➤ Video 1 demonstriert, empfiehlt es sich, von den somatischen Beschwerden ausgehend die bei der PatientIn dadurch bedingten Beeinträchtigungen von Schlaf, Leistungsfähigkeit, Stimmung etc. zu erfragen und so schrittweise die psychischen Beschwerden bzw. den psychischen Befund zu erheben.

https://else4.de/Gensichen_video1

2. Wie die körperliche Untersuchung Voraussetzung für eine somatische Diagnose ist, so bedürfen die Einordnung und ein Verstehen psychischer und psychosomatischer Störungen einer **biografischen Anamnese.** Bei einer zielorientierten Gesprächsführung sollte es i. d. R. gelingen, in einem begrenzten Zeitrahmen die relevanten Eckpunkte zur psychosozialen Entwicklung und gegenwärtigen Lebenssituation orientierend in Erfahrung zu bringen. Wie in ➤ Video 2 demonstriert, sollte der PatientIn unbedingt der Grund erläutert werden, warum diese lebensgeschichtlichen Fakten für die HausärztIn zur Planung und Durchführung einer Behandlung von Relevanz sind. Es sollte folglich vermittelt werden, dass sowohl lange zurückliegende als auch gegenwärtige Belastungsfaktoren für die Beschwerden wichtig sein könnten und bei der Frage der erforderlichen Behandlung zu berücksichtigen sind.

Im Folgenden sind wichtige Punkte, die zu erfragen sind, orientierend aufgelistet:

- **Aktuelle Lebenssituation:**
  - Alter

   - Beruf
   - Herkunft (Nationalität)
   - Familienstand (Partnerschaft/Kinder/Trennungen)
   - Wirtschaftliche Verhältnisse, Arbeits- und Wohnsituation
   - Hobbys und Freizeit
- **Biografie:**
   - Geburtsort; wo und mit wem aufgewachsen
   - Besondere Belastungen in der Kindheit
   - Erziehungsstil; Beziehung zu Eltern und Geschwistern
   - Besondere Konfliktkonstellationen
   - Entwicklung in Pubertät und Adoleszenz
   - Schulische Laufbahn und Berufswahl
   - Partnerschaften, Familie (eigene Kinder)
   - Emotionale Belastungen (Zufriedenheit mit Beruf/Partnerschaft) und Ressourcen

https://else4.de/Gensichen_video2

3. Die Beschwerdeschilderungen der PatientIn werden durch die HausärztIn vor dem Hintergrund des **bio-psycho-sozialen Krankheitsmodells** eingeordnet. So können wirksame Behandlungsansätze für psychische Störungen mit der individuellen Lebenswelt der PatientIn in Verbindung gebracht werden.
Inzwischen liegt für das breite Spektrum psychischer und psychosomatischer Störungsbilder eine so große Zahl von randomisiert-kontrollierten Studien vor, dass in den jeweiligen evidenzbasierten S3-Leitlinien sichere Empfehlungen für wirksame Therapien gegeben werden können. Das gilt auch für die psychotherapeutischen Kurzinterventionen, die den Schwerpunkt dieses Buches darstellen. Wie in der Psychopharmakologie gibt es bedeutsame Unterschiede in der psychotherapeutischen Behandlung, etwa einer somatoformen oder depressiven Störung, einer ADHS oder Suchterkrankung, die wir in diesem Buch darlegen wollen. D.h. eine valide Diagnosestellung ist auch für die anschließende differenzialtherapeutische Entscheidung von Relevanz. Möchte sich die ÄrztIn über ihre klinische Diagnosestellung hinaus absichern, stehen hierzu vielfältige Screeninginstrumente und an ICD-10 ausgerichtete halb standardisierte Instrumente für ein breites Spektrum von Störungsbildern zur Verfügung (s. u.).
Bei einer unsystematischen Exploration psychischer und psychosomatischer Auffälligkeiten besteht das Risiko, sich bei der Diagnosestellung zu stark auf die von der PatientIn vorgetragenen Beschwerden zu fokussieren und dabei andere, ggf. **komorbide Störungen** zu übersehen. Dabei handelt es sich um ein sehr relevantes klinisches Problem, da psychische Störungen sehr häufig komorbid auftreten. Genannt sei nur das häufige gleichzeitige Auftreten einer Angststörung mit einer Depression oder einer Benzodiazepin- bzw. Alkoholabhängigkeit, einer Depression mit einem ADHS oder einer posttraumatischen Belastungsstörung.

Nun stellt aber gerade diese umfassende **differenzialdiagnostische Klärung** für die begrenzte Zeit der hausärztlichen Konsultation eine erhebliche Herausforderung dar. Sowohl eine umfassende psychosoziale Exploration als auch die verfügbaren klinischen Interviewverfahren, wie z. B. das strukturierte klinische Interview für DSM-5 (SCID-5-CV/SCID-5-PD; First et al. 2019), können die Gefahr eines Übersehens gewichtiger Komorbiditäten zwar reduzieren, sind aber wegen des damit verbundenen Zeitaufwands in der hausärztlichen Routine nicht ohne Weiteres praktikabel.

Deswegen wurde von uns, im engen Austausch mit hausärztlichen KollegInnen, ein semistrukturiertes **diagnostisches Screeninginstrument** (Freiburger Screening Psychischer Störungen FSP) zum praktikablen Screening von psychischen Störungen entwickelt, das eng an den ICD-10-Kriterien der jeweiligen Krankheitsbilder ausgerichtet ist (www.uniklinik-freiburg.de/psych/forschung-research/research-groups/rg-schramm/fragebogen.html). Es hat sich über Jahre in der Fortbildung zur „Psychosomatischen Grundversorgung" zur orientierenden Differenzialdiagnostik sehr bewährt. Es besteht aus 33 Items zu den wichtigsten psychischen Störungsbildern und ist als ein Screeningverfahren zu verstehen. Das heißt, wenn sich, wie ➤ Video 3 zeigt, in der etwa 10- bis 15-minütigen halbstrukturierten Befragung Hinweise auf das Vorliegen spezifischer Störungsbilder ergeben, sollte diesen in einer genaueren klinischen Befragung und evtl. psychometrischen Diagnoseprüfung (s. u.) nachgegangen werden. Falls im Praxisalltag die Zeit für die semistrukturierte Durchführung des Screeninginterviews (FSP; ➤ Abb. 2.1) nicht gegeben ist, kann der PatientIn das Instrument auch orientierend als Selbstbeurteilungsskala zur eigenständigen Durchführung ausgehändigt und bei der folgenden Konsultation besprochen werden (FSP-S; ➤ Abb. 2.2).

https://else4.de/Gensichen_video3

Zur weiteren Überprüfung des Verdachts auf komorbide Störungen können auch die zu den einzelnen Störungsbildern (s. u.) erstellten **semistrukturierten Interviews** (Freiburger Interviews Psychischer Störungen, FIPs; www.uniklinik-freiburg.de/psych/forschung-research/research-groups/rg-schramm/fragebogen.html) genutzt werden, die an den jeweiligen ICD-10-Kriterien orientiert sind und eine operationalisierte Sicherung des sich aus dem Screeninginstrument ergebenden Verdachts ermöglichen. Sie liegen vor für Demenz, Sucht (Alkohol, Drogen, Medikamente),

FSP – Freiburger Screening für Psychische Störungen
nach ICD-10

Hölzel, Ower, Berger, Stieglitz

Name: ______________________ Geburtsdatum: ______________________

Geschlecht: ❑ männlich ❑ weiblich Datum des Screenings: ______________

In diesem halbstrukturierten Interview wird die PatientIn nach psychischen Beeinträchtigungen in den letzten **ZWEI WOCHEN** gefragt. Bitte entscheiden Sie, ob die Beeinträchtigung vorliegt und bedeutungsvoll ist. Bitten Sie die PatientIn für diese Einschätzung um eine nähere Beschreibung oder Beispiele.

Einleitungssatz: Im Folgenden werde ich Ihnen einige Fragen zu verschiedenen Bereichen ihres psychischen Befindens stellen. Manche Fragen werden Ihnen eventuell befremdlich vorkommen, bitte lassen Sie sich dadurch nicht verunsichern. **Die Fragen beziehen sich in der Regel auf die letzten ZWEI Wochen.**		Nicht vorhanden/ nicht bedeutsam	Vorhanden/ bedeutsam
Depression	1. Haben Sie **weniger Interesse oder Freude** an Dingen und Aktivitäten?	0	1
	2. Fühlen Sie sich **niedergeschlagen, depressiv** und **hoffnungslos**?	0	1
	3. Fühlen Sie sich in Ihrem **Antrieb** bzw. Elan beeinträchtigt?	0	1
Schlaf	4. Haben Sie Probleme mit dem **Schlaf**?	0	1
Suizidalität	5. Haben Sie Gedanken, sich etwas **anzutun**?	0	1
Manie	6. **Schlafen** Sie zurzeit **weniger** als sonst und haben trotzdem **viel Energie**? **Falls nein:** Hatten Sie jemals eine Phase, in der das so war?	0	1
	7. Sind Sie in letzter Zeit **aktiver als gewöhnlich** oder machten **leichtsinnig Dinge** (z. B. rücksichtsloses Autofahren, Lokalrunden geben)? **Falls nein:** Hatten Sie jemals eine Phase, in der das so war?	0	1
Angst	8. Fühlen Sie sich **angespannt**, **ängstlich** und **besorgt**?	0	1
	9. Hatten Sie einen **Angst-** oder **Panikanfall**?	0	1
	10. **Vermeiden** Sie bestimmte **Situationen**?	0	1
Somatoform	11. Haben Sie **Beschwerden** und **Schmerzen** (z. B. Kopf, Rücken, Gelenke, Bauch), für die bisher keine Erklärung gefunden wurde?	0	1
	12. Haben Sie das Gefühl, dass Ihre Beschwerden von ÄrztInnen bisher **nicht ausreichend ernst genommen** wurden?	0	1
Sexualität	13. Sind Sie mit Ihrem **Sexualleben** insgesamt **zufrieden**?	0	1
Psychose	14. Haben Sie **Dinge** erlebt, die Ihnen **merkwürdig** vorkamen und die Sie **beunruhigten** oder Ihnen **Angst machten**?	0	1
	15. Haben Sie **Stimmen** von Personen gehört, die aber nicht anwesend waren?	0	1
	16. Haben Sie den Eindruck, dass **andere** einen **Einfluss auf** Ihre **Gedanken** haben?	0	1

1

Abb. 2.1 Freiburger Screening für Psychische Störungen nach ICD-10 - Fremdbeurteilungsbogen für Erwachsene [P919, L231]

FSP – Freiburger Screening für Psychische Störungen
nach ICD-10

Hölzel, Ower, Berger, Stieglitz

Gedächtnis	17. Haben Sie Probleme, sich **neue Dinge zu merken** oder sich zu **orientieren** (z. B. nach Hause zu finden)?	0	1
Zwang	18. Müssen Sie bestimmte **Gedanken immer wieder denken**, obwohl Sie dies nicht wollen?	0	1
	19. Müssen Sie bestimmte **Dinge immer wieder tun**, obwohl Sie sie für unsinnig halten und sich dagegen zur Wehr setzen?	0	1
Substanz-abhängigkeit	20. **Rauchen** Sie?	0	1
	21. An wie vielen **Tagen pro Woche** trinken Sie **Alkohol**? (Kriterium bei > 5 erfüllt)	0	1
	22. Wie viele **Gläser Alkohol** trinken Sie an einem durchschnittlichen Tag, an dem Sie Alkohol trinken? (Kriterium: Männer > 2 Standardgetränke, Frauen > 1 Standardgetränk)	0	1
	23. Nehmen Sie **Medikamente ohne** ärztliche **Verordnung** ein oder fühlen Sie sich von einem verordneten Medikament **abhängig**?	0	1
	24. Nehmen Sie noch andere Substanzen oder **Drogen** zu sich?	0	1
Ess-störungen	25. Kennen Sie **Essanfälle**, bei denen Sie das Gefühl haben, sich nicht mehr kontrollieren zu können? **[oder: BMI ≤ 17,5]**	0	1
Reakt. auf schw. Belastungen u. Anpassungsst.	26. Haben Sie in Ihrem Leben je ein **traumatisches, äußerst belastendes Ereignis** erlebt, das Ihnen heute noch nachhängt?	0	1
	27. Gibt es **aktuell starke Belastungen**, von denen Sie sich überfordert und beeinträchtigt fühlen?	0	1
Borderline	28. Kommt es vor, dass Sie sich **absichtlich schneiden**, brennen oder anderweitig verletzen?	0	1
	29. Leiden Sie stark unter **Stimmungsschwankungen**?	0	1
ADHS	30. Sind Sie **schlecht organisiert, vergessen viel** und können sich auf Routinetätigkeiten **schlecht konzentrieren**?	0	1
	31. Sind Sie ein Mensch mit **hohem Bewegungsdrang** („Zappelphilipp")?	0	1
Asperger	32. Haben Sie **in Gruppensituationen Probleme zu verstehen**, was die anderen sagen oder meinen?	0	1
	33. **Planen** Sie Ihre **Tagesabläufe** detailliert voraus oder sind Ihnen **Routinen** oder **Rituale** wichtig?	0	1

Alle Störungsbereiche, in denen ein Kriterium erfüllt ist, müssen im nächsten Schritt weiter exploriert werden.

2

Abb. 2.1 *(Forts.)*

FSP – Freiburger Screening für Psychische Störungen
nach ICD-10

Selbstbeurteilungsversion für Erwachsene

Hölzel, Ower, Berger, Stieglitz

Name: ____________________________ Geburtsdatum: ____________________

Geschlecht: ❑ männlich ❑ weiblich Datum des Screenings: ______________

Anleitung:

Im Folgenden werden Ihnen einige Fragen zu Ihrem psychischen Befinden gestellt. Bitte kreuzen Sie für jede Frage an, ob Sie von dem jeweiligen Problem in den **letzten zwei Wochen** bedeutsam belastet wurden. Manche Fragen werden Ihnen eventuell befremdlich vorkommen, bitte lassen Sie sich dadurch nicht verunsichern.

Wurden Sie in den letzten ZWEI (2) WOCHEN bedeutsam von den folgenden Problemen belastet?		Nicht vorhanden/ nicht bedeutsam	Vorhanden/ bedeutsam
I.	1. Haben Sie **weniger Interesse oder Freude** an Dingen und Aktivitäten?	0	1
	2. Fühlen Sie sich **niedergeschlagen, depressiv** und **hoffnungslos**?	0	1
	3. Fühlen Sie sich in Ihrem **Antrieb** bzw. Elan beeinträchtigt?	0	1
II.	4. Haben Sie Probleme mit dem **Schlaf**?	0	1
III.	5. Haben Sie Gedanken, sich etwas **anzutun**?	0	1
IV.	6. **Schlafen** Sie zurzeit **weniger** als sonst und haben trotzdem **viel Energie**? Hatten Sie jemals eine Phase, in der das so war?	0	1
	7. Sind Sie in letzter Zeit **aktiver als gewöhnlich** oder machten **leichtsinnig Dinge** (z. B. rücksichtsloses Autofahren, Lokalrunden geben)? Hatten Sie jemals eine Phase, in der das so war?	0	1
V.	8. Fühlen Sie sich **angespannt**, **ängstlich** und **besorgt**?	0	1
	9. Hatten Sie einen **Angst-** oder **Panikanfall**?	0	1
	10. **Vermeiden** Sie bestimmte **Situationen**?	0	1
VI	11. Haben Sie **Beschwerden** und **Schmerzen** (z. B. Kopf, Rücken, Gelenke, Bauch), für die bisher keine Erklärung gefunden wurde?	0	1
	12. Haben Sie das Gefühl, dass Ihre Beschwerden von Ärzten bisher **nicht ausreichend ernst genommen** wurden?	0	1
VII.	13. Sind Sie mit Ihrem **Sexualleben** insgesamt **zufrieden**?	0	1
VIII.	14. Haben Sie **Dinge** erlebt, die Ihnen **merkwürdig** vorkamen und die Sie **beunruhigten** oder Ihnen Angst machten?	0	1
	15. Haben Sie **Stimmen** von Personen gehört, die nicht anwesend waren?	0	1
	16. Haben Sie den Eindruck, dass andere einen Einfluss auf Ihre Gedanken haben?	0	1

1

Abb. 2.2 Freiburger Screening für Psychische Störungen nach ICD-10 – Selbstbeurteilungsbogen für Erwachsene [P919, L231]

FSP – Freiburger Screening für Psychische Störungen nach ICD-10

Selbstbeurteilungsversion für Erwachsene

Hölzel, Ower, Berger, Stieglitz

IX.	17. Haben Sie Probleme, sich **neue Dinge zu merken** oder sich zu orientieren (z. B. nach Hause zu finden)?	0	1
X.	18. Müssen Sie bestimmte **Gedanken immer wieder denken**, obwohl Sie dies nicht wollen?	0	1
	19. Müssen Sie bestimmte **Dinge immer wieder tun**, obwohl Sie sie für unsinnig halten und sich dagegen zur Wehr setzen?	0	1
XI.	20. **Rauchen** Sie?	0	1
	21. Trinken Sie an **mehr als 5 Tagen** pro Woche **Alkohol**?	0	1
	22. Trinken Sie an einem durchschnittlichen Tag, an dem Sie Alkohol trinken, mehr als 1 Standardgetränk (als Frau) bzw. mehr als 2 Standardgetränke (als Mann)?	0	1
	23. Nehmen Sie **Medikamente ohne** ärztliche **Verordnung** ein oder fühlen Sie sich von einem verordneten Medikament **abhängig**?	0	1
	24. Nehmen Sie noch andere Substanzen oder **Drogen** zu sich?	0	1
XII.	25. Kennen Sie **Essanfälle**, bei denen Sie das Gefühl haben, sich nicht mehr kontrollieren zu können?	0	1
XIII.	26. Haben Sie in Ihrem Leben je ein **traumatisches äußerst belastendes Ereignis** erlebt, das Ihnen heute noch nachhängt?	0	1
	27. Gibt es **aktuell starke Belastungen**, von denen Sie sich überfordert und beeinträchtigt fühlen?	0	1
XIV.	28. Kommt es vor, dass Sie sich **absichtlich schneiden**, brennen oder anderweitig verletzen?	0	1
	29. Leiden Sie stark unter **Stimmungsschwankungen**?	0	1
XV.	30. Sind Sie **schlecht organisiert, vergessen viel** und können sich auf Routinetätigkeiten **schlecht konzentrieren**?	0	1
	31. Sind Sie ein Mensch mit **hohem Bewegungsdrang** („Zappelphilipp")?	0	1
XVI.	32. Haben Sie **in Gruppensituationen Probleme zu verstehen**, was die anderen sagen oder meinen?	0	1
	33. **Planen** Sie Ihre **Tagesabläufe** detailliert voraus oder sind Ihnen **Routinen** oder **Rituale** wichtig?	0	1

2

Abb. 2.2 *(Forts.)*

FIP - Freiburger Interviews für Psychische Störungen
angelehnt an die Internationale Diagnosen-Checkliste für ICD-10

Generalisierte Angststörung

Name: ____________________

		Nein	Ja
A	Waren Sie in den vergangenen **sechs Monaten** oftmals übermäßig **ängstlich** und **besorgt** über **viele verschiedene Dinge** des täglichen Lebens wie z. B. Ihre finanzielle Situation, Ihre Arbeit, Familie oder Ihre Freunde?	❑ →Ende	❑
	Bitte beschreiben Sie die Besorgnisse und Befürchtungen.		

Als Sie sich in den vergangenen **sechs Monaten** ängstlich oder voller Sorge fühlten, hatten Sie da **fast täglich** folgende **Beschwerden**?

	Ja		Ja
(1) Herzklopfen oder beschleunigter Puls (Palpitationen)	❑	(12) Angst, zu sterben	❑
(2) Schweißausbrüche	❑	(13) Hitzewallungen oder Kälteschauer	❑
(3) Zittern oder Muskelzucken (fein- oder grobschlägiger Tremor)	❑	(14) Gefühllosigkeit oder Kribbelgefühle	❑
(4) Mundtrockenheit	❑	(15) Muskelverspannungen oder akute oder chronische Schmerzen	❑
Mindestens ein Merkmal von (1)–(4) erfüllt? ❑ **Ja** ❑ **Nein →Ende**		(16) Ruhelosigkeit und Unfähigkeit, sich zu entspannen	❑
		(17) Sich „aufgedreht" fühlen, Nervosität oder psychische Anspannung	❑
		(18) Kloßgefühl im Hals oder Schluckbeschwerden	❑
(5) Atembeschwerden	❑	(19) Übertriebene Reaktion auf kleinere Überraschungen oder Erschrecktwerden	❑
(6) Beklemmungsgefühl	❑	(20) Konzentrationsschwierigkeiten oder Leeregefühl im Kopf wegen Besorgnis oder Angst	❑
(7) Schmerzen oder Missempfindungen in der Brust	❑	(21) Anhaltende Reizbarkeit	❑
(8) Übelkeit oder Missempfindungen im Abdomen (z. B. „Rumoren" im Magen)	❑	(22) Einschlafstörungen wegen Besorgnis	❑
(9) Schwindel-, Unsicherheits-, Schwäche- oder Benommenheitsgefühl	❑		
(10) Gefühle, dass Dinge unwirklich sind (Derealisation) oder dass man „selbst weit entfernt" oder „nicht richtig da" ist (Depersonalisation)	❑		
(11) Furcht, Kontrolle zu verlieren, verrückt zu werden oder „auszuflippen"	❑		

1

Alle Rechte liegen bei der Arbeitsgruppe Psychotherapie- und Versorgungsforschung der Klinik für Psychiatrie und Psychotherapie des Universitätsklinikums Freiburg

Abb. 2.3 Freiburger Screening für Psychische Störungen nach ICD-10 – Generalisierte Angststörung [P919, L231]

Kurzinterview für ICD-10
angelehnt an die Internationale Diagnosen-Checkliste für ICD-10

		Nein	Ja
B	**Beurteilen Sie:** Es liegen mindestens vier Symptome aus (1) bis (22) vor.	❑ **→Ende**	❑
C	**Beurteilen Sie anhand des Screenings:** Die Störung erfüllt die Kriterien für Panikstörung, eine phobische Störung, Zwangsstörung oder hypochondrische Störung.	❑	❑ **→Ende,** Interview zu betreffender Störung
D	**Beurteilen Sie:** Die Störung ist Folge einer körperlichen (wie Hyperthyreose) oder organischen psychischen Störung oder einer Störung durch psychotrope Substanzen (wie exzessiver Konsum von amphetaminähnlichen Substanzen) oder durch Benzodiazepin-Entzug.	❑	❑ **→Ende**
	Sind Kriterien **A** bis **D** erfüllt?	❑ **→Ende**	❑

Diagnose: F 4 1. 1

Generalisierte Angststörung

2

Alle Rechte liegen bei der Arbeitsgruppe Psychotherapie- und Versorgungsforschung der Klinik für Psychiatrie und Psychotherapie des Universitätsklinikums Freiburg

Abb. 2.3 *(Forts.)*

FIP - Freiburger Interviews für Psychische Störungen
angelehnt an die Internationale Diagnosen-Checkliste für ICD-10

Alkoholabhängigkeit und schädlicher Gebrauch

Name: ____________________

In den letzten zwölf Monaten wiederholt oder mindestens einen Monat lang …	Nein	Ja
(1) Verspürten Sie wiederholt oder kontinuierlich ein starkes Verlangen oder eine Art **Zwang**, Alkohol zu trinken?	❑	❑
(2) Haben Sie die **Kontrolle** über Ihren Alkoholkonsum verloren? D.h. Sie tranken größere Mengen/deutlich mehr Alkohol als beabsichtigt oder Sie haben erfolglos versucht bzw. den Wunsch verspürt, Ihren Konsum zu verringern?	❑	❑
(3) Haben Sie **Anzeichen** für einen **körperlichen Entzug** (Zittern der Hände, Schwitzen, Übelkeit) an sich feststellen können, wenn Sie weniger oder gar nichts tranken? Oder tranken Sie Alkohol mit der Absicht, mögliche Anzeichen für einen Entzug zu mildern oder zu vermeiden?	❑	❑
(4) Mussten Sie deutlich **mehr Alkohol** trinken, um die gewünschte bzw. gleiche Wirkung zu erreichen? Oder war bei anhaltendem Konsum derselben Menge die Wirkung deutlich geringer (Toleranzentwicklung)?	❑	❑
(5) Fühlten Sie sich auf irgendeine Art und Weise in Ihrer **Lebensführung** (Arbeit, Partnerschaft, Freizeit) durch das Alkoholtrinken eingeengt? D.h. Sie haben wichtige Vergnügen oder Interessen vernachlässigt oder gänzlich aufgegeben? Oder Sie haben **viel Zeit** damit verbracht, Alkohol zu beschaffen, zu trinken oder sich von seinen Wirkungen zu erholen?	❑	❑
(6) Haben Sie weiterhin/anhaltend Alkohol getrunken, obwohl Ihnen die **schädlichen Folgen** für Ihre Gesundheit bewusst waren?	❑	❑

Mindestens **drei** Merkmale aus (1)–(6) erfüllt? Nein ❑ Ja ❑

Diagnose: F10.2 ← (Ja)

Alkoholabhängigkeit

Schädlicher Gebrauch

NEIN: Überprüfen Sie die Kriterien für schädlichen Gebrauch

1
Alle Rechte liegen bei der Arbeitsgruppe Psychotherapie- und Versorgungsforschung der Klinik für Psychiatrie und Psychotherapie des Universitätsklinikums Freiburg

Abb. 2.4 Freiburger Screening für Psychische Störungen nach ICD-10 – Alkoholabhängigkeit und schädlicher Gebrauch [P919, L231]

2

Kurzinterview für ICD-10
angelehnt an die Internationale Diagnosen-Checkliste für ICD-10

Während der vergangenen zwölf Monate …		**Nein**	**Ja**
A (1)	Waren Sie mehrmals betrunken oder verkatert, als Sie **Aufgaben** zu erledigen hatten in der Schule, bei der Arbeit oder zu Hause? Hat dies zu Schwierigkeiten geführt?	☐	☐
(2)	Kam es vor, dass Sie in irgendeiner Situation betrunken waren, in der ein **Verletzungsrisiko** bestand, z. B. beim Auto,- oder Motorradfahren oder Bedienen von Maschinen etc.)?	☐	☐
(3)	Hatten Sie wegen Ihres Trinkens irgendwelche **Probleme mit dem Gesetz**, z. B. eine Verhaftung oder Anzeige?	☐	☐
(4)	Haben Sie weiterhin Alkohol getrunken, obwohl Sie dadurch **Probleme mit Ihrer Familie** oder anderen Personen bekommen haben?	☐	☐

B	Hat diese Art des Alkoholkonsums **mindestens einen Monat lang** angehalten oder kam sie **wiederholt** innerhalb der **letzten zwölf Monate** vor?	☐	☐

Mindestens **ein** Merkmal aus **A** **und** Merkmal **B** sind erfüllt?

Nein ☐ →**Ende**

Ja ☐ → Diagnose

Diagnose: F 1 0. 1

Schädlicher Gebrauch von Alkohol

2

Alle Rechte liegen bei der Arbeitsgruppe Psychotherapie- und Versorgungsforschung der Klinik für Psychiatrie und Psychotherapie des Universitätsklinikums Freiburg

Abb. 2.4 *(Forts.)*

Schizophrenie, affektive Störungen (depressive und bipolare Störungen), Angststörungen, Zwangsstörung, PTBS, Anpassungsstörung, somatoforme Störung, hypochondrische Störung, Anorexie, Bulimie, Schlafstörung, sexuelle Funktionsstörung, Borderline-Persönlichkeitsstörung (➤ Abb. 2.1, ➤ Abb. 2.2, ➤ Abb. 2.3 und ➤ Abb. 2.4). ➤ Video 4 zeigt dies exemplarisch für die Überprüfung des Verdachts auf eine Angststörung bzw. eine Alkoholerkrankung.

Alternativ kommen hierzu auch die ICD-10-Checklisten infrage, die jedoch kostenpflichtig sind (Hiller et al. 1995).

https://else4.de/Gensichen_video4

Für spezifische psychische Störungen können darüber hinaus sehr gut auch die zahlreichen **Screeningverfahren,** die in den letzten Jahren entwickelt worden und kostenfrei in der Praxis einsetzbar sind, verwendet werden. Die wichtigsten Verfahren umfassen

- für **alkoholbezogene Störungen** die 10- bzw. 3-Item-Version des AUDIT (= Alcohol Use Disorders Identification Test; Babor et al. 2002; Dybek et al. 2006),
- für **generalisierte Angststörungen** den 7-Item-Test GAD-7 (= Generalized Anxiety Disorder, Gesundheitsfragebogen für PatientInnen, Modul Generalisierte Angststörung; Spitzer et al. 2006),
- für **depressive Störungen** den 9-Item-Test PHQ-9 (= Patient Health Questionnaire, Gesundheitsfragebogen für PatientInnen, Modul Depression; Kroenke et al. 2010; Löwe et al. 2002),
- für **somatoforme Störungen** den PHQ-15 (= Patient Health Questionnaire, Gesundheitsfragebogen für PatientInnen, Modul Somatoforme Störungen; Kroenke et al. 2010) oder die SSD-12 (= Somatic Symptom Disorder – B Criteria Scale; Toussaint et al. 2016).

Auch sie helfen bei der Identifikation psychisch belasteter PatientInnen durch validierte Screeningverfahren und bei der fachgerechten kategorialen Diagnosestellung (nach ICD-10 etc.). Wichtig dabei ist, dass Fragebogenverfahren keine Diagnose stellen; diese sollte gemeinsam mit dem klinisch-diagnostischen Gespräch nach Auswertung der Screeningergebnisse erfolgen.

LITERATUR

Babor TF, Higgins-Biddle JC, Saunders JB, Monteiro MG: The Alcohol Use Disorders Identification Test: Guidelines for Use in Primary Care. 2nd ed. Genf: World Health Organization, 2001.

Deutsches Institut für Medizinische Dokumentation und Information (DIMDI) (Hrsg.): Internationale Klassifikation der Funktionsfähigkeit, Behinderung und Gesundheit (ICF). WHO, Genf 2005.

Dybek I, Bischof G, Grothues J et al. The reliability and validity of the Alcohol Use Disorders Identification Test (AUDIT) in a German general practice population sample. J Stud Alcohol 67, 2006: 473–481.

First MB, Williams JBW, Karg RS, Spitzer RL. Strukturiertes Klinisches Interview für DSM-5®-Störungen – Klinische Version. Deutsche Bearbeitung des Structured Clinical Interview for DSM-5® Disorders – Clinician Version. Beesdo-Baum K, Zaudig M, Hans-Ulrich Wittchen HU (Hrsg.), 2019.

Hiller W, Zaudig M, Mombour W. ICD-10 Checklisten. Huber-Verlag 1995.

Hölzel L, Ower N, Stieglitz R, Berger M: Freiburger Screening Psychischer Störungen (FSP). www.uniklinik-freiburg.de/psych/forschung-research/research-groups/rg-schramm/fragebogen.html (letzter Zugriff: 6.9.2022).

Kroenke K, Spitzer RL, Williams JB, Löwe B. The Patient Health Questionnaire Somatic, Anxiety, and Depressive Symptom Scales: a systematic review. Gen Hosp Psychiat 32, 2010: 345–359.

Löwe B, Spitzer RL, Zipfel S, Herzog W: Gesundheitsfragebogen für Patienten (PHQ-D): Manual und Testunterlagen. Karlsruhe: Pfizer, 2002.

Rom B. Haben die Götter wirklich die Diagnose vor die Therapie gestellt? DoX Medical 2, 15, 2007.

Spitzer R, Kroenke K, Williams J, Löwe B. A brief measure for assessing generalized anxiety disorder: the GAD-7. JAMA Int Med 166, 2006: 1092–1097

Toussaint A, Murray AM, Voigt K et al. Development and Validation of the Somatic Symptom Disorder–B Criteria Scale (SSD-12). Psychosom Med 78, 2016: 5–12.

KAPITEL

3

Martin Härter, Jan Philipp Klein, Attila Altiner und Caroline Jung-Sievers

Psychoedukation, Selbstmanagement und E-Mental-Health

3.1 Einleitung

Eine aktive Beteiligung und Ermutigung zur Selbsthilfe von PatientInnen wird als zentraler Faktor einer angemessenen und modernen Behandlung bei psychischen Störungen angesehen. Dies gilt für alle Phasen, von der Anamnese und Diagnosemitteilung über die Aufklärung verschiedener Behandlungsmöglichkeiten und einer gemeinsamen medizinischen Entscheidungsfindung bis hin zu einer Stärkung des Selbstmanagements. Diese Partizipation ist auch wichtig für die Umsetzung gesundheitsförderlicher Verhaltensänderungen. Im folgenden Kapitel werden einerseits relevante Aspekte der **Arzt-Patienten-Kommunikation** und der **Informationsvermittlung** bei PatientInnen mit psychischen Störungen beschrieben. Andererseits wird die Unterstützung dieses Prozesses anhand allgemein verfügbarer **evidenzbasierter Gesundheitsinformationen** bzw. **medizinischer Entscheidungshilfen zu psychischen Störungen** erläutert. Schließlich werden die seit Kurzem ebenfalls für viele Betroffene verfügbaren **niedrigschwelligen E-Mental-Health-Interventionen** bzw. **Digitalen Gesundheitsanwendungen** (DiGA) zur Stärkung des Selbstmanagements vorgestellt, die sich gut für den Einsatz in der hausärztlichen Versorgung eignen.

3.2 Arzt-Patienten-Beziehung

Für eine gelingende Arzt-Patienten-Kommunikation bedarf es zu Beginn der Behandlung von PatientInnen mit psychischen Störungen der Etablierung einer **tragfähigen und vertrauensvollen Arbeitsbeziehung.** Das dabei aufgebaute **Vertrauen** zwischen ÄrztInnen und PatientInnen bildet die Grundlage für die Anamnese bzw. Diagnosestellung (➤ Kap. 2), die individuelle Therapieauswahl und weitere Behandlungsplanung. Ein hohes Vertrauen in die betreuende ÄrztIn geht mit einer verbesserten **therapeutischen Mitarbeit** der PatientInnen (= Adhärenz), **höherer Zufriedenheit mit der ÄrztIn** und **verbesserter Kontinuität der Behandlung** einher. PatientInnen, die ihrer ÄrztIn vertrauen, berichten von einem verbesserten Gesundheitsverhalten, weniger Beschwerden und einer höheren Lebensqualität. Der Aufbau von **Vertrauen** der PatientIn in die ÄrztIn wird entscheidend durch das ärztliche Verhalten bestimmt. Interpersonelle und kommunikative Fähigkeiten, wie **aktives Zuhören** oder das an das Wissen und die Gesundheitskompetenz der PatientIn angepasste Beantworten von Fragen begünstigen den Aufbau von Vertrauen. Zudem fördert eine aktive Beteiligung von PatientInnen bei der medizinischen Entscheidungsfindung im Sinne der **partizipativen Entscheidungsfindung** (Loh et al. 2007; Elwyn et al. 2017) das Vertrauen in die ÄrztIn. Eine **positive Arbeitsbeziehung** ist förderlich für den Gesprächsablauf und wirkt sich ebenfalls positiv auf die Arzt-Patienten-Kommunikation aus.

Der Aufbau einer **tragfähigen Arbeitsbeziehung zwischen (Haus-)ÄrztIn und PatientIn** erfolgt kontinuierlich, also parallel zu anderen ärztlichen Aufgaben, wie der systematischen Informationssammlung bzw. Anamnese, der Anbahnung der Behandlungsentscheidung oder der Umsetzung von psychotherapeutischen Kurzinterventionen, wie sie in den nachfolgenden Kapiteln beschrieben werden.

Wichtig für einen gelungenen Beziehungsaufbau ist insbesondere eine **patientenzentrierte Gesprächsführung,** wobei diese sowohl **verbale** als auch **nonverbale Aspekte** beinhaltet. Einerseits sollten die nonverbalen Ausdrucksweisen aufseiten der PatientInnen erfasst und adäquat darauf reagiert werden (z. B. das Ansprechen emotionaler Erlebnisinhalte). Andererseits ist auch das nonverbale Verhalten der ÄrztInnen für einen gelungenen Beziehungsaufbau maßgeblich, u. a. durch angemessenen Augenkontakt und eine zugewandte interessierte Körperhaltung. Darüber hinaus ist eine patientenzentrierte Gesprächsführung mit einem hohen Maß an nicht wertender Akzeptanz der Ansichten und Gefühle der PatientInnen durch Empathie, das Anbieten von Unterstützung sowie einen sensiblen Umgang mit persönlichen und gesundheitsbezogenen Themen wünschenswert (➤ Kap. 1).

Eine praktikable Methode stellt die sog. **Ask-Tell-Ask-Methode** dar (French et al. 2015), welche es ermöglicht, PatientInnen aktiver in den Kommunikationsprozess einzubeziehen. Dabei soll zunächst versucht werden zu verstehen **(Ask),** was PatientInnen bereits über ihre medizinische Situation wissen und wie ihr emotionaler Zustand ist. Darauf aufbauend können dann benötigte und hilfreiche Informationen vermittelt und erklärt werden **(Tell).** Abschließend sollte sich der Arzt rückversichern, ob die Informationen und ihre Bedeutung von der PatientIn verstanden wurden **(Ask).**

3.2.1 Anamnese

Ein gut durchgeführtes Anamnesegespräch bei PatientInnen mit psychischer Störung hat mehrere Funktionen: Es dient dem **Informationsgewinn** für die Diagnosestellung, dem **Aufbau einer vertrauensvollen Arzt-Patienten-Beziehung** und als **Basis für eine spätere gemeinsame medizinische Entscheidungsfindung** bzgl. zu ergreifender weiterer diagnostischer, therapeutischer und versorgungsbezogener Maßnahmen. Dabei stellt die (biografische) Anamnese einen **interaktiven Prozess** dar, der in Abhängigkeit von der Situation variiert und vom Gegenüber adaptiert wird. Die Anamnese beinhaltet die Exploration der subjektiven und vegetativen Beschwerden, relevanter individueller und familiärer Erkrankungen, der Einnahme von Medikamenten, bestehender Risikofaktoren, vorhandener Ressourcen, des Sexualverhaltens und gesundheitsbezogener Verhaltensweisen (z. B. Ernährung, Bewegung; ➤ Kap. 2 und ➤ Tab. 3.1.

Tab. 3.1 Anamneseformen, typische Inhalte und Beispielfragen

Anamneseform	Inhalte	Beispielfragen
Krankheitsanamnese	Erhebung der Beschwerden, z. B. zeitliches Auftreten, Lokalisation, Intensität, Begleitsymptomatik, subjektive Krankheitstheorie, ggf. auch frühere Erkrankungen; Prüfung, ob häufige Erkrankungen vorliegen	• Was führt Sie heute zu mir? • Was kann ich für Sie tun? • Wie kam es Ihrer Meinung nach zu Ihren Beschwerden, haben Sie selbst eine Erklärung dafür?
Vegetative Anamnese	Körperliche Funktionen, z. B. Allgemeinbefinden, Appetit/Durst, Gewicht/Größe, Fieber, Schlafqualität, Verdauung/Wasserlassen, Husten, Unverträglichkeiten	• Wie ist Ihr Appetit? • Haben Sie Ein- oder Durchschlafstörungen? • Bestehen Unverträglichkeiten bei Ihnen?
Psychosoziale Anamnese	Insbesondere psychische Befindlichkeit, Herkunft (Nationalität), Lebenssituation: Versorgungs- und Wohnsituation, Bildung, Beruf, Arbeitssituation, existenzielle Probleme, Belastungen und Ressourcen	• Wie ist Ihr psychisches Befinden derzeit? • Wie ist Ihre Wohnsituation, mit wem leben Sie zusammen? • Was machen Sie beruflich? • Gibt es zurzeit besondere Belastungen? • Welche Ressourcen haben Sie (Familie, Freunde, Hobbys)?
Medikamentenanamnese	Aktuell eingenommene Medikamente, Verträglichkeit, frühere Einnahmen und Wirksamkeit, Adhärenz	• Welche Medikamente nehmen Sie zurzeit ein? • Wissen Sie, warum Sie dieses Medikament bekommen? • Kennen Sie die Dosierung und die Wirkungsweise? • Wie gut gelingt Ihnen die regelmäßige Einnahme?
Anamnese zu Lebensstil und Risikoverhalten	Ernährungsgewohnheiten, Diäten, Gesundheitsverhalten (z. B. Bewegung), Suchtverhalten, Nutzung von Hilfsangeboten, Reiseanamnese	• Welche Ernährungsgewohnheiten sind typisch für Sie? • Rauchen Sie? Konsumieren Sie Alkohol (wenn ja, wie häufig und wie viel trinken Sie?)? • Wie würden Sie Ihr Bewegungsverhalten einschätzen, wie viel bewegen Sie sich?
Familienanamnese	Betroffenheit von Familienmitgliedern von der aktuellen oder einer verwandten Erkrankung; Häufung von bestimmten Erkrankungen in der Familie	• Gibt es in Ihrer Familie jemanden, der ähnliche Beschwerden wie Sie hat/hatte? • Gibt es in Ihrer Familie bestimmte Erkrankungen, die häufig auftreten?
Biografische Anamnese	Lebensgeschichte der PatientIn, z. B. psychische Entwicklung, emotionales Klima, in dem die PatientIn aufgewachsen ist, Leistungen und Erwartungen in der Schule, Partnerschaften etc.	• Wollen Sie mir über Ihre persönliche und familiäre Entwicklung berichten? • Wie war das emotionale Klima in Ihrer Familie? • Was waren Ihre Lieblingsfächer in der Schule?
Sexualanamnese	Im Vordergrund steht die Symptomatik und der Hintergrund sexueller Beschwerden und Funktionsstörungen, z. B. Menarche und Zyklusanamnese, Potenz und Orgasmusfähigkeit, sexuelle Gewohnheiten, Veränderungen sexueller Empfindungen.	• Haben Sie zurzeit Geschlechtsverkehr mit einem Partner? • Wie zufrieden sind Sie mit Ihrer Sexualität? • Welche sexuellen Beschwerden bestehen bei Ihnen?

3.2.2 Informationsvermittlung und Aufklärung im Patientengespräch

Unter ärztlicher Aufklärung wird in diesem Zusammenhang die **Information einer PatientIn über ihre psychische Störung** sowie die **geplanten weiteren diagnostischen und therapeutischen Maßnahmen** verstanden. Diese Informationsweitergabe stellt eine zentrale Vorbedingung für das sog. **informierte Einverständnis** der PatientIn **(Informed Consent)** dar, also die Zustimmung zu medizinischen bzw. psychotherapeutischen Maßnahmen, die angeboten werden und ggf. durchgeführt werden sollen.

Die Information über die Behandlung ist ein **begleitender kommunikativer Prozess** und besteht aus der gezielten Übermittlung von Gesundheitsinformationen, ärztlichen Diagnosen und Therapievorschlägen (Psychoedukation) inklusive des wahrscheinlichen Verlaufs. Für die Verarbeitung dieser Informationen benötigen PatientInnen Zeit.

Eine gelungene Informationsvermittlung ist eng mit einer **kognitiven Verarbeitung** bei PatientInnen verknüpft, v. a. Prozesse wie Erinnern und Verstehen, die durch Faktoren wie akute Belastung (z. B. wegen eines drohenden Arbeitsplatzverlustes) oder intensive Emotionen (z. B. Angst vor der Diagnose einer psychischen Störung) negativ beeinflusst werden können. Auch deswegen sollen Informationen vonseiten der BehandlerIn so strukturiert und vermittelt werden, dass sie von der PatientIn direkt verstanden werden können. Wichtig ist, dass PatientInnen sehr unterschiedliche medizinische Informations- und Wissensstände, unterschiedliche Bildungs- und Sprachniveaus sowie differierende Informationswünsche (**Gesundheitskompetenz,** ➤ Kap. 3.2.3) haben. Weitere Variablen, wie die **Glaubwürdigkeit der Quelle** (HausärztIn), die **Art der Information** (spezifisch vs. allgemein), die

Art und Weise der Informationsvermittlung (z. B. Wiederholung, Nutzung verschiedener Kommunikationskanäle) und die **Bewertung der Information aufseiten der PatientIn** (positiv vs. negativ) beeinflussen das Verstehen und Erinnern von Gesundheitsinformationen.

PatientInnen erwarten und benötigen eine umfassende **Aufklärung über ihre Erkrankung und die bestehenden therapeutischen Möglichkeiten.** Aufklärung dient der Orientierung, der Reduktion von Ängsten und fördert eine für die PatientIn sicherheitsgebende Arzt-Patienten-Beziehung. Worüber aufzuklären ist, wird vor allem durch die jeweilige Situation bestimmt (z. B. Diagnose, Prognose, Therapie oder Verlaufskontrolle, stationäre oder ambulante Behandlung, Nachsorge, psychosoziale Situation der PatientIn). Wichtige inhaltliche Aspekte sind u. a. (adaptiert nach Wiesing, Bürger et al. 2008):

- Kurze Zusammenfassung der Befunde, die zur Diagnose geführt haben;
- Nennung der genauen Diagnose in einer für die PatientIn verständlichen Form;
- Beschreibung der psychischen Störung, des Schweregrades und des natürlichen Verlaufs;
- Information über Therapiemöglichkeiten unter Formulierung möglicher Therapieziele;
- Information über therapeutische Maßnahmen, insbesondere über gleichwertige Alternativen, inklusive der Information über die Effektivität der Therapie sowie mögliche Risiken und Nebenwirkungen;
- Einschätzung der Prognose und das Angebot an PatientInnen, weitere Fragen zu stellen.

3.2.3 Evidenzbasierte Gesundheitsinformationen und Entscheidungshilfen

Frei verfügbare **evidenzbasierte Gesundheitsinformationen** können dabei unterstützen, eine vorgesehene Behandlung der psychischen Störung entsprechend den individuellen Präferenzen der PatientIn (z. B. Präferenz einer psychotherapeutischen gegenüber einer medikamentösen Therapie) vorzubereiten. Die **Gute Praxis Gesundheitsinformation, GPGI** (Deutsches Netzwerk Evidenzbasierte Medizin 2016), hat Kriterien im Hinblick auf Verständlichkeit und Transparenz der Inhalte von evidenzbasierten Gesundheitsinformationen festgelegt. Qualitätsgeprüfte evidenzbasierte Gesundheitsinformationen vermitteln v. a. folgende Inhalte:

- Allgemeines Wissen über Gesundheit, psychische Störungen, ihre Auswirkungen und ihren Verlauf;
- Maßnahmen zur Gesunderhaltung (Prävention und Gesundheitsförderung);
- Früherkennung, Diagnostik, Behandlung, Rehabilitation und Nachsorge von psychischen Störungen und damit assoziierte medizinische Entscheidungen;
- Pflege, Krankheitsbewältigung und Alltag mit einer psychischen Störung.

Informationen zur Abwägung von Nutzen und Risiken einer psychotherapeutischen oder psychopharmakologischen Behandlung sowie zu patientenrelevanten Ergebnissen sollen in Gesundheitsinformationen idealerweise im Vergleich zu einer Scheinbehandlung (Placebo) oder zu einer anderen Behandlungsoption präsentiert werden.

Verlässliche und evidenzbasierte Gesundheitsinformationen zu psychischen Störungen werden von mehreren Anbietern im Gesundheitswesen, häufig auch mehrsprachig (s. u.), vorgehalten. Besonders empfehlenswert sind die kostenfreien und frei zugänglichen Angebote zu den wichtigsten psychischen Störungen wie depressive, Angst- und somatoforme sowie posttraumatische Störungen und Suchtprobleme folgender Institutionen:

- **Institut für Qualität und Wirtschaftlichkeit im Gesundheitswesen (IQWiG,** www.gesundheitsinformation.de), deutsch und englisch;
- **Ärztliches Zentrum für Qualität in der Medizin (ÄZQ)** (www.patienten-information.de), deutsch, englisch, russisch, spanisch, französisch, türkisch und arabisch;
- **psychenet – Netz psychische Gesundheit** (www.psychenet.de), deutsch, englisch, türkisch und arabisch;
- **Nationales Gesundheitsportal** (www.gesund.bund.de) des Bundesministeriums für Gesundheit; deutsch, englisch und türkisch;
- **Stiftung Gesundheitswissen** (www.stiftung-gesundheitswissen.de), deutsch.

Ziel all dieser Portale ist die zuverlässige und verständliche Vermittlung von gesundheitsbezogenem Wissen. Die Angebote haben den Anspruch, die Gesundheitskompetenz und Selbstbestimmung von PatientInnen zu fördern und sind alle methodisch den Grundprinzipien der evidenzbasierten Medizin verpflichtet.

Medizinische Entscheidungshilfen, wie z. B. zu Depression, Angststörungen, zur Rückkehr zur Arbeit bei psychischen Störungen und zu Psychosen von www.psychenet.de, beinhalten nicht nur evidenzbasierte Gesundheitsinformationen, sondern berücksichtigen im Vergleich dazu auch die individuellen Werte und Präferenzen der PatientInnen, die eine Rolle bei der Entscheidung bzgl. einer Behandlung psychischer Störungen spielen können.

Im Beratungsprozess von PatientInnen mit psychischen Störungen ist immer von Bedeutung, dass die Umsetzung einer partnerschaftlich geprägten Arzt-Patienten-Beziehung aufgrund bestimmter **Patienteneigenschaften** (z. B. Bildung, Sprachkenntnisse, kultureller Hintergrund) und **bestimmter klinischer Situationen** (z. B. kognitive Einschränkungen der PatientInnen) bestimmt sein kann. Patientenseitig wird als mögliche Barriere insbesondere eine **eingeschränkte Gesundheitskompetenz (Health Literacy)** diskutiert. **Gesundheitskompetenz** ist definiert als das Ausmaß der Fähigkeit, grundlegende Gesundheitsinformationen und Angebote, die für angemessene gesundheitsrelevante Entscheidungen und Handlungen erforderlich sind, zu finden bzw. zu erhalten, zu verarbeiten und zu verstehen. Es werden drei aufeinander aufbauende Dimensionen von Gesundheitskompetenz unterschieden (Nutbeam 2000):

- **Funktionale Dimension:** Grundfertigkeiten im Lesen und Schreiben, die es ermöglichen, gesundheitsrelevante Informationen zu verstehen
- **Interaktive und kommunikative Dimension:** Insbesondere soziale Fertigkeiten wie aktive Informationsbeschaffung zu Gesundheitsthemen und Kommunikation darüber, Anwendung dieser Informationen
- **Kritische Dimension:** Fähigkeit, sich mit gesundheitsbezogenen Informationen kritisch auseinanderzusetzen und diese im Sinne einer verbesserten Krankheitsbewältigung optimal zu nutzen

Folgende Strategien können eingesetzt werden, um die Kommunikation mit PatientInnen mit eingeschränkter Gesundheitskompetenz zu verbessern:

- **Informationsgewinnung:**
  - Aktives Zuhören einsetzen und nonverbale Kommunikation berücksichtigen
  - Offene Fragen verwenden und PatientInnen ermutigen, Fragen zu stellen
  - PatientInnen ermöglichen, einen An- oder Zugehörigen hinzuziehen zu können
  - Wissensstand der PatientIn bzgl. ihrer gesundheitlichen Belange/ihrer psychischen Gesundheit erfragen, ohne die PatientIn einzuschüchtern
- **Informationsvermittlung:**
  - Reduktion der Menge an vermittelter Information auf die relevanten Aspekte
  - Verlangsamung der Sprechgeschwindigkeit; Verwenden einfacher, klarer, laiengerechter Sprache; Vermeidung medizinischer Fachbegriffe und Abkürzungen
  - Verwendung visueller Hilfsmittel (z. B. Abbildungen, Zeichnungen) oder evidenzbasierter Gesundheitsinformationen im Gespräch; Verwendung von handlungsorientierten Aussagen, damit PatientInnen wissen, was sie tun können
  - Informationsvermittlung interaktiv gestalten, um Verarbeitung und Erinnerung positiv zu beeinflussen
  - Wiederholung der vermittelten Information durch die ÄrztIn; PatientInnen bitten, die vermittelten Informationen zu wiederholen
  - Relevante Informationen schriftlich festhalten bzw. gedruckte Informationsbroschüren oder Gesundheitsinformationen mitgeben oder auf die Informationsquellen im Internet verweisen (s. o.)

3.2.4 Kommunikation zur Verhaltensmodifikation

Neben dem Einsatz evidenzbasierter Gesundheitsinformationen kann die aktive Rolle der PatientIn insbesondere auch über ein verbessertes **Selbstmanagement** im Behandlungsverlauf gestärkt werden. Unter **Selbstmanagement** wird in diesem Zusammenhang eine Unterstützung zur Selbsthilfe verstanden. Um eine Stärkung der Patientenkompetenz zu erreichen und PatientInnen zu motivieren, sollen sie sich selbstständig Ziele setzen, Barrieren und Herausforderungen identifizieren sowie ihren Gesundheitszustand beeinflussen (Gensichen et al. 2006). Selbstmanagement von psychischen Erkrankungen bezieht sich dabei insbesondere auf Bereiche wie adäquaten Medikamentengebrauch (regelmäßig, kontrolliert), sinnvolle und machbare Lebensstilveränderungen zur Risikofaktorenminderung (z. B. Rauchstopp, Ernährungsumstellung), angemessene Verhaltensänderungen zur Prävention von Langzeitkomplikationen (regelmäßige Bewegungseinheiten) oder die Adhärenz bzgl. der vereinbarten Behandlungspläne.

Um Verhaltensänderungen bei PatientInnen herbeizuführen, können spezifische Gesprächstechniken eingesetzt werden. Speziell bei Indikationen wie erhöhtem oder missbräuchlichem Nikotin- oder Alkoholkonsum ist das sog. **Motivational Interviewing (= motivierende Gesprächsführung)** eine besonders geeignete Technik (➤ Kap. 4.6).

3.2.5 Zielsetzung und -erreichung

Eine weitere Strategie zur Umsetzung von Verhaltensänderungen im Sinne eines verbesserten Selbstmanagements stellen gemeinsam formulierte **Zielvereinbarungen** dar. Durch angemessene Zielsetzungen wird die Motivation, diese Ziele zu erreichen, positiv beeinflusst. Ziele und ihre Formulierung sollten von der Person selbst ausgewählt werden und die Zielerreichung sollte einen hohen Anreiz darstellen (Wünschbarkeit). Gleichzeitig sollten sie machbar erscheinen (Machbarkeit) und die Person sich ausreichend kompetent erleben, das zielgerichtete Handeln erfolgreich auszuführen. Hilfreich für die Zielformulierung kann z. B. die **SMART-Regel** sein:

- **S= spezifisch (specific):** Spezifische, konkrete Ziele haben einen höheren Einfluss auf die Motivation zur Zielerreichung als unklar formulierte Ziele.
- **M = messbar (measurable):** Ein Ziel sollte so formuliert werden, dass am Ende objektiv beurteilt werden kann, ob es erreicht wurde.
- **A = attraktiv (attractive):** Ein Ziel sollte so formuliert sein, dass es den eigenen Bedürfnissen entspricht und eine hohe Attraktivität für die Person besitzt.
- **R = realistisch (realistic):** Die Zielsetzung sollte so formuliert sein, dass man sich in der Lage fühlt, das Ziel auch realistisch zu erreichen.
- **T = zeitlich begrenzt (time-phased):** Die Dauer für die Zielerreichung sollte klar festgelegt sein.

Um ein bestimmtes Ziel zu erreichen, kann es auch hilfreich sein, konkrete Verhaltenspläne zu formulieren, wie z. B.

„Wenn Situation x eintritt, dann werde ich Verhalten y ausführen". Die Zielerreichung wird also dadurch begünstigt, dass festgelegt wird, an welchem Ort, zu welcher Zeit und auf welche Art und Weise ein bestimmtes Ziel erreicht werden soll.

3.3 Selbstmanagement mit E-Mental-Health-Interventionen

3.3.1 Definition und Einteilung

Im Internet sind zahlreiche Angebote für die Behandlung psychischer Beschwerden bzw. Störungen verfügbar. Darunter finden sich neben Informationsseiten, die von öffentlichen Gesundheitsinstitutionen (➤ Kap. 3.2.3), Laien oder im Auftrag von Pharmafirmen erstellt wurden, auch Foren für Betroffene und Evaluationsstudien zu verschiedenen Interventionsansätzen. All diese Angebote finden sich auch unter dem Begriff **„E-Mental-Health"** wieder. Dieser Oberbegriff bezeichnet **Anwendungen neuer Medien** bei der Prävention und Behandlung psychischer Störungen.

Im Folgenden werden solche **Internet-Interventionen zur Behandlung psychischer Störungen** vorgestellt. Vorteil dieser Interventionen ist es u. a., dass mit ihrer Hilfe neue Patientengruppen erreicht werden können. Hierzu zählen Menschen, die in psychotherapeutisch unterversorgten Gebieten leben, Berufstätige mit Terminschwierigkeiten und PatientInnen, die die Wartezeit auf einen Therapieplatz überbrücken müssen oder die z. B. aus Stigmatisierungsängsten einen direkten professionellen Kontakt meiden. Ein weiterer Grund, warum Menschen diese Interventionen nutzen, kann sein, dass sie ihre psychischen Probleme zunächst aus eigener Kraft bewältigen wollen.

Das breite Spektrum **von Internet-Interventionen** kann anhand unterschiedlicher Charakteristika unterteilt werden: anhand der jeweils eingesetzten Technik **(webbasierte Programme, mobile Apps, E-Mail-, Chat- oder Videotherapien)** oder anhand des Ausmaßes der Beteiligung von TherapeutInnen (von der **Fernbehandlung per Videochat** über die **Integration eines Selbstmanagement-Programms** in eine reguläre Face-to-Face-Behandlung bis hin zum **Einsatz eines Selbstmanagement-Programms** gänzlich ohne persönliche therapeutische Beteiligung). In diesem Abschnitt werden nur Selbstmanagement-Programme behandelt. Die unterschiedlichen Formen webbasierter Interventionen und ihre Kombinationsmöglichkeiten sind in ➤ Abb. 3.1 dargestellt.

3.3.2 Eigenschaften und Integration von webbasierten Programmen in die Behandlung

Im Rahmen eines **webbasierten Selbstmanagement-Programms** werden psychotherapeutische Kenntnisse und Fertigkeiten softwarebasiert vermittelt. Viele dieser Programme basieren auf **Methoden der kognitiven Verhaltenstherapie,** insbesondere der sog. dritten Welle der kognitiven Verhaltenstherapie. Inzwischen gibt es aber auch Selbstmanagement-Programme, die dem **psychodynamischen Ansatz,** der **interpersonellen Psychotherapie (IPT)** und **integrativen psychotherapeutischen Ansätzen** folgen. Darüber hinaus werden **störungsspezifische Interventionen** (z. B. bei Depressionen, Angststörungen) von **diagnoseübergreifenden** und **personalisierten Ansätzen** unterschieden.

Selbstmanagement-Programme bestehen meist aus Modulen, die nacheinander bearbeitet werden (z. B. ein bis zwei pro Woche). Die meisten webbasierten Interventionen beinhalten Elemente, die sich in konventionellen Psycho-

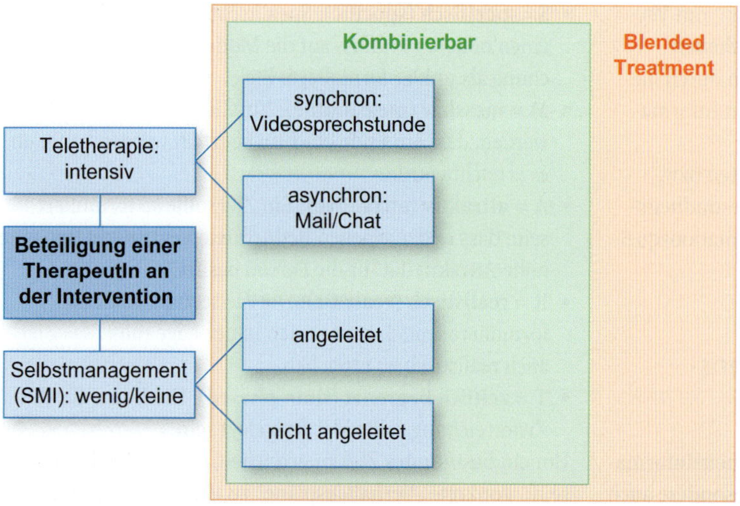

Abb. 3.1 Unterschiedliche Formen webbasierter Interventionen und ihre Kombinationsmöglichkeiten [M1227, L231]

therapien, v. a. der kognitiven Verhaltenstherapie, als wirksam erwiesen haben. Hierzu gehören z. B. die Planung und Durchführung von Aktivitäten bei Depressionen oder In-vivo-Expositionen bei Angststörungen. Neben zahlreichen psychoedukativen Elementen werden häufig auch für die PatientInnen zu bewältigende „Hausaufgaben" eingeführt, die im Alltag regelmäßig und wiederholt geübt werden sollen. Beispiele umfassen das Bearbeiten von (Selbstbeobachtungs-) Tagebüchern oder die Durchführung und Protokollierung von Entspannungsübungen oder Verhaltensexperimenten. Viele Programme beinhalten auch Screeningfragebögen zu psychischen Störungen (➤ Kap. 2), über die der Verlauf der Symptomatik erfasst und an die BehandlerInnen zurückgemeldet werden kann.

Angeleitete Selbstmanagement-Programme beinhalten darüber hinaus einen regelmäßigen Kontakt mit einer BehandlerIn. Dieser Kontakt erfolgt meist schriftlich und aus Datenschutzgründen in einem in die passwortgeschützte Selbstmanagement-Plattform integrierten Kommunikationssystem. Wöchentliches Feedback dient z. B. dazu, die selbstständige Arbeit der PatientInnen mit dem Programm anzuerkennen und positiv zu verstärken. Auf einer geschützten Plattform können TherapeutInnen dann ebenfalls nachvollziehen, welche Inhalte in welchem Ausmaß und mit welchem Erfolg im Selbsthilfeprogramm bearbeitet wurden.

Selbstmanagement-Programme können allein oder in Kombination mit einer Behandlung im persönlichen Kontakt angeboten werden (sog. **Blended Treatment**). Beispiele dafür sind die Nutzung von Selbstmanagement-Programmen vor oder nach einer konventionellen Psychotherapie oder parallel zu einer ambulanten oder stationären Psychotherapie. Das Einsatzspektrum reicht also von der Prävention für Risikogruppen bis hin zu Interventionen bei bestehenden psychischen Störungen sowie als Rückfallprophylaxe.

3.3.3 Rechtliche Rahmenbedingungen

Wenn ein Selbstmanagement-Programm im **Verzeichnis der Digitalen Gesundheitsanwendungen (DiGA-Verzeichnis)** gelistet ist, kann es von (Haus-)ÄrztInnen und psychologischen PsychotherapeutInnen verordnet werden. Alle im DiGA-Verzeichnis gelisteten Interventionen für die Behandlung psychischer Störungen sind störungsorientiert (also z. B. gezielt zur Behandlung einer Angststörung oder einer Depression) und basieren auf modernen Methoden der kognitiven Verhaltenstherapie.

Das DiGA-Verzeichnis ist online verfügbar (https://diga.bfarm.de). Für die jeweilige DiGA sind, neben der **Indikation,** auch eine **Beschreibung der Intervention** hinterlegt sowie die **Form der Anwendung** definiert (Webanwendung/App). Die vorliegende **Evidenz zu positiven Versorgungseffekten** ist dargestellt sowie **Angaben zur Datensicherheit und zum Datenschutz** beschrieben. Im DiGA-Verzeichnis wird unterschieden zwischen „vorläufig aufgenommenen" und „dauerhaft aufgenommenen" Selbstmanagement-Programmen. Für die Aufnahme eines Programms in das DiGA-Verzeichnis wird derzeit verlangt, dass positive Versorgungseffekte nachgewiesen wurden. Als solche werden neben dem gesundheitlichen Nutzen (z. B. Verringerung der Symptombelastung) auch patientenrelevante Struktur- und Verfahrensverbesserungen anerkannt (z. B. Adhärenz oder Reduktion des therapiebedingten Aufwands). Für den Nachweis dieser positiven Versorgungseffekte werden für die „vorläufige Aufnahme" in das Verzeichnis zunächst keine randomisiert-kontrollierten Studien (RCTs) gefordert (weitere Zulassungskriterien: https://diga.bfarm.de). Im Anschluss an eine 12-monatige Erprobungsphase wird dann auf Grundlage der bis dahin verfügbaren Studiendaten entweder eine „dauerhafte Aufnahme" in das DiGA-Verzeichnis entschieden oder eine Ablehnung erteilt. Vereinfacht gesagt kann man davon ausgehen, dass nur die dauerhaft aufgenommenen Programme in randomisierten Studien ihre Wirksamkeit und Sicherheit unter Beweis gestellt haben. Dabei wird in Zukunft zu diskutieren sein, welche methodischen Qualitätskriterien RCTs für einen Wirksamkeitsnachweis erfüllen müssen. Insbesondere die Vergleichbarkeit von untersuchter Studienpopulation zur tatsächlichen Zielpopulation der DiGA wird dabei im Fokus der Aufmerksamkeit stehen. Die Qualitätskriterien der psychologischen und psychiatrischen Fachgesellschaften verlangen, dass eine Intervention nur empfohlen werden sollte, wenn diese in mindestens einer randomisierten Studie ihre Wirksamkeit und Sicherheit gezeigt hat (Klein et al. 2018). Dementsprechend sollten PatientInnen vorzugsweise nur „dauerhaft" in das DiGA-Verzeichnis aufgenommene Programme empfohlen werden.

Neben den DIGA-gelisteten Selbstmanagement-Programmen werden auch frei verfügbare **Open-Access-Angebote,** wie das Programm **moodgym** (www.moodgym.de; ursprünglich in Australien entwickelt und mit Unterstützung der Universität Leipzig und der AOK für Deutschland adaptiert) oder das Programm **iFightDepression** (www.ifightdepression.com/de; entwickelt von der Europäischen Allianz gegen Depression e. V.) **für depressive Störungen angeboten. moodgym** kann nach Eingabe weniger Daten unmittelbar und anonym genutzt werden. Für die Nutzung des Programms **iFightDepression** ist die Voraussetzung, dass eine ÄrztIn oder PsychotherapeutIn einen kurzen Online-Kurs belegt. Dann kann sie ihren PatientInnen den Zugang zu der Intervention kostenfrei ermöglichen.

Konkretes Vorgehen bei der Verordnung

Ein Zugang zu einer DiGA kann über zwei Wege erfolgen:

A) Sie kann durch die HausärztIn oder PsychotherapeutIn verordnet werden und die PatientIn reicht das Rezept dann bei ihrer Krankenkasse ein. Sie erhält daraufhin einen Freischaltcode, mit dem die DiGA (App) nach dem Download aktiviert werden kann.

B) Alternativ können PatientInnen eine DiGA auch ohne Verordnung in Anspruch nehmen und die Kostenübernahme selbstständig bei der Krankenkasse anfordern. Die alleinige Voraussetzung dafür ist, dass zuvor eine indikationsbegründende Diagnose gestellt und bei der Kasse abgerechnet wurde.

Selbstmanagement-Programme eignen sich im Sinne eines **Blended Treatment** gut für den **Einsatz im hausärztlichen Setting** (Löbner et al. 2018). Zunächst muss dafür die Indikation für die Anwendung einer bestimmten webbasierten Selbstmanagement-Intervention gestellt werden. Hier geht es insbesondere darum festzustellen, ob die diagnostischen Kriterien einer psychischen Störung erfüllt werden. Im Weiteren sollte im Rahmen der diagnostischen Abklärung auch eine mögliche Gefährdung der PatientInnen als Kontraindikation abgeklärt werden (z. B. Suizidalität). Nachdem die Indikation gestellt und die Nutzung eines möglichen webbasierten Programms empfohlen und verschrieben wurde, sollten die PatientInnen regelmäßig für ein Monitoring in der Sprechstunde gesehen werden. Daneben sollte auch der Symptomverlauf (und ggf. das Vorliegen von Suizidalität) beurteilt werden, um im Verlauf der Behandlung bei ausbleibender Wirkung ggf. weitere Behandlungsmaßnahmen einzuleiten (z. B. Behandlung in der eigenen Praxis [s. Teil II], eine ambulante Psychotherapie oder eine fachärztliche Behandlung).

Wenn ein Selbstmanagement-Programm als angeleitete Intervention angeboten werden soll, gibt es in der Praxis mehrere Möglichkeiten (➤ Kap. 3.3.2): Im Rahmen der Behandlung mit **iFightDepression** kann die verordnende BehandlerIn selbst online mit ihrer PatientIn in Kontakt treten. Bei bestimmten im DiGA-Verzeichnis gelisteten Interventionen wird diese Unterstützung von spezialisierten Kräften angeboten und mit dem Preis für die DiGA vergütet.

Die Wirksamkeit der Selbstmanagement-Programme

Die Wirksamkeit von Online-Interventionen auf die Symptombelastung wurde mittlerweile vielfach mithilfe von randomisiert-kontrollierten Studien untersucht. Metaanalysen liegen für die Behandlung der häufigsten psychischen Störungen, wie z. B. Depressionen (Karyotaki et al. 2018a; Karyotaki et al. 2018b) und Angststörungen, aber auch für Angebote zur Prävention von psychischen Störungen vor. Bei der Entscheidung für oder gegen ein Selbstmanagement-Programm spielen neben der Diagnose die Präferenzen der PatientIn und der Schweregrad der psychischen Störung eine Rolle. Bei leichten bis mittelschweren psychischen Störungen kann davon ausgegangen werden, dass diese PatientInnen von Selbstmanagement-Programmen sehr gut profitieren können. Bei schweren Störungen ist die Wirkstärke dieser Interventionen im Grunde sogar noch höher (Klein et al. 2019). Dennoch muss bei schweren Störungen sorgfältig überprüft werden, ob eine alleinige Behandlung mit einem Selbstmanagement-Programm ausreichend ist oder ob z. B. zusätzlich eine antidepressive Medikation verordnet werden sollte. Es gibt darüber hinaus Hinweise darauf, dass Selbstmanagement-Programme weniger gut wirken, wenn die Betroffenen eine Behandlung im persönlichen Kontakt bevorzugen (Schröder et al. 2018).

Zusammenfassend kann festgehalten werden, dass sich Selbstmanagement-Programme mit Therapeutenkontakt bisher in vielen Studien als wirksam erwiesen haben. Selbstmanagement-Programme, die ohne Therapeutenkontakt realisiert werden, sind bei bestimmten Patientengruppen (z. B. schwerer betroffene PatientInnen, die alleinstehend und älter sind) weniger wirksam und mit höheren Abbruchquoten verbunden (Karyotaki et al. 2021). Behandlungsempfehlungen für die Nutzung von Selbstmanagement-Programmen werden auch durch aktuelle Fachleitlinien unterstützt (z. B. Nationale Versorgungsleitlinie „Unipolare Depression" [BÄK 2022]).

LITERATUR

Bundesärztekammer (BÄK), Kassenärztliche Bundesvereinigung (KBV), Arbeitsgemeinschaft der Wissenschaftli chen Medizinischen Fachgesellschaften (AWMF). Nationale VersorgungsLeitlinie Unipolare Depression – Langfassung, Version 3.0.2022. www.leitlinien.de/depression (letzter Zugriff: 18.5.2023).

Deutsches Netzwerk Evidenzbasierte Medizin. Gute Praxis Gesundheitsinformation. Ein Positionspapier des Deutschen Netzwerks Evidenzbasierte Medizin e. V., 2016. www.ebm-netzwerk.de (letzter Zugriff: 7.9.2022).

Elwyn G, Durand MA, Song J et al. A three-talk model for shared decision making: multistage consultation process. BMJ 359, 2017: j4891.

French JC, Colbert CY, Pien LC†, Dannefer EF†, Taylor CA†. Targeted Feedback in the Milestones Era: Utilization of the Ask-Tell-Ask Feedback Model to Promote Reflection and Self-Assessment. 2015. doi.org/10.1016/j.jsurg.2015.05.016.

Gensichen J, Muth C, Butzlaff M et al. Die Zukunft ist chronisch: das Chronic Care-Modell in der deutschen Primärversorgung: Übergreifende Behandlungsprinzipien einer proaktiven Versorgung für chronische Kranke. Z Arztl Fortbild Qualitatssich 100(5), 2006: 365–374.

Karyotaki E, Ebert DD, Donkin L, Riper H et al. Do guided internet-based interventions result in clinically relevant changes for patients with depression? An individual participant data meta-analysis. Clin Psychol Rev. 2018a Jul;63: 80–92. doi: https://doi.org/10.1016/j.cpr.2018.06.007. Epub 2018 Jun 19. PMID: 29940401.

Karyotaki E, Efthimiou O, Miguel C et al. Internet-Based Cognitive Behavioral Therapy for Depression: A Systematic Review and Individual Patient Data Network Meta-analysis. JAMA Psychiatry 78(4), 2021: 361–371. doi:https://doi.org/10.1001/jamapsychiatry.2020.4364.

Karyotaki E, Kemmeren L, Riper H et al. Is self-guided internet-based cognitive behavioural therapy (iCBT) harmful? An individual participant data meta-analysis. Psychol Med. 2018b Nov;48(15): 2456–2466. doi: https://doi.org/10.1017/S0033291718000648. Epub 2018 Mar 15. PMID: 29540243; PMCID: PMC6190066.

Klein JP, Berger T, Hautzinger M et al. Selbstmanagement Interventionen in der Behandlung depressiver Störungen: reif für die klinische Praxis? Fortschritte der Neurol. Psychiatr. 87, 2019.: 172–180. https://doi.org/10.1055/a-0849-9838.

Klein JP, Knaevelsrud C, Bohus, M. et al. Internetbasierte Selbstmanagementinterventionen. Nervenarzt 89, 2018: 1277–1286. https://doi.org/10.1007/s00115-018-0591-4.

Löbner M, Pabst A, Stein J et al. Computerized cognitive behavior therapy for patients with mild to moderately severe depression in primary care: A pragmatic cluster randomized controlled trial (@ktiv). J Affect Disord Oct 1; 238, 2018: 317–326. doi: https://doi.org/10.1016/j.jad.2018.06.008. Epub 2018 Jun 5. PMID: 29902736.

Loh A, Simon D, Kriston L, Härter M. Patientenbeteiligung bei medizinischen Entscheidungen – Effekte der Partizipativen Entscheidungsfindung aus systematischen Reviews. Deutsches Ärzteblatt 104 (21), 2007. A1483–1488.

Nutbeam D. Health literacy as a public health goal: a challenge for contemporary health education and communication strategies into the 21st century. Health Promotion International 15(3), 2000: 259–267.

Schröder J, Berger T, Meyer B et al. Impact and change of attitudes toward Internet interventions within a randomized controlled trial on individuals with depression symptoms. Depress Anxiety. 2018; 35(5): 421-430.

Wiesing U, Bürger ME, Faul C et al. Die Aufklärung von Tumorpatienten – Informationen und Empfehlungen für das betreuende Team. Tübingen: Südwestdeutsches Tumorzentrum Comprehensive Cancer Center Tübingen, 2008.

II Krankheitsbilder und Methoden

KAPITEL

4 Suchterkrankungen

Clara Berkenhoff, Anil Batra, Andreas Jähne und Martin Scherer

4.1 Einleitung

Der exzessive Konsum von Suchtmitteln ist Teil unserer Gesellschaft.

Ein riskanter, schädlicher oder abhängiger Alkoholkonsum wird von fast 8 Millionen Menschen in Deutschland im Alter zwischen 18 und 64 Jahren betrieben. Die Prävalenz des Alkoholmissbrauchs, diagnostiziert nach DSM-IV, liegt bei 2,8 %, der Anteil der Abhängigen bei 3,1 % der erwachsenen Bevölkerung (Atzendorf et al. 2019).

Ein schädlicher Alkoholkonsum bedingt eine erhöhte Morbidität und Mortalität, führt zu vermehrten Straftaten unter Alkoholeinfluss oder auch zu Verkehrs- und Arbeitsunfällen.

Neben Alkohol ist Tabak die am häufigsten konsumierte legale Droge. Mehrere epidemiologische Studien kommen fast übereinstimmend zu dem Ergebnis, dass ca. 25–30 % der erwachsenen Bevölkerung in Deutschland rauchen. Etwa 11 % der Bevölkerung in Deutschland gelten unter Zugrundlegung der Kriterien des ICD bzw. DSM als abhängige Raucher. Etwa 120.000 Todesfälle (13,5 % aller Sterbefälle) sind mittelbar auf den Tabakkonsum zurückzuführen (Rummel et al. 2019).

Rauchen und Alkohol schädigen in vielfältiger Weise die Gesundheit, erhöhen die Morbidität und die Mortalität. Rauchen und Alkoholkonsum gehören zu den fünf wichtigsten vermeidbaren gesundheitlichen Risiken in unserer Gesellschaft (Plass et al. 2014; Lim et al. 2012).

Auch legale Arzneimittel weisen ein Abhängigkeitspotenzial auf: Die Schätzzahlen sind hier sehr unsicher. Angenommen wird, dass mehr als 1,2 Millionen Menschen in Deutschland eine Abhängigkeit von verordneten oder illegal erworbenen Benzodiazepinen und den sogenannten Z-Substanzen aufweisen, zusätzlich mehrere Hunderttausend Personen sind von Schmerzmitteln abhängig (Rummel et al. 2019).

Cannabis ist die am häufigsten konsumierte illegale Droge, gefolgt von Amphetaminen, Kokain, Opiaten oder Ecstasy.

Bei der Erfassung der 12-Monats-Prävalenz psychischer Erkrankungen stehen Störungen durch Alkohol- oder Medikamentenkonsum an dritter Stelle (Jakobi et al. 2014). Der Anteil der stationären Behandlungsdiagnosen wird für die psychischen Störungen im Zusammenhang mit psychotropen Substanzen (F10–F19) in der Gesundheitsberichterstattung des Bundes 2017 mit 53,4 % angegeben.

In der hausärztlichen Versorgung spielen die Konsequenzen der Einnahme der legalen Suchtmittel wie Alkohol oder Tabak die größte Rolle:

Dazu gehören unmittelbare Folgen der Abhängigkeit wie körperliche Schädigungen (Leberfunktionsstörungen, Schädigungen des Immunsystems und Infektionskrankheiten, neuronale Schädigungen, kardiovaskuläre Erkrankungen, Karzinome u. a.). Oft sind auch psychische Veränderungen im Sinne von Persönlichkeitsänderungen, Adynamie, Verlust kognitiver Fähigkeiten bis hin zur Depravation (Persönlichkeitsveränderung, gekennzeichnet durch Verwahrlosung, Haltlosigkeit, Unzuverlässigkeit, sozialen Abstieg u. a.) erkennbar. Manche PatientInnen berichten offen, bei bestehendem Vertrauensverhältnis, auch von sozialen Veränderungen der Lebenssituation (Arbeitsplatzverlust, Führerscheinentzug, Auflösung familiärer Strukturen etc.).

Sucht wird häufig als selbst verschuldetes Leid (Schuster et al. 2017) angesehen. Viele Menschen betrachten Sucht bzw. Abhängigkeit weniger als psychische Störung im medizinischen Sinne (Schomerus et al. 2013), zumindest nicht gleichwertig zu anderen psychischen Erkrankungen.

Diese Stigmatisierung bedingt einen reduzierten Selbstwert, begründet und fördert Depressivität, Ängstlichkeit und Schlafstörungen und verhindert auf diese Weise unmittelbar und mittelbar die Inanspruchnahme sozialer Unterstützung (Birtel et al. 2017).

4.2 Hausärztliche Aspekte bei Alkoholkonsum

Die hausärztliche Praxis bietet einen breiten Zugang zu allen Teilen der Bevölkerung. Somit ist sie auch der Ort, an dem Gesundheitsprobleme aller Art adressiert werden können. Substanzkonsum ist eine zentrale Größe für die Krankheitslast der hausärztlichen PatientInnen. Neben seinen direkten Gesundheits- und Krankheitsfolgen beeinflusst er entscheidend den Verlauf verschiedener chronischer Erkrankungen. Die Berücksichtigung nutritiv-toxischer Gesichtspunkte im Praxisalltag eröffnet die Möglichkeit, nicht nur die direkten Auswirkungen des Substanzkonsums zu reduzieren, sondern auch Co-Benefits im Hinblick auf das weitere Gesundheits- und Krankheitsmanagement zu erzielen (z. B. kardiovaskuläre Erkrankungen). In der Implentierung niederschwelliger Gesprächsinterventionen (wie z. B. Motivational Interviewing, MI) kommt der hausärztlichen Versorgung somit eine Schlüsselrolle zu. Alkoholkonsum gehört neben Tabakrauchen und Übergewicht zu den bedeutsamsten verhaltensbasierten Einflussfaktoren für eine Verschlechterung des allgemeinen Gesundheitszustands.

Die Deutsche Gesellschaft für Allgemeinmedizin und Familienmedizin (DEGAM) spricht sich für ein „Case-Finding“ mit dem Einsatz von Fragebögen (Alcohol Use Disorders Identification Test-Concie, AUDIT-C; ➤ Kap. 2) bei PatientInnen mit erhöhtem Risiko aus. Auf der einen Seite ist gefährlicher Alkoholkonsum in hohem Maße unerkannt, auf der anderen Seite kann ein unvermitteltes Abfragen mittels Screening-Instrumenten zu Irritationen führen, die die oft viele Jahre dauernde Arzt-Patienten-Beziehung gefährden können. Hausärztliche Vorgehensweise bedeutet hier, die richtige Frage zum richtigen Zeitpunkt zu stellen und abhängig vom Grad der Veränderungsbereitschaft den richtigen Impuls zu geben (DEGAM-Leitlinie Schutz vor Über- und Unterversorgung). Neben den Fragebögen kommen in der hausärztlichen Diagnostik direkte und indirekte Zustandsmarker zum Einsatz. Dies bedeutet, dass HausärztInnen nicht zögern sollten, Alkoholkonsum als bedeutsamen Risikofaktor anzusprechen. Oberstes therapeutisches Ziel ist die Abstinenz. Wichtig hierbei ist es, einer Stigmatisierung entgegenzuwirken (Weckbecker 2016).

HausärztInnen beschreiben oft eine mangelnde Vernetzung mit dem Suchthilfesystem. Erfahrungen in der Zusammenarbeit sind teils negativ geprägt (Schulte et al. 2014). Kurzinterventionen (wie z. B. MI) sind sehr wirksam, auch in der Hausarztpraxis, und sollten künftig noch breitere Verankerung in hausärztlichen Fortbildungen finden. Dies könnte sowohl den Bekanntheitsgrad als auch insbesondere eine systematische Anwendung des MI in der hausärztlichen Versorgung fördern.

4.3 Klinische Merkmale der Suchterkrankungen

Suchterkrankungen sind charakterisiert durch den starken Wunsch oder den Zwang, Substanzen zu konsumieren oder aber – im Fall der nicht stoffgebundenen Abhängigkeiten – Tätigkeiten auszuüben, die einen belohnenden oder „verstärkenden" Effekt haben.

Zu den häufigsten **substanzbezogenen Störungen** gehören der schädliche Konsum oder die Abhängigkeit von Alkohol, Nikotin, Hypnotika und Sedativa, Opioiden und illegal erworbenen Substanzen wie Cannabis, Opiaten, Kokain, Ecstasy und Amphetaminen.

Zu den **stoffungebundenen Abhängigkeiten** werden das Glücksspiel (Gambling) oder eine Abhängigkeit von internetbezogenen Computerspielen (Gaming) gerechnet.

Häufig ist der Einstieg in den Substanzkonsum durch soziale Verstärker, die Kommunikation und gesellschaftliche Gepflogenheiten in der unmittelbaren sozialen Umgebung, bei den Peergroups oder in der Arbeitswelt vermittelt:

Der **zwanghafte Konsum** oder „Drang", eine **Toleranzentwicklung,** die mit einer deutlichen Steigerung der Konsummenge zur Erzielung der gewünschten Wirkung verbunden ist, ein **Kontrollverlust** hinsichtlich Menge, Beginn und Dauer des Konsums, das Auftreten einer körperlichen **Entzugssymptomatik,** die für die jeweiligen Substanzen charakteristisch ist und oft sehr aversiv, unangenehm und bedrohlich erlebt wird, sowie die **Vernachlässigung anderer Interessen** und der **anhaltende Konsum trotz negativer Folgen** (gemeint ist: in Kenntnis der bereits eingetretenen schädigenden Wirkung auf die eigene Gesundheit), sind die sechs spezifischen Merkmale einer Abhängigkeit.

4.4 Differenzialdiagnostik

Als **schädlicher Gebrauch** nach ICD-10 (ICD-10 F1x.1) gilt ein gesundheitsgefährdender Konsum, der mit Rausch und Intoxikation bei Konsum größerer Mengen ohne medizinische Indikation einhergeht und häufig eine funktionale Komponente im Sinne einer Beseitigung aversiv erlebter psychischer Zustände hat.

Für die Diagnose der Abhängigkeit (ICD-10 F1x.2) müssen mindestens drei der sechs oben genannten Merkmale im Verlauf des letzten Jahres aufgetreten sein.

Ein Großteil der suchtmittelbedingten Krankheitskosten wird von Personen mit riskantem Alkoholkonsum verursacht.

Dies wird in der kommenden 11. Version der ICD (ICD-11) stärker berücksichtigt: In der ICD-11 wurde die Liste der Substanzen nicht nur um die Stoffklassen aus der ICD-10-Kategorie F55 erweitert, sondern auch zwischen einem „riskanten Konsum" (QE11), einem „schädlichen Konsum" (6C4x.1) und einem „abhängigen Konsum" (6C4x.2) unterschieden. Der „riskante Konsum" ist potenziell durch negative Auswirkungen von Menge und/oder Konsumfrequenz oder Konsumart charakterisiert, ohne dass schon schädliche Konsequenzen entstanden sind.

Eine Früherkennung ist durch einfache Anamnesefragen möglich, psychometrische Instrumente wie der CAGE (➤ Tab. 4.1; Mayfield et al. 1974) oder AUDIT (Bush et al. 1998) oder auch durch indirekte Laborparameter wie Urinkontrollen zum Drogennachweis bzw. alkoholspezifische Laboruntersuchungen von Blutbild, Leberwerten, aber auch CDT oder Ethylglucuronid unterstützen die Diagnostik.

Tab. 4.1 CAGE-Test[1]

		Ja	Nein
1. „Cut Down Drinking" (Reduzierung)	Haben Sie jemals daran gedacht, weniger zu trinken?		
2. Annoyance (Verärgerung)	Haben Sie sich schon einmal darüber geärgert, dass Sie von anderen wegen Ihres Alkoholkonsums kritisiert wurden?		
3. Guilty (Schuldgefühle)	Haben Sie sich jemals wegen Ihres Trinkens schuldig gefühlt?		
4. Eye Opener (Muntermacher)	Haben Sie jemals morgens als Erstes Alkohol getrunken, um sich nervlich zu stabilisieren oder einen Kater loszuwerden?		
Auswertung: Mehr als 1 Punkt weist auf ein Risiko hin und sollte eine weitere Diagnostik einleiten.			

[1] CAGE-Test (nach Mayfield et al. 1974)

4

Die psychometrischen Instrumente AUDIT und seine Kurzform AUDIT-C sind über die aktuelle S3-Behandlungsleitlinie „Screening, Diagnose und Behandlung alkoholbezogener Störungen" zu beziehen (AWMF 2021: www.awmf.org/leitlinien/detail/ll/076-001.html).

4.5 Behandlungsoptionen

Prioritäre Ziele der Behandlung von Suchtkranken sind immer die Sicherung des Überlebens oder auch die Behandlung der physischen oder psychischen Komorbidität. Diese Zieldefinition orientiert sich allerdings an den sekundären Folgen der Abhängigkeit, nicht an der Abhängigkeit selbst.

Früherkennung und Frühintervention sind wichtige Maßnahmen, um Menschen mit einer Suchterkrankung rechtzeitig – nach Möglichkeit schon vor dem Eintreten sekundärer Folgen – in das Hilfesystem zu integrieren und die bekannte Behandlungslücke in der Versorgung suchtkranker Personen zu schließen. Aktuell ist davon auszugehen, dass etwa 80–90 % der Suchtkranken nicht im Hilfesystem ankommen! Eine fehlende Problemwahrnehmung, Stigmatisierung und Selbststigmatisierung sowie das Erleben von Schuld und Scham sind Ursachen, die aus Patientensicht einen Zugang zu verfügbaren Hilfen erschweren. Unsicherheiten in der Patientenansprache, Tabuisierung der Sucht als Erkrankung und mangelnde Ressourcen spielen aus Sicht der BehandlerInnen eine Rolle.

Die wichtigste Phase der Behandlung des schädlichen Gebrauchs oder der Abhängigkeit ist daher die Frühintervention in einer hausärztlichen Beratungssituation, in der ambulanten oder stationären Krankenhausversorgung oder in Beratungsstellen. Auch allgemeine, nicht persönlich adressierte Informationen über Medien oder öffentliche Beratungsangebote können die Zielgruppen erreichen.

Neben der ersten Kontaktphase spielen in der Behandlung der Sucht die Entgiftung in einer spezifischen Einrichtung, nachfolgend insbesondere die Entwöhnung in einer Spezialeinrichtung sowie die Nachsorge, z. B. in Selbsthilfegruppen und bei niedergelassenen ÄrztInnen, insbesondere den vertrauten HausärztInnen, eine wichtige Rolle.

Die ambulanten und stationären Behandlungsprogramme, die auf eine langfristige Abstinenz zielen, adressieren zunächst die Motivation des Einzelnen, bauen ein Commitment zur Abstinenz, häufig unter Zuhilfenahme von Techniken der **motivierenden Gesprächsführung** auf, und wählen dann störungsspezifisch entwickelte Vorgehensweisen auf der Basis der klassischen und kognitiven Verhaltenstherapie (Batra und Bilke-Hentsch 2016).

Die aktuellen, auf der Homepage der Arbeitsgemeinschaft der Wissenschaftlichen Medizinischen Fachgesellschaften (AWMF) verorteten S3-Leitlinien zu „Screening, Diagnostik und Behandlung alkoholbezogener Störungen" (www.awmf.org/leitlinien/detail/ll/076-001.html), zu „Rauchen und Tabakabhängigkeit: Screening, Diagnostik und Behandlung" (www.awmf.org/leitlinien/detail/ll/076-006.html) sowie zu „Medikamentenbezogene Störungen" (www.awmf.org/leitlinien/detail/ll/038-025.html) weisen ausführlich und übereinstimmend auf die Bedeutung von „Kurzinterventionen" hin. Kurzinterventionen sollen angeboten werden, um eine Veränderungsmotivation zu initiieren oder zu fördern. Als wesentliche Gesprächstechnik wird dabei die „motivationale" oder „motivierende" Gesprächsführung benannt.

Der Aufbau der Veränderungsmotivation stellt eine zentrale Variable einer jeden erfolgreichen Behandlung dar. Während früher die Abstinenz- und Behandlungsmotivation als unabdingbare Voraussetzung für eine Suchtbehandlung gesehen wurden, stellt die Erarbeitung von Krankheitseinsicht und Veränderungsmotivation mittlerweile einen zentralen Teil des gesamten Behandlungsprozesses dar. Da die meisten suchtkranken PatientInnen ausschließlich von ihren HausärztInnen gesehen werden, kommt ihnen in der Motivationsarbeit eine zentrale Rolle zu.

Wie aber kann man bei suchtkranken PatientInnen Veränderungsmotivation wecken und ihnen helfen, zu einer langfristig stabilen Veränderung zu finden?

Das **Motivational Interviewing (MI,** oft als „motivierende Gesprächsführung" übersetzt) wurde als Behandlungsansatz zu Beginn der 1980er-Jahre von William R. Miller und Stephen Rollnick im Kontext der Behandlung von Suchterkrankungen entwickelt und ist mittlerweile als evidenzbasierte Methode insbesondere in qualifizierten Entzugsbehandlungen sowie ambulanten Suchttherapieeinrichtungen weit verbreitet. Gleichzeitig hat es sich auch für die Anwendung in der primärmedizinischen Versorgung bewährt, da es ohne großen zeitlichen Aufwand angewandt werden kann und sich auch als Kurzintervention als wirksam erwiesen hat. Da MI der Förderung der (intrinsischen) Veränderungsmotivation dient, kann es aber grundsätzlich bei allen Themen eingesetzt werden, die eine Verhaltensänderung voraussetzen. Insofern könnte es für BehandlerInnen aus der hausärztlichen Versorgung auch für andere gesundheitsrelevante Themen von besonderem Interesse sein.

Anhand von praxisorientierten Beispielen sollen nachfolgend handlungsleitende Anregungen gegeben werden, die eine Vorstellung von der Anwendung der motivierenden Gesprächsführung in der primärmedizinischen Versorgung ermöglichen sollen.

Bereits an dieser Stelle sei jedoch darauf hingewiesen, dass der praktischen Anwendung und dem Üben zum Erlernen eigener Fertigkeiten in der motivierenden Gesprächsführung eine wesentliche Bedeutung zukommt – zu empfehlen ist neben dieser theoretischen Einführung vor Anwendung die Teilnahme an einem der angebotenen Workshops.

4.6 Motivational Interviewing (MI)

Die Mehrheit der suchtkranken Menschen begibt sich aufgrund der somatischen (Folge-)Erkrankungen in ärztliche Behandlung. Das problematische Konsumverhalten einzugestehen ist bei den meisten Betroffenen mit Gefühlen von Unsicherheit, Scham und Selbstwertverlust verbunden. Daher werden der Substanzkonsum und dessen oft gravierende Folgen von der PatientIn selbst häufig gar nicht angesprochen oder aber verharmlost.

Sachliche, wertfreie Informationen, die nicht darauf zielen, negative Emotionen wie Schuld oder Scham zu vermitteln, unterstützen die Beziehungsgestaltung. Persönliche oder über schriftliche, internetbasierte oder audiovisuelle Medien vermittelte, psychoedukativ (unter Einbeziehung der eigenen Erfahrungen der Person) gestaltete Gesundheitsinformationen klären auf und erhöhen die Gesundheitskompetenz der Betroffenen. Relevante Informationsquellen werden in ➤ Kap. 3 dargestellt.

Im Folgenden wird Wert darauf gelegt, Gesprächskompetenzen für Kurzinterventionen auf der Basis der motivierenden Gesprächsführung (Motivational Interviewing) nach Miller und Rollnick (2015) zu vermitteln.

Ist das Suchtproblem dann erst einmal offenkundig, erscheinen den Betroffenen die notwendigen Verhaltensänderungen nicht selten wie die Besteigung des Mount Everest – einfach unmöglich! In der Folge werden suchtkranke Menschen oftmals als unmotiviert, desinteressiert oder gar therapieresistent eingeschätzt. Als BehandlerInnen möchten wir unseren PatientInnen helfen und neigen in solchen Momenten mitunter dazu, die PatientInnen mit den Folgen ihres Handelns zu konfrontieren, sie zu dem aus Sicht der BehandlerIn „richtigen" Verhalten zu ermuntern und mit verschiedensten Argumenten von einer Änderung zu überzeugen. Solche Gespräche münden jedoch meist in kraftzehrenden und für beide Seiten frustrierenden Interaktionssequenzen. Es wird eine Lösungsidee nach der nächsten präsentiert, auf die die PatientIn stets mit „ja, aber …" reagiert. Trotz der guten Absichten hat sich ein derartiges Vorgehen als wenig wirksam herausgestellt. Im Gegenteil: Oftmals löst es bei der PatientIn eher Widerstand als die Bereitschaft zu einer Veränderung des Problemverhaltens aus. Es verhindert sogar eher den Aufbau von Motivation und wirkt sich eventuell negativ auf die therapeutische Beziehung aus. Im schlimmsten Fall kommt die PatientIn erst gar nicht mehr zum nächsten Gespräch (Miller und Rollnick 2015).

Das **Motivational Interviewing (MI)** versucht alternative Vorgehensweisen zu verwenden, um Verhaltensänderungen bei unseren PatientInnen zu unterstützen. Es eignet sich gleichermaßen für PatientInnen, die noch wenig bis gar nicht motiviert zu sein scheinen, als auch für diejenigen, die bereits Handlungsbedarf sehen, sich die Umsetzung der Verhaltensänderung jedoch nicht zutrauen.

MI in aller Kürze: *„Motivational Interviewing ist ein kooperativer, zielorientierter Kommunikationsstil mit einer besonderen Aufmerksamkeit auf die Sprache der Veränderung. Es ist daraufhin konzipiert, die persönliche Motivation für und die Selbstverpflichtung auf ein spezifisches Ziel zu stärken, indem es die Motive eines Menschen, sich zu ändern, in einer Atmosphäre von Akzeptanz und Mitgefühl herausarbeitet und erkundet"* (Definition aus Miller und Rollnick 2015). MI baut auf einigen grundlegenden Annahmen zur Motivation und Änderungsbereitschaft von Menschen auf, die zu einer für das MI charakteristischen, therapeutischen Grundhaltung (sog. **Spirit**) führen. Das „Handwerkszeug" bilden **fünf Kernkompetenzen:**

1. **Offene Fragen stellen,**
2. **würdigen,**
3. **reflektierendes Zuhören,**
4. **zusammenfassen und**
5. **Informationen/Ratschläge nur nach vorheriger Erlaubnis geben,**

die im Gespräch flexibel eingesetzt werden können, um bei der PatientIn Eigenmotivation hervorzurufen und die Selbstverpflichtung zur Veränderung zu stärken.

Der Ablauf des MI wird in **vier wesentliche Prozesse (Beziehungsaufbau, Fokussierung, Evokation und Planung)** unterteilt, die in gewisser Hinsicht auch dem Ablauf der Therapie entsprechen. Die vier Prozesse bauen aufeinander auf. So ist eine tragfähige therapeutische Beziehung als Voraussetzung für eine erfolgreiche Behandlung – nicht nur im MI – anzustreben.

Die Evokation (das Hervorrufen) von Veränderungssprache ist nur möglich, wenn ein oder mehrere Veränderungsziele zuvor fokussiert wurden. Und die Planung der Umsetzung einer Veränderung ist nur dann sinnvoll, wenn eine Person von sich aus entschieden hat, sich zu verändern.

Im Folgenden beziehen wir uns bei der Darstellung der Grundlagen, Techniken und beispielhaften Dialoge der motivierenden Gesprächsführung auf das Standardwerk von Miller und Rollnick (2015).

4.6.1 Welche Bedeutung hat MI im ärztlichen Alltag?

Zeitdruck: Um heutzutage eine Praxis wirtschaftlich rentabel führen zu können, muss jede niedergelassene ÄrztIn ihre Zeit so effizient wie möglich einteilen. Für jede einzelne PatientIn steht nur wenig Zeit zur Verfügung. Der Druck, schnell auf das Wesentliche kommen zu müssen, ist hoch (Frick und Brueck 2010). Bei ersten Anzeichen einer Problemeinsicht wird nicht selten sofort zur Erarbeitung der konkreten Veränderungsschritte übergegangen. PatientInnen stellen daraufhin jedoch oftmals ihre geäußerte Veränderungsbereitschaft wieder infrage. Es gibt sicherlich Situationen, in denen es sinnvoll sein kann, der PatientIn Informationen und Ratschläge zu geben – insbesondere dann, wenn die PatientIn danach fragt. Auch können geschlossene Fragen in einer Notfallsituation durchaus Mittel der Wahl sein, um schnell zu einer Diagnose und einer entsprechenden Behandlung zu finden. Wenn es jedoch um Gespräche über Verhaltensänderungen geht, ist es wenig hilfreich – ja sogar hinderlich – der PatientIn einfach zu sagen, was getan werden muss.

„Zuhören spart Zeit!“: *„Ein paar gut gewählte Worte können eine Menge eifriges Gerede ersparen. Nichts ist so effizient wie eine auf reflektierendem Zuhören beruhende Äußerung, die den Kern dessen einfängt, was eine Person gerade fühlt und gesagt hat. Wird mit einer präzisen Reflexion der Nagel auf den Kopf getroffen, fühlt sich die Person verstanden, und vielleicht muss gar nicht viel mehr nachgeforscht werden. Außerdem wiederholen Menschen sich gern, wenn sie (zu Recht oder nicht) das Gefühl haben, dass man ihnen nicht richtig zugehört hat. Auch da kann eine gute Reflexion Zeit sparen.“* (Miller und Rollnick 2015).

In der primärmedizinischen Versorgung bleibt meist nicht genügend Zeit für jede PatientIn, um ausführlich in die vier Prozesse des MI einzusteigen. MI hat sich auch als Kurzintervention für einmalige, wenige oder auch kurze Kontakte als wirksam erwiesen (Flückiger et al. 2018; Høglend 2014; Krampe et al. 2017; Van Buskirk und Wetherell 2014).

Besondere Bedeutung kommt dabei der beziehungsförderlichen Grundhaltung im MI zu. *„Stehen Ihnen nur wenige Minuten für ein Gespräch zur Verfügung und Sie erhoffen sich eine Veränderung des Verhaltens, haben Sie keine Zeit, MI nicht anzuwenden!“* (Miller und Rollnick 2015).

MERKE

In jeder Minute, in der Sie sich den MI-Spirit zu eigen machen und mit der PatientIn in MI-konsistenter Weise sprechen, werden Sie die Auseinandersetzung mit der inneren Ambivalenz fördern und die Änderungsbereitschaft der PatientIn stärken (Weigl und Mikutta 2019).

4.6.2 Ziel des MI

MI wurde konzipiert, um Menschen zu helfen, von der Ambivalenz zur Veränderung zu finden. Um die intrinsische Motivation zu wecken und Änderungsbereitschaft zu stärken, soll im Prozess des MI die Ambivalenz der PatientIn zunächst exploriert (also „entstaubt“) und anschließend in Richtung einer Veränderung aufgelöst werden. Es soll also erreicht werden, dass sich die PatientIn mit ihrer eigenen Zwiespältigkeit dem Suchtmittelkonsum gegenüber auseinandersetzt und selbst möglichst viele Argumente für eine Veränderung formuliert. Die PatientIn soll dadurch über die in ihr bereits „schlummernden“ Beweggründe sprechen und sich so quasi selbst in eine Veränderung **hineinreden.** Denn Menschen weisen die Tendenz auf, sich dem, was sie sich **selbst sagen** hören, verpflichtet zu fühlen.

4.6.3 Wo liegt das Problem?

Wovon aber hängt es ab, ob jemand eine Veränderung in Angriff nimmt?

MERKE

Motivation setzt sich zusammen aus (Frick und Brueck 2010)
- der **Absicht,** irgendetwas tun oder lassen zu wollen,
- der **Selbstwirksamkeitserwartung** (selbst wahrgenommene Fähigkeit, es umsetzen zu können) und
- dem **Wissen** (über Kenntnisse und Fertigkeiten, **wie** etwas umgesetzt werden könnte) und der **aktuellen Bereitschaft.**

Es geht also nicht nur um das „Wollen“, sondern auch darum, ob sich eine Person zu der Umsetzung der Veränderung aufgrund der eigenen Fähigkeiten in der Lage fühlt und ob sie sich zum jetzigen Zeitpunkt, in der aktuellen Lebensphase auch dazu bereit fühlt. Es ist wichtig, alle Komponenten gemeinsam mit der PatientIn zu explorieren, um mögliche Hindernisse auf dem Weg zur Veränderung beachten zu können (Frick und Brueck 2010).

Unsere PatientInnen befinden sich an unterschiedlichen Ausgangspunkten, wenn sie zu uns kommen. Manche sehen bereits vielleicht den Handlungsbedarf, trauen sich eine Veränderung aber aufgrund mangelnder Zuversicht in die eigenen Fähigkeiten nicht zu. Andere wiederum sind möglicherweise noch ambivalent im Hinblick auf eine Veränderung ihres Suchtmittelkonsums oder aber sehen selbst noch keinen Grund zur Veränderung und sind eher fremdmotiviert geschickt worden. Je nach Ausgangspunkt der PatientIn ist ein unterschiedliches therapeutisches Vorgehen notwendig (Weigl und Mikutta 2019).

Es ist wichtig, die PatientIn „stets dort abzuholen, wo sie sich gerade befindet“. Die Bedarfslage der PatientIn lässt sich relativ einfach mithilfe von ➤ Abb. 4.1 erfassen:

Situation 1 ist diejenige, die wir als BehandlerInnen anstreben. Eine Verhaltensänderung ist in diesem Fall sehr wahrscheinlich. Die PatientIn sieht selbst den Handlungsbedarf und traut sich die Veränderung auch zu. In diesem Fall können BehandlerIn und PatientIn meist recht schnell zur Planung der konkreten Umsetzungsschritte übergehen.

In **Situation 2** würde sich die PatientIn zwar die Veränderung zutrauen, sieht selbst aber noch keinen Handlungsbedarf. Hier liegt der therapeutische Fokus zunächst darauf, die innere Ambivalenz (mit den persönlichen Beweggründen) gemeinsam mit der PatientIn zu erkunden und ihr dadurch die Wichtigkeit der Veränderung bewusster zu machen.

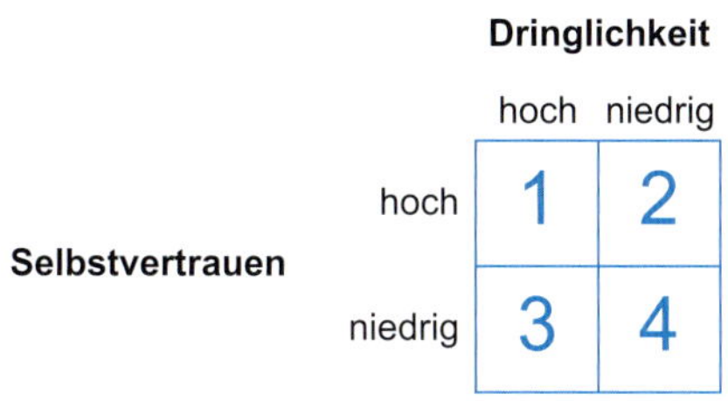

Abb. 4.1 Dringlichkeit und Vertrauen in die eigenen Fähigkeiten (nach Miller & Rollnick, 2015, S. 251) [L231]

In **Situation 3** sieht die PatientIn zwar den Handlungsbedarf, aber das Selbstvertrauen in die eigene Veränderungskompetenz fehlt. In diesem Fall sollte das therapeutische Vorgehen zunächst insbesondere auf die Stärkung der Selbstwirksamkeitserwartung und Änderungszuversicht fokussieren.

In **Situation 4** hält die PatientIn die Veränderung weder für wichtig noch für möglich. Zu prüfen sind die Möglichkeiten der kognitiven Dissonanzreduktion: Vielleicht drängt sie die Argumente für eine Veränderung aufgrund der fehlenden Änderungszuversicht in den Hintergrund, wodurch sie auch desinteressiert wirken könnte. Das therapeutische Vorgehen sollte dennoch zunächst darauf liegen, der PatientIn die Wichtigkeit der Veränderung bewusster zu machen und anschließend das Selbstvertrauen in die Veränderungskompetenz zu stärken.

4.6.4 Notwendige Rahmenbedingungen für Gespräche über Veränderung

PRAXISTIPP

Selbsttest

Stellen Sie sich einmal vor, Sie wären sehr ambivalent in Bezug auf ein bestimmtes Thema, für das Sie sich schämen würden und Ihren Selbstwert bedroht sähen (sportliche Aktivitäten, Körpergewicht). Wie müsste sich Ihr Gegenüber verhalten, damit Sie offen über diese Zerrissenheit sprechen könnten? Wovon würde es abhängen, ob Sie wieder hingehen würden?

PatientInnen kommen mit bestimmten Erwartungen und Hoffnungen zu uns in Behandlung. Ob sich die PatientIn auf die Behandlung einlässt oder zum nächsten Gespräch wiederkommt, hängt davon ab, inwieweit ihre Erwartungen mit ihren tatsächlichen Erfahrungen im „Erstgespräch" übereinstimmen. Im MI ist es wichtig, dass die PatientIn offen und wertfrei ihre inneren Ambivalenzen im Hinblick auf den Suchtmittelkonsum erkunden und über mögliche Diskrepanzen zu ihren Zielen und Werten sprechen kann. **Das erfordert eine respektvolle und auf gegenseitigem Vertrauen aufbauende Arbeitsbeziehung.** Diese speist sich daraus, mit welcher inneren Grundhaltung wir der PatientIn begegnen und wie wir das Gespräch mit ihr führen. Darüber hinaus kommt die PatientIn sicherlich zunächst einmal mit eigenen Anliegen und Wünschen in die Behandlung. Ob sie glaubt, dass ihr die Behandlung helfen wird und sie sich verstanden und aufgehoben fühlt, hängt sicherlich auch davon ab, ob es der BehandlerIn gelingt, ein oder mehrere **gemeinsame** Veränderungsziele zu fokussieren.

Wie der PatientIn in MI-konsistenter Weise zu begegnen ist

Die therapeutische Beziehung (1. MI-Prozess)

Der Aufbau einer tragfähigen therapeutischen Beziehung ist von fundamentaler Bedeutung für jede Art von Behandlung oder Beratung. So lässt sich anhand der Bewertung der Arbeitsbeziehung vonseiten der PatientIn vorhersagen, wie lange sie in der Behandlung bleiben wird und wie erfolgreich diese verläuft (Crits-Christoph et al. 2011).

Die innere Grundhaltung (sog. Spirit)

Charakteristisch für die therapeutische Beziehung beim MI ist der sog. **Spirit.** Darunter versteht man eine **personenzentrierte Grundhaltung** der BehandlerIn, die durch vier miteinander zusammenhängende Schlüsselelemente geprägt ist:

MERKE

Die innere Grundhaltung der BehandlerIn ist geprägt durch:
- Partnerschaftlichkeit
- Akzeptanz
- Mitgefühl
- Evokation

- **Partnerschaftlichkeit:** MI folgt der Annahme, dass Menschen für sich selbst die besten Experten sind, von sich aus gesund sein wollen sowie an sich in der Lage sind, sich zu ändern und selbstbestimmte Entscheidungen zu treffen. Eine PatientIn soll daher stets selbstverantwortlich entscheiden dürfen, **ob, warum, wann und auch wie sie sich verändern wird.** Die therapeutische Beziehung im MI ist daher gekennzeichnet durch einen kooperativen, **partnerschaftlichen Umgang mit Kommunikation auf Augenhöhe** und **Achtung der Entscheidungsfreiheit und Autonomie** der PatientIn. Vonseiten der BehandlerIn ist eigene Bescheidenheit gefragt. Aufgabe der BehandlerIn ist nicht, das Problem für die PatientIn zu lösen, sondern eine positive zwischenmenschliche Atmosphäre entstehen zu lassen, die die PatientIn dazu einlädt, sich mit ihrer inneren Ambivalenz bezüglich des Suchtmittelkonsums auseinanderzusetzen und darüber die eigene Motivation sowie die eigenen Veränderungsressourcen zu aktivieren. *„MI stützt sich eher auf Nachfragen als auf Appelle und eher auf Interesse und Unterstützung als auf Überzeugungsarbeit und Argumente. MI ist nicht wie ein Ringkampf, sondern wie ein Tanz* (nach Jeff Allison). *Wir bewegen uns nicht gegen die Person, sondern mit ihr.*" (Miller und Rollnick 2015).

- **Akzeptanz:** Voraussetzung für die Partnerschaftlichkeit ist eine tiefe Achtung des Gegenübers. Daraus leitet sich ab, dass jeder PatientIn mit **bedingungsloser Wertschätzung** begegnet werden sollte, d. h., die PatientIn wird grundsätzlich so akzeptiert, wie sie sich zeigt – ohne Wenn und Aber. Diese Akzeptanz zeigt sich durch **empathische Bemühungen,** das innere Erleben der PatientIn wirklich nachvollziehen zu wollen, in der **Unterstützung ihrer Autonomie** und Entscheidungsfreiheit sowie in der **Würdigung** ihrer Ressourcen und Bemühungen, den eigenen Weg zu finden.
- **Mitgefühl:** Ein weiterer wichtiger Aspekt der MI-Grundhaltung ist das Mitgefühl. Darunter ist zu verstehen, dass BehandlerInnen aktiv das Wohlbefinden der PatientIn fördern und die Anliegen und Sorgen der PatientIn im Fokus der Behandlung stehen sollen.
- **Evokation (hervorrufen statt vorgeben):** Entsprechend der Annahme, dass suchtkranke Menschen einer Veränderung grundsätzlich ambivalent gegenüberstehen, ist die Veränderungsmotivation bereits in der PatientIn angelegt. Sie trägt die individuellen Beweggründe, die für eine Veränderung sprechen, bereits in sich. Da die persönlichen Argumente auf der Basis des subjektiven Wertesystems der PatientIn beruhen, sind diese deutlich überzeugender für die PatientIn als jedes Argument, das von außen vermittelt werden könnte. Aufgabe der BehandlerIn ist es daher, diese intrinsische Motivation für eine Veränderung hervorzulocken („evozieren") und die PatientIn so selbst zur FürsprecherIn der Veränderung werden zu lassen. Das implizite Motto lautet folglich: *„Sie haben alles, was Sie für eine Veränderung brauchen, und wir werden gemeinsam danach suchen."* (statt „ich habe das, was Sie brauchen"). Das therapeutische Vorgehen ist also nicht (wie so oft) defizitorientiert, sondern fokussiert auf die (Bewältigungs-)Ressourcen.

Die therapeutische Beziehung aufbauen und stärken

Das therapeutische Ziel sollte es sein, der PatientIn mit ihren Werten und Zielvorstellungen sowie das Dilemma, in dem sie steckt, so gut wie möglich verstehen zu wollen. Hilfreich sind die im nächsten Abschnitt beschriebenen OARS-Strategien. Das A und O für den Beziehungsaufbau ist das **offene und neugierige Nachfragen** ebenso wie das **gute Zuhören** der BehandlerIn (➤ Video 5).

https://else4.de/Gensichen_video5

MI-konsistente Kommunikation

Das „Handwerkszeug": Die MI-Kernkompetenzen (OARS): Um MI anzuwenden, werden fünf kommunikative Kernkompetenzen benötigt, die durchweg flexibel und strategisch eingesetzt werden, um Menschen zu unterstützen, sich auf eine Verhaltensänderung zuzubewegen. Die ersten vier Gesprächsführungsstrategien bilden im englischen Original das Akronym OARS.

MERKE

Die fünf Kernkompetenzen des MI **(OARS)** lauten:
- Offene Fragen stellen (**O**pen Questions)
- Würdigen (**A**ffirming)
- Reflektierendes Zuhören (**R**eflecting)
- Zusammenfassen (**S**ummarizing)
- Nach vorheriger Erlaubnis Informationen und Ratschläge geben

- **Offene Fragen stellen:** Um die Erkundung der Ambivalenz anzuregen, nutzt das MI **offene Fragen,** die nicht mit „Ja", „Nein" oder wenigen Worten (z. B. *„Wann haben Sie das letzte Mal Alkohol getrunken?"*) zu beantworten sind. Offene Fragen laden die PatientIn dazu ein, offen und frei aus ihrer Sichtweise zu berichten und sich so mit der eigenen Ambivalenz hinsichtlich ihres Konsumverhaltens auseinanderzusetzen (Beispiel: *„Wie denken Sie selbst über Ihren Medikamentengebrauch?"*).
  Offene Fragen ermöglichen es der BehandlerIn, Informationen zu persönlichen Werten und Zielen der PatientIn zu bekommen, die die Veränderungsmotivation speisen. So wissen wir nicht, in welchem Wertesystem sich unsere PatientInnen bewegen. Was für eine Person von hoher Bedeutung sein kann, mag einer anderen Person völlig egal sein. Die individuellen Beweggründe für eine Veränderung lassen sich daher nicht erahnen. Das ist aber auch nicht notwendig. Es genügt, wenn wir offene Fragen stellen, empathisch zuhören und reflektieren. Gegenüber geschlossenen Fragen wirken offene Fragen darüber hinaus weniger offensiv, sodass sie auch weniger Reaktanz auslösen. Offene Fragen sind während des gesamten Gesprächsverlaufs sinnvoll. Sie eigenen sich zur Einleitung eines Gesprächs, bei einem stockenden Gespräch oder auch zur Eröffnung eines neuen Themas, bei dem wir noch nichts über die Perspektive der PatientIn wissen. Trotz der vielen Vorteile und flexiblen Einsatzmöglichkeiten offener Fragen heißt das nicht, dass zukünftig auf geschlossene Fragen ganz verzichtet werden muss. Insbesondere in einer Notfallsituation können geschlos-

sene Fragen das Mittel der Wahl darstellen, um zu einer schnellen Diagnosestellung zu gelangen. In den alltäglichen Patientengesprächen schränken diese jedoch die Kommunikation eher ein und behindern bei der PatientIn den Prozess der Selbsterkundung.

- **Würdigung** Die zweite wichtige Kernkompetenz im MI ist das Würdigen bzw. Wertschätzen von speziellen Stärken, Fähigkeiten, guten Absichten und Bemühungen der PatientIn (Beispiel: *„Obwohl es Sie sehr viel Kraft und Überwindung gekostet hat, sind Sie heute zur Therapie gekommen.“*). Durch das Würdigen stärkt die BehandlerIn nicht nur die therapeutische Beziehung, indem sie ihre respektierende und wertschätzende Grundhaltung der PatientIn gegenüber zum Ausdruck bringt, sondern ermutigt die PatientIn dadurch auch, die Veränderung zu wagen. Aufgabe der BehandlerIn ist es daher stets, aufmerksam zu sein für Stärken, Fortschritte und gute Absichten der PatientIn. Das Würdigen ist von einem bloßen Lob zu unterscheiden, denn beim Loben besteht das Risiko, dass es zu einer asymmetrischen Kommunikationssituation kommt, bei der sich die BehandlerIn über die PatientIn stellt. Unspezifisches Loben ist schlechter als die Würdigung konkreter Verhaltensweisen, Äußerungen oder Ressourcen der PatientIn.
- **Reflektierendes Zuhören:** Besonders charakterisierend für die Anwendung des MI ist das „reflektierende Zuhören“. Das reflektierende Zuhören meint, dass die BehandlerIn der PatientIn zunächst empathisch zuhört, um anschließend das verbal und nonverbal Verstandene in möglichst vertiefter Form der PatientIn zu spiegeln. Eine Reflexion ist somit eine Aussage, in der die BehandlerIn eine mehr oder weniger starke Vermutung über das von der PatientIn Mitgeteilte anstellt und diese mit eigenen Worten wiedergibt. Reflexionen sollen **immer als Aussage,** nicht als Frage, formuliert werden, um die PatientIn nicht unter Druck zu setzen. Über solche reflektierenden Äußerungen kann die empathische, personenzentrierte Grundhaltung der BehandlerIn vermittelt werden. Gleichzeitig fördern sie das gegenseitige Verständnis. So kann die PatientIn überprüfen, ob sie die BehandlerIn bisher richtig verstanden hat, und der geäußerten Vermutung entweder weiter vertiefend zustimmen oder diese entsprechend korrigieren. Zudem regt das erneute Hören der eigenen Gedanken und Gefühle die PatientInnen zur weiteren Selbsterkundung an. Auch eignet sich das reflektierende Zuhören als Strategie, wenn es einmal schwierig wird (z. B. das Gespräch ins Stocken geraten ist, der Gesprächsfaden verloren geht oder Anzeichen für Widerstand entdeckt werden). Im MI werden jedoch nicht alle Äußerungen der PatientIn wahllos reflektiert. Vorrangig werden diejenigen Äußerungen reflektiert, in denen die PatientIn **ihre Fähigkeit, Bereitschaft, Gründe oder Wünsche für eine Verhaltensänderung** ausdrückt (sog. **Change Talk**).

Je nach Tiefe wird zwischen einfachen und komplexen Reflexionen unterschieden:
  - Bei einer **einfachen Reflexion** wird das von der PatientIn Geäußerte paraphrasiert oder wenige (Schlüssel-) Wörter direkt wiederholt. Die BehandlerIn fügt hierbei keine oder wenn, nur wenige Informationen hinzu. Ziel der einfachen Reflexion ist es, das Gespräch am Laufen zu halten und die therapeutische Beziehung aufzubauen und zu stärken. Der Fortschritt ist allerdings sehr begrenzt, wenn es zu konkret am Gesagten bleibt.
    Beispiel:
    PatientIn: *„Ich fühle mich heute ziemlich deprimiert.“*
    BehandlerIn: *„Sie fühlen sich irgendwie niedergeschlagen.“*
  - Bei der **komplexen Reflexion** hingegen wird eine erweiterte oder akzentuierte Bedeutung der Patientenäußerung angeboten, indem Akzente gesetzt oder bestimmte Themen in den Mittelpunkt gestellt werden. So wird z. B. eine Vermutung über das angestellt, was unausgesprochen mitschwingt (Gefühle, Einstellungen) oder wie der Gedanke fortgeführt werden würde. Beispiel:
    PatientIn: *„Ich fühle mich heute ziemlich deprimiert.“*
    BehandlerIn: *„Es ist etwas geschehen, seit wir uns das letzte Mal unterhalten haben.“*
    Auch können bestimmte Teile einer Äußerung hervorgehoben werden oder entsprechend der Bedeutung für eine Verhaltensänderung akzentuiert werden. Insbesondere dann, wenn es um emotionale Inhalte geht, empfiehlt es sich, das von der PatientIn Gesagte mithilfe von „ein wenig“, „ein bisschen“ oder „etwas“ leicht abzuschwächen. Dadurch wird die PatientIn animiert, die Selbsterkundung fortzuführen. Komplexere Reflexionen treiben das Gespräch eher voran. Da es sich um Vermutungen über das von der PatientIn Gemeinte handelt, kann es jedoch sein, dass man zu weit oder zu schnell vorangeht.

PRAXISTIPP

Die Eisberg-Metapher

„Denken Sie an einen Eisberg. Eine einfache Reflexion ist begrenzt auf das, was über der Wasserlinie sichtbar ist, den Inhalt, der tatsächlich geäußert wurde, während eine komplexe Reflexion eine Vermutung über das anstellt, was unter der Wasseroberfläche liegt.“ (Miller und Rollnick 2015).

- **Zusammenfassen:** Zusammenfassungen sind Reflexionen, bei denen die bisherigen Äußerungen der PatientIn mit unterschiedlichen Funktionen resümiert werden. Zusammenfassungen können eingesetzt werden, um Aussagen der PatientIn **zu bündeln** (z. B. alle Argumente, die für einen Konsumstopp sprechen würden), das eben Gesagte mit dem, was zuvor besprochen wurde,

in Verbindung zu bringen, und zu einem anderen Gesprächsthema **überzuleiten.** Zusammenfassungen können zu Beginn eines Gesprächs, nach bestimmten Gesprächsabschnitten oder auch am Ende einer gemeinsamen Sitzung eingesetzt werden. Wie auch die anderen Arten der Reflexionen fördern Zusammenfassungen die therapeutische Beziehung und das gegenseitige Verständnis. Mithilfe der Frage „*Was noch?*" kann die PatientIn zudem angeregt werden, Ausgelassenes zu ergänzen oder die Sammlung ihrer Argumente noch weiterzuführen. Durch die überblickartige Darstellung hört die PatientIn ihre individuellen Argumente, die für und gegen eine Veränderung sprechen, immer wieder, wodurch sie zu einer Auseinandersetzung mit ihrer inneren Ambivalenz angeregt wird. Durch selektives Aufnehmen bestimmter Aussagen in die Zusammenfassung werden diese entsprechend verstärkt und darüber Veränderungssprache hervorgerufen.

- **Nach vorheriger Erlaubnis Informationen und Ratschläge geben:** Da beim MI die PatientIn mit ihrem Erleben und ihren Vorstellungen im Vordergrund steht, sollen Informationen und Ratschläge durch die BehandlerIn möglichst sparsam eingesetzt werden. Aber auch beim MI kommen Situationen vor, in denen es durchaus empfehlenswert ist, Informationen und Ratschläge anzubieten. Beispielhaft erwähnt seien die alltäglichen Situationen in der Praxis, in der man als BehandlerIn den dringenden Wunsch bekommt, der PatientIn die eigenen Sorgen und Bedenken mitzuteilen. Um die Patientenautonomie zu wahren, sollen Informationen und Ratschläge jedoch niemals ungefragt angeboten werden, sondern folgen stets folgendem Prinzip: **nachfragen – Informationen anbieten – nachfragen.**
  Zu erfragen ist also immer zuerst die Erlaubnis der PatientIn, eigene Erfahrungen, Sichtweisen oder Empfehlungen mitteilen zu dürfen (Beispiel: „*Darf ich Ihnen noch Informationen zum Thema geben, die auch für andere PatientInnen von Bedeutung waren?*" „*Bei dem, was Sie mir da sagen, kommen mir einige Bedenken. Dürfte ich Ihnen diese mitteilen?*"). Stimmt die PatientIn zu, sollte sie nicht mit Informationen und Ratschlägen überschüttet werden. Wenige Informationen auf einmal sind leichter umzusetzen (Beispiel: „*Möglicherweise gefällt Ihnen folgender Vorschlag …*"). Offene Fragen und Reflexionen helfen dabei zu prüfen, ob die PatientIn auch selbst etwas zum Thema beitragen kann, ob die vermittelte Information für die PatientIn verständlich war und/oder ob sie weitere Unterstützung benötigt, eigene Schlüsse zur Relevanz jeder angebotenen Information zu ziehen (Beispiel: „*Was machen Sie mit der Information?*" „*Haben Sie noch Fragen dazu?*"). Hierbei gilt es, die Patientenautonomie zu wahren – es steht der PatientIn frei zu entscheiden, ob sie der vermittelten Information zustimmt oder nicht und ob sie sie beherzigt oder nicht.

Inhalte der Gesprächsführung

Fokussierung auf ein oder mehrere Veränderungsziele (2. MI-Prozess): PatientInnen bringen ihre eigenen Wünsche und Anliegen mit in die Behandlung. Möglicherweise unterscheiden sich diese jedoch von denen, die die BehandlerIn für relevant hält. Um nicht aneinander vorbeizureden, sollten sich BehandlerIn und PatientIn auf ein oder mehrere Veränderungsziele einigen und diese dann beibehalten. Das Finden der gemeinsamen Richtung im Gespräch über Veränderung wird als Fokussierung bezeichnet.

Manchmal ist der gemeinsame Fokus von Beginn an eindeutig, z. B. wenn sich die PatientIn in einem spezifischen Behandlungssetting (z. B. Suchtberatung) vorstellt. In diesem Fall bedarf es keiner weiteren Exploration möglicher Veränderungsziele. Sofern jedoch noch keine klare Vorstellung davon erkennbar ist oder aber gleich mehrere Themen für den Fokus erkennbar sind, bedarf es einer ausführlicheren Auseinandersetzung sowie einer Priorisierung der genannten Themen. Hierfür kann das sog. **Agenda Mapping** genutzt werden, bei dem zunächst alle wichtigen Themen schriftlich gesammelt werden. Anschließend kann jedes Thema hinsichtlich seiner Wichtigkeit für die PatientIn eingeschätzt werden, um schließlich daraus ein zentrales Veränderungsziel zu fokussieren, an dem dann gemeinsam gearbeitet wird. Auch hier entscheidet die PatientIn, welches Thema zuerst fokussiert wird.

4.6.5 Evokation der intrinsischen Veränderungsmotivation sowie Stärkung der Selbstverpflichtung

Sobald eine tragfähige therapeutische Beziehung aufgebaut und ein oder mehrere Veränderungsziele fokussiert wurden, folgt der dritte und wesentliche Prozess des MI: **die Evokation** („Hervorrufen") der Eigenmotivation. Ziel ist es, die PatientIn dazu zu bringen, die Argumente für eine Veränderung selbst zu formulieren. Auf diesem Weg führt sich die PatientIn selbstbestimmt hin zu der Entscheidung, ihr aktuelles Verhalten zu ändern (➤ Video 6).

https://else4.de/Gensichen_video6

Therapeutischer Fokus: Veränderungsabsicht entwickeln und stärken

Change Talk

Selbstmotivierende Äußerungen der PatientIn werden auch als Change Talk bezeichnet. Darunter werden alle Äußerungen gefasst, in denen sich die PatientIn für eine Veränderung ausspricht. Change Talk gilt es zu **entwickeln,** zu **erkennen** und zu **reflektieren,** um ihn zu verstärken. Selbstmotivierende Äußerungen sind im MI von besonderer Bedeutung, da sie die Änderungsbereitschaft unserer PatientInnen erhöhen – die PatientIn redet sich selbst in die Veränderung hinein.

Zu unterscheiden ist der vorbereitende vom mobilisierenden Change Talk. Zum **vorbereitenden Change Talk** gehören alle Aussagen, in denen die PatientIn ihre Wünsche, ihre Fähigkeit, ihre Gründe sowie die Notwendigkeit für eine Verhaltensänderung ausdrückt. Als Merkhilfe dient das englische Akronym **DARN** (**D**esire, **A**bility, **R**eason, **N**eed).

MERKE

Vorbereitender Change Talk (**DARN,** nach Miller und Rollnick, 2015)

Wunsch (**D**esire) „Ich will …" „Ich hätte gern …" „Ich wünsche mir …" „Ich hoffe …"	Beispiele: • „Ich würde gerne wieder fitter sein." • „Ich will nicht mehr rauchen!" • „Ich hätte gern eine bessere Arbeitsstelle."
Fähigkeit (**A**bility) „Ich kann …" „Ich bin in der Lage …" „Ich könnte …" „Ich wäre in der Lage …"	Beispiele: • „Ich glaube, ich kann es ohne Medikamente schaffen." • „Wenn ich mir etwas vornehme, dann schaffe ich das auch." • „Ich wäre in der Lage, in der Schwangerschaft ganz auf Alkohol zu verzichten."
Grund (**R**eason) Implizite Wenn-dann-Struktur	Beispiele: • „Wenn ich mit dem Trinken aufhören würde, dann würden mich meine Kinder auch wieder besuchen kommen." • „Ich will meine Enkel noch erleben." • „Vielleicht sinkt dann auch mein Blutdruck."
Notwendigkeit (**N**eed) „Ich muss …" „Es ist jetzt Zeit, dass ich …" „Ich kann nicht anders, als …"	Beispiele: • „So kann ich nicht weitermachen. Es muss sich etwas ändern." • „Mir bleibt nichts anderes übrig, als die Medikamente abzusetzen." • „Ich muss mit dem Rauchen Schluss machen."

Äußert die PatientIn vorbereitenden Change Talk, heißt das allerdings noch nicht, dass sie die Veränderung auch wirklich umsetzen wird. „*Wer sagt, dass er etwas verändern muss, kann oder will oder dass er gute Gründe dafür hat, der sagt damit nicht, dass er etwas verändern wird.*" (Miller und Rollnick, 2015, S.192). Macht die PatientIn hingegen Aussagen, die eine Selbstverpflichtung oder Handlungstendenz beinhalten oder berichtet sie von ersten Schritten, die sie unternommen hat, signalisiert sie, dass sie voraussichtlich entsprechend handeln wird. Man spricht dann von mobilisierendem Change Talk. Das englische Kürzel lautet **CAT** (**C**ommitment, **A**ctivation, **T**aking Steps).

MERKE

Mobilisierender Change Talk (CAT, nach Miller und Rollnick, 2015)

Selbstverpflichtung (**C**ommitment) „Ich werde …" „Ich verspreche …" „Ich schwöre …" „Ich bin fest entschlossen …"	Beispiele: • „Wenn ich schwanger bin, höre ich mit dem Rauchen auf." • „Ich verspreche, die Medikamente ab Montag abzusetzen." • „Ich bin fest entschlossen, ab sofort keinen Alkohol mehr zu trinken."
Aktivierung/Handlungstendenz (**A**ctivation) „Ich bin bereit, zu …" „Ich bin gewillt, zu …" „Ich bin so weit, zu …"	Beispiele: • „Beim nächsten Fest werde ich meinen Freunden sagen, dass ich keinen Alkohol mehr trinken werde."
Erste unternommene Schritte (**T**aking Steps)	Beispiele: • „Ich habe mich gestern für einen Nichtraucherkurs angemeldet." • „Ich bin zu einem Treffen der Selbsthilfegruppe gegangen." • „Ich habe mir die Nummer der Suchtberatungsstelle herausgeschrieben."

DARN und CAT beinhalten nicht alle Varianten des Change Talks, sondern lediglich die häufigsten. Entscheidend ist, die sprachlichen Äußerungen zugunsten einer Veränderung zu erkennen.

Change Talk evozieren

Wie kann erreicht werden, dass die PatientIn zunehmend Change Talk äußert? Es gibt zahlreiche Strategien, mit denen selbstmotivierende Äußerungen bei der PatientIn evoziert werden können. Nachfolgend sollen einige Möglichkeiten vorgestellt werden. Ziel ist die Entwicklung von Diskrepanzen zwischen dem aktuellen Verhalten und wichtigen Ziel- und Wertevorstellungen der PatientIn.

Evokative Fragen stellen: Um selbstmotivierende Äußerungen zu evozieren, können der PatientIn offene Fragen gestellt werden, auf die sie mit Change Talk antworten wird. Die Merkhilfen DARN und CAT unterstützen dabei, geeignete Fragen zu entwickeln. Es bietet sich an, zunächst mit Fragen in Bezug auf den vorbereitenden Change Talk (DARN) zu beginnen. Sobald die PatientIn vermehrt vorbereitenden Change Talk äußert und erste Äußerungen mit mobilisierendem Change Talk zu hören sind, können mobilisierende Fragen eingesetzt werden. Ziel ist es, die PatientInnen anzuregen, sich mit ihren Wünschen und Motiven auseinanderzusetzen und Diskrepanzen zum aktuellen Verhalten zu erfahren.

Beispiele für offene, evokative Fragen (nach Miller und Rollnick, 2015)	
Wunsch	• „Wenn Sie daran denken, wie Ihr Leben in einem Jahr aussehen könnte, welche Veränderungen wünschen Sie sich dann gegenüber jetzt?" • „Was erhoffen Sie sich von diesem Behandlungsangebot?"
Fähigkeit	• „Wenn Sie sich wirklich dazu entschließen würden, dass Sie nicht mehr rauchen wollen, wie könnten Sie dann vorgehen?" • „Wie zuversichtlich sind Sie, dass Sie _____ könnten, sobald Sie sich dazu entschlossen haben?"
Gründe	• „Welche positiven Aspekte können sich für Sie daraus ergeben, wenn Sie mit dem Trinken aufhören?" • „Was sind die drei besten Gründe dafür, zu _____?"
Notwendigkeit	• „Als wie ernst oder dringend empfinden Sie das?" • „Wie wichtig ist es für Sie, zu _____?"

PRAXISTIPP

Zu prüfen ist stets, ob die PatientIn auf eine Frage voraussichtlich mit Change Talk oder doch eher mit Sustain Talk antworten wird.

Die W-Skala: Auf einer (imaginären oder schriftlich vorgelegten) Skala soll die PatientIn angeben, wie wichtig ihr die Veränderung ist. Beispiel: *„Stellen sie sich eine von 0 bis 10 reichende Skala vor, auf der 0 ‚überhaupt nicht wichtig' bedeutet und 10 ‚ist für mich im Augenblick die allerwichtigste Sache'. Geben Sie auf dieser Skala an, wie wichtig es Ihnen ist, zu _____."*

Die PatientIn nennt dann eine Zahl zwischen 0 und 10. Wichtig ist nun die anschließende Frage: *„Und warum liegt die Wichtigkeit bei __ und nicht bei 0* [oder einer anderen Zahl, die niedriger ist als die angegebene]*?"* Diese Frage wird voraussichtlich Change Talk evozieren.

In die andere Richtung zu fragen *(„Warum sehen Sie sich bei 6 und nicht bei 10?")* ruft hingegen eher Sustain Talk hervor und sollte daher vermieden werden.

Sollte die PatientIn eine „0" angeben (sehr selten), deutet dies darauf hin, dass keinerlei Ambivalenz besteht. In diesem Fall würde es dann darum gehen, Ambivalenz zu erzeugen oder noch weitere offene Fragen in Bezug auf das DARN-Prinzip zu stellen.

Folgende Anschlussfrage arbeitet heraus, durch welches Ereignis die Veränderung für die PatientIn an Bedeutung gewinnen könnte: *„Was müsste geschehen, damit aus einer* __ [aktuelle Zahl] *zum Beispiel eine* __ [höhere Zahl] *wird?"* Alternativ könnte die PatientIn auch einschätzen, welche Zahl ein Angehöriger vermutlich nennen würde und ihn anschließend fragen: *„Warum denken Sie, dass* _____ [der Angehörige] *eine so hohe Zahl angeben würde?"*

Extreme erfragen: Insbesondere dann, wenn die Veränderungsmotivation der PatientIn eher gering ausgeprägt ist, bieten sich Fragen nach einer Extrementwicklung der Probleme an. Beispiel: *„Nehmen wir an, Sie machen weiter so, ohne etwas zu verändern. Welche Folgen könnte das im schlimmsten Fall haben?"*

Alternativ könnte nach den bestmöglichen Auswirkungen gefragt werden, die eine Veränderung mit sich bringen könnte. Beispiel: *„Wenn Sie diese Veränderung tatsächlich in Angriff nehmen, was ergibt sich daraus für Sie im besten Fall?"*

Rückschau: Bei der Rückschau werden PatientInnen dabei unterstützt, an die Zeit zurückzudenken, in der noch kein problematisches Konsumverhalten bestand, und diese mit der gegenwärtigen Situation zu vergleichen. Beispiel: *„Wenn Sie einmal zurückdenken an die Zeit, als der Alkoholkonsum noch keine Probleme verursacht hatte: Was war da anders?"*

Vorschau: Gleichermaßen lässt sich Change Talk fördern, indem man die PatientInnen bittet, eine Zukunft nach der Veränderung zu imaginieren. Beispiel: *„Wenn Sie sich entschließen würden, diese Veränderung anzugehen, was wäre in Zukunft dann hoffentlich anders als jetzt?"* Sie soll angeregt werden, sich vorzustellen, wie ihre Zukunft aussehen würde, wenn eine Veränderung ausblieb. Beispiel: *„Nehmen wir an, Sie verändern nichts, sondern machen einfach weiter wie bisher. Was denken Sie, wie Ihr Leben dann in fünf Jahren aussehen wird?"*

Ziele und Wertvorstellungen erkunden: Eine Strategie, mit der Ambivalenz entwickelt/verstärkt sowie Change Talk gefördert werden können, ist das Erforschen der Ziele und Wertvorstellungen der PatientIn. Jeder Mensch besitzt Ziele und Werte für sein eigenes Leben. Eine wahrgenommene Diskrepanz zwischen dem aktuellen Verhalten und persönlichen Zielen und Werten löst innere Ambivalenz aus und motiviert zur Verhaltensänderung. Im MI sollen daher gemeinsam mit der PatientIn individuelle Lebensziele und -werte erkundet und anschließend der Widerspruch zum gegenwärtigen Konsumverhalten aufgedeckt werden. Der PatientIn soll bewusster werden, inwiefern ihr Suchtmittelkonsum mit wichtigen Zielen und Werten (z. B. Fürsorge für die Familie, Gesundheit oder auch der Erhalt des Führerscheins) in Konflikt steht. Beispiele:

- *„Erzählen Sie mir, was Ihnen im Leben am wichtigsten ist. Was beschäftigt Sie am meisten?"*
- *„Wenn Sie ein ‚Leitbild' für Ihr Leben formulieren sollten, das Ihre Lebensziele und -inhalte enthält, was würden Sie dann schreiben?"*
- *„Wenn ich Ihre engsten Freunde bitten würde, mir zu erzählen, wofür Sie leben und was Ihnen am meisten bedeutet, was glauben Sie, würden sie mir sagen?"*

MERKE

Change Talk fördern

Es gibt verschiedenste Strategien, Change Talk zu evozieren. Ob Sie auf dem richtigen Weg sind, werden Sie an der Reaktion der PatientIn erkennen:

- **Machen Sie weiter so, wenn Ihre PatientIn überwiegend oder zunehmend Change Talk äußert.**
- **Ändern Sie Ihre Strategie, wenn der Anteil an Sustain Talk zunimmt oder Sie Anzeichen für Dissonanzen wahrnehmen.**

Sustain Talk wird voraussichtlich nicht ganz ausbleiben, aber der Anteil sollte zunehmend weniger werden.

Auf Change Talk reagieren

Neben dem Evozieren und Erkennen selbstmotivierender Äußerungen hat auch die Art und Weise, wie wir als BehandlerInnen auf geäußerten Change Talk reagieren, einen bedeutsamen Einfluss auf die Art und Menge der Veränderungssprache unserer PatientInnen. Change Talk sollte nicht nur passiv aufgenommen werden, sondern mithilfe der beschriebenen OARS-Strategien aufgegriffen und verstärkt werden. So können wir PatientInnen um nähere Ausführungen bitten (O) oder die Patientenäußerungen würdigen (A), reflektieren (R) oder zusammenfassen (S). Dadurch regen wir PatientInnen dazu an, weiteren Change Talk zu äußern.

Umgang mit zweifelhaftem Change Talk

Was können wir tun, wenn wir das Gefühl haben, dass sich die PatientIn für eine Veränderung ausspricht, ohne es ernst zu meinen (*„Sie sagt mir nur das, was ich hören möchte."*). Zu vermeiden sind in jedem Fall konfrontative Reaktionen wie *„Das glaube ich Ihnen nicht! Machen Sie mir nichts vor!"*, diese werden mit großer Wahrscheinlichkeit zu Reaktanz der PatientIn und Dissonanz in der Beziehung führen. Nehmen Sie die PatientIn einfach beim Wort und zeigen Sie Interesse für ihre Äußerung. Bitten Sie die PatientIn, das Gesagte einfach detaillierter zu beschreiben. So werden Sie sie zu weiterem Change Talk animieren und den bis dahin oberflächlich wirkenden Change Talk konkretisieren. Darüber hinaus ist es wichtig, den Fokus auf die Stärkung der therapeutischen Beziehung zu lenken, da zweifelhafter Change Talk auch ein Zeichen für Dissonanz sein kann.

Therapeutischer Fokus: Änderungszuversicht entwickeln und stärken

Confidence Talk

Confidence Talk evozieren

Eine Schwierigkeit, die bei Gesprächen über Veränderung immer wieder aufkommt, ist, dass die PatientIn zwar die persönliche Wichtigkeit einer Veränderung des Konsumverhaltens klar vor Augen haben kann, aber gleichzeitig keine Zuversicht in die Veränderbarkeit verspürt. Beispiel: *„Ich weiß, dass Rauchen nicht gut für mich ist, aber ich habe schon mehrmals versucht, damit aufzuhören, und es sieht so aus, als ob ich das einfach nicht kann."* Es geht also nicht nur um das „Wollen", sondern auch darum, ob sich eine Person zu der Umsetzung der Veränderung aufgrund der eigenen Fähigkeiten in der Lage fühlt. Neben dem Evozieren von Change Talk geht es folglich auch darum, die Zuversicht der PatientIn zu steigern, das gewünschte Verhalten (auch in belastenden Situationen) aus eigener Kraft (oder auch mit Unterstützung) erfolgreich umsetzen zu können. Diese Selbstwirksamkeitsüberzeugung (Bandura 1982) erwies sich als guter Prädiktor, ob ein Verhalten auch tatsächlich verändert wird (Körkel und Veltrup 2003).

Im MI wird daher auch der sog. **Confidence Talk** gefördert – also alle Äußerungen, in denen die PatientIn ihre Selbstwirksamkeitsüberzeugung und Änderungszuversicht zum Ausdruck bringt. Wie aber kann man als BehandlerIn die PatientIn dabei unterstützen, das Vertrauen in die eigenen Fähigkeiten zu stärken?

Evokative Fragen stellen: Auch bei der Änderungszuversicht geht das MI davon aus, dass diese nicht erst erzeugt werden muss, sondern bereits in der PatientIn angelegt und insofern ebenfalls hervorgerufen werden kann. Dazu können einfach wieder **offene Fragen** gestellt werden, auf die mit Confidence Talk zu antworten ist und anschließend mit **reflektierendem Zuhören** vertieft werden. Beispiel: *„Wie könnten Sie vorgehen, um diese Veränderung zu erreichen?"*, *„Was gibt Ihnen Zuversicht, dass Sie das hinbekommen könnten?"*, *„Welche Hindernisse sehen Sie auf sich zukommen, und wie könnten Sie damit umgehen?"*

Z-Skala: Die zuvor beschriebene W-Skala lässt sich auch verwenden, um Confidence Talk zu evozieren: *„Inwieweit trauen Sie sich zu, dass Sie das hinbekommen, wenn Sie sich dazu entschließen? Wo würden Sie sich auf einer Skala einstufen, auf der 0 bedeutet ‚traue ich mir gar nicht zu' und 10 ‚traue ich mir auf jeden Fall zu'?"* Die Anschlussfragen könnten lauten:

- *„Warum sehen Sie sich bei ___ und nicht bei 0* [oder einer niedrigeren als der angegebenen Zahl]*?"*
- *„Was müsste geschehen, damit Sie von einer ___ zu* [einer höheren Zahl] *kommen?"*
- *„Wie könnte ich Ihnen helfen, von einer ___ zu* [einer höheren Zahl] *zu kommen?"*

Informationen und Ratschläge: Auch wenn es grundsätzlich darum geht, die PatientIn in den eigenen Ideen zu bestärken, kann es sein, dass sie tatsächlich keine eigenen findet. In diesem Fall können PatientInnen auch – unter Beachtung des Prinzips „**nachfragen – Informationen anbieten – nachfragen**" – Informationen und Ratschläge (am besten mehrere Möglichkeiten zur Auswahl) erhalten.

Persönliche Stärken und Unterstützungsmöglichkeiten herausarbeiten und würdigen: Gemeinsam mit der PatientIn können allgemeine Stärken und Ressourcen herausgearbeitet werden, die die PatientIn für die Umsetzung der Veränderung nutzen könnte. Einfache offene Fragen (Beispiel: *„Welche Stärken haben Sie, die Ihnen helfen könnten, diese Veränderung vorzunehmen?"*) und reflektierendes Zuhören bieten sich an. Die PatientIn soll möglichst genau beschreiben (z. B. anhand von Beispielen), inwiefern es sich um eine typische Eigenschaft für sie handelt. Gleichermaßen können auch mögliche Ressourcen herausgearbeitet werden, wie z. B. soziale Unterstützungsmöglichkeiten (Beispiel: *„Wer könnte Sie dabei unterstützen?"*).

Frühere Erfolge Revue passieren lassen: Eine andere Möglichkeit, persönliche Stärken oder Fertigkeiten zu identifizieren, die für den gegenwärtigen Veränderungsprozess genutzt werden könnten, ist das Betrachten von erfolgreichen Veränderungen in der Vergangenheit. Beispiel: *„Welche Veränderungen, die Ihnen schwergefallen sind, haben Sie in Ihrem Leben in die Tat umgesetzt?", „Wie haben Sie das gemacht?", „Welche Hindernisse gab es und wie haben Sie diese überwunden?"*

Brainstorming: Alternativ können wir die PatientIn auch dazu anregen, möglichst viele Ideen zu entwickeln, wie ihr die Veränderung gelingen könnte. Wichtig dabei ist, dass alle Ideen erlaubt sind und zunächst wertungsfrei aufgeschrieben werden dürfen. Sobald die Liste fertig ist, wird die PatientIn gebeten, die Ideen in Bezug auf die gewünschte Verhaltensänderung selbst einzustufen. Beispiel: *„Wenn Sie einmal alle Ideen – so abwegig sie auf den ersten Blick auch erscheinen mögen – aussprechen, was Ihnen eine Veränderung erleichtern würde: Was fällt Ihnen da ein?", „Welche Ihrer Ideen halten Sie für die akzeptabelsten oder vielversprechendsten und warum?"*

Reframing (Neuinterpretation): Wer mit suchtkranken Menschen arbeitet, ist sich darüber bewusst, dass Rückfälle während des Behandlungsverlaufs eher die Regel als die Ausnahme sind. PatientInnen stufen diese jedoch selbst oft als „Fehlschläge" ein. Während ein „Fehlschlag" mit Gefühlen von Scham, Wut und Traurigkeit einhergeht, könnte das Umdeuten in einen „Versuch" eher Hoffnung und Zuversicht bewirken. Denn wenn man es mehrere Male erfolglos versucht hat, kann dies auch lediglich bedeuten, dass man noch nicht die richtige Methode oder den richtigen Zeitpunkt erwischt hat. Vielleicht klappt es beim nächsten Mal. Als BehandlerInnen können wir die PatientInnen bei der Neuinterpretation unterstützen. Beispiel:

- PatientIn: *„Ich habe es mehrmals versucht und bin immer wieder gescheitert!"*
- Behandlerin: *„Diese Versuche haben nicht den vollen Erfolg gebracht. Für etwas waren diese Versuche gut – welchen Nutzen können Sie daraus ziehen?"*

Hypothesen bilden: Confidence Talk lässt sich auch mithilfe hypothetischer Änderungen hervorrufen. Formulieren Sie Ihre Frage dazu einfach im Konjunktiv. Beispiel: *„Nehmen wir an, das würde Ihnen gelingen, und wir würden nun hinterher auf Ihren Erfolg zurückblicken. Was wird dann wohl am ehesten funktioniert haben? Wie wäre der Erfolg zustande gekommen?"*

Auf Confidence Talk reagieren

Von zentraler Bedeutung beim MI ist die subjektive Einschätzung der PatientIn bezüglich ihrer Änderungszuversicht. Ist das Vertrauen in die eigenen Fähigkeiten bereits hoch, sollte dieses unbedingt durch reflektierendes Zuhören weiter verstärkt werden. Bei einer mittelmäßig ausgeprägten Selbstwirksamkeitsüberzeugung sollte der Fokus insbesondere auf die Stärken und Ressourcen gelegt werden, die die bereits vorhandene Zuversicht speisen. Grundsätzlich können wir auf geäußerten Confidence Talk wieder mithilfe der OARS-Strategien reagieren, um diesen weiter zu fördern.

Neben der Selbstwirksamkeitserfahrung der PatientIn kann auch die Zuversicht der BehandlerIn in die Veränderungskompetenz der PatientIn zur selbsterfüllenden Prophezeiung werden (Frick und Brueck 2010). Beispiel: *„Ich glaube wirklich, dass Sie das schaffen können."*

4.6.6 Mögliche Schwierigkeiten bei Gesprächen über Veränderung

Umgang mit Sustain Talk

In Gesprächen über Veränderung wird eine PatientIn auch immer wieder Sustain Talk äußern. Das ist Ausdruck der bestehenden Ambivalenz. Allerdings wird sich die PatientIn die Veränderung zunehmend selbst „ausreden", je mehr Sustain Talk sie äußert. Behandlerinnen können durch bestimmtes Interaktions- und Gesprächsverhalten beeinflussen, wie sich der prozentuale Anteil zwischen Change Talk und Sustain Talk im Gespräch entwickelt.

Zum einen ist es wichtig, den Sustain Talk nicht weiter zu provozieren. Versuchen Sie auf keinen Fall der PatientIn die Argumente, die aus ihrer Sicht gegen eine Veränderung sprechen, auszureden. Auch ist es weder notwendig noch sinnvoll, alle Gründe der PatientIn zu erkunden, die für den Status quo sprechen. Dies würde die Ambivalenz wieder eher in Richtung der Beibehaltung des Problemverhaltens verschieben. **Versuchen Sie, das Gespräch so zu lenken, dass Sie Change Talk evozieren.** Nachfolgend werden einige Möglichkeiten vorgestellt, wie Sie auf Sustain Talk reagieren können, damit Change Talk folgt.

Reflektierendes Zuhören: Reflektieren Sie einfach das, was die PatientIn gesagt hat. Dabei können sowohl einfache als auch komplexe Reflexionen eingesetzt werden, um Change Talk zu evozieren. Beispiele:

- Einfache Reflexion:
  - PatientIn: *„Ich glaube nicht, dass ich mit Alkohol wirklich ein Problem habe."*
  - BehandlerIn: *„Ihr Alkoholkonsum hat Sie nicht in irgendwelche ernsthaften Schwierigkeiten gebracht."*
  - PatientIn: *„Doch sicher. Wenn man so oft wie ich in Raufereien gerät, bleibt das natürlich nicht ohne Folgen."*

- Komplexe Reflexion:
  - PatientIn: *„Ich finde, so, wie es in unserer Ehe läuft, ist es gerade recht.“*
  - BehandlerIn: *„Da ist keine Luft nach oben.“*
  - PatientIn: *„Naja, ich meine, perfekt ist es nicht. Ich bin ganz zufrieden, aber ich denke, das ist nicht bei beiden von uns so.“*

Betonung der persönlichen Autonomie: Eine weitere Möglichkeit auf Sustain Talk zu reagieren, ist, die persönliche Autonomie der PatientIn zu betonen. Beispiel: *„Sie haben recht. Wie Sie sich entscheiden, ist ganz Ihre Sache. Sie können ganz damit aufhören, Sie können es weniger häufig tun, Sie können so weitermachen wie bisher oder Sie können es sogar häufiger tun als bisher – ich bin gespannt, wie Sie sich entscheiden werden!“*

Reframing (Neuinterpretation): Alternativ können PatientInnen auch eingeladen werden, das Gesagte aus einem anderen Blickwinkel zu betrachten. Beispiel:

- PatientIn: *„Meine Frau nörgelt deswegen immer an mir herum.“*
- BehandlerIn: *„Ihr muss wirklich viel an Ihnen liegen.“*

Zustimmende Wende: Das Reframing können Sie erweitern, indem Sie zuvor dem Gesagten zustimmen. So nehmen Sie zunächst den Wind aus den Segeln und bieten die Neuinterpretation ganz nebenbei an. Wichtig: Vermeiden Sie auch hier einen ironischen Unterton! Beispiel:

- PatientIn: *„Ich kann mir gar nicht vorstellen, nicht zu rauchen. Das gehört einfach zu mir.“*
- BehandlerIn: *„Sie wären einfach nicht Sie selbst ohne das Rauchen! Es ist dermaßen wichtig, dass Ihnen vielleicht einfach gar nichts übrig bleibt, als weiterzumachen, egal, um welchen Preis.“*

Schwung holen: Sollte Ihre PatientIn keinerlei Bereitschaft zeigen, über mögliche Gründe für eine Veränderung zu sprechen, können Sie sich zunächst ausführlich die Argumente der PatientIn, die für den Status quo sprechen, erläutern lassen, um so möglicherweise Zugang zum Change Talk zu bekommen. Nutzen Sie diese Strategie **nicht,** wenn die PatientIn bereits Change Talk äußert.

Sich auf die Seite der PatientIn stellen: Sofern es Ihnen mit keiner der zuvor beschriebenen Strategien gelingt, Change Talk zu evozieren, können Sie noch versuchen, sich auf die Seite der PatientIn zu stellen, indem Sie ihr einfach nur zustimmen. Manchmal ergibt sich daraus dann doch noch Change Talk.

Umgang mit Dissonanz

Spannungen und Unstimmigkeiten sind in Gesprächen über Verhaltensänderungen vollkommen normal. Anzeichen von Dissonanz sollten jedoch immer als Hinweis gesehen werden, dass die Interaktion zwischen BehandlerIn und PatientIn nicht optimal läuft und zum Anlass genommen werden, das eigene Vorgehen zu überdenken und das Gesprächsverhalten zu verändern. So können wir als BehandlerInnen durch entsprechendes Interaktions- und Gesprächsverhalten einiges dafür tun, dass aufgetretene Dissonanz nicht noch verstärkt, sondern wieder abgebaut wird.

Aber woran ist zu erkennen, ob gerade eine Disharmonie in der Beziehung vorliegt? Dissonanz kann sich darin zeigen, dass die PatientIn **in Verteidigung geht,** indem sie **Schuldzuweisungen** für Probleme vornimmt (Beispiel: *„Das ist doch nicht meine Schuld!“*), sich **rechtfertigt** (Beispiel: *„Was ich da mache, hat aber durchaus seinen Sinn!“*) oder ihr Konsumverhalten **bagatellisiert** (Beispiel: *„So schlimm ist das doch gar nicht.“*). Weitere Anzeichen für Dissonanz sind, wenn die PatientIn die BehandlerIn **unterbricht bzw. ihr ins Wort fällt** oder sich aus dem Gespräch **distanziert** (Beispiel: wirkt unaufmerksam, wechselt das Thema, schaut auf die Uhr, scheint Sie zu ignorieren etc.). Besonders deutlich wird Dissonanz in einer **Oppositionshaltung** der PatientIn (Beispiel: *„Sie haben mir nicht zu sagen, was ich tun soll!“*). Derartige Äußerungen und Verhaltensweisen der PatientIn sind Ausdruck, dass sie sich unter Druck gesetzt oder sich in ihrer Entscheidungs- und Handlungsfreiheit eingeschränkt fühlt.

Dissonanz kann ganz unterschiedliche Ursachen haben. Aufgrund früherer Erfahrungen kann es sein, dass die PatientIn bereits in einer Verteidigungshaltung zu uns in Behandlung kommt, bevor wir auch nur irgendetwas gesagt oder getan haben. Oder aber sie bringt uns als wahrgenommene VertreterIn einer Institution (z. B. der Suchtberatungsstelle) eine entsprechende Skepsis entgegen. Das ist besonders dann der Fall, wenn die PatientIn fremdmotiviert zur Behandlung geschickt wurde. Dissonanz kann aber auch dann entstehen, wenn sich BehandlerIn und PatientIn uneinig sind über das zu fokussierende Veränderungsziel oder die BehandlerIn versucht, das Gespräch zu schnell voranzutreiben.

Aufgabe der BehandlerIn ist es, aufmerksam auf mögliche Anzeichen von Dissonanz zu achten und sie als Signal zu sehen, anders zu reagieren. Um auf Dissonanz zu reagieren, eignen sich grundsätzlich dieselben Strategien wie für den Umgang mit Sustain Talk **(einfache und komplexe Reflexionen, zustimmende Wende, Betonung der persönlichen Autonomie und Reframing).** Darüber hinaus werden drei weitere Strategien beschrieben, die insbesondere beim Umgang mit Spannungen helfen können.

- **Um Entschuldigung bitten:** Entschuldigen Sie sich dafür, dass Sie der PatientIn auf eine bestimmte Weise zu nahe getreten sind. Beispiel: *„Es tut mir leid, ich wollte Sie nicht belehren.“*
- **Würdigung:** Sie können auch durch eine ernst gemeinte würdigende Äußerung den Wind aus den Segeln nehmen. Beispiel:
  - PatientIn: *„Ich bekomme das auch selbst hin, ohne Ihre Hilfe!“*
  - BehandlerIn: *„Wenn Sie sich einmal zu etwas entschlossen haben, dann bekommen Sie das auch hin.“*

- **Verschobener Fokus:** Alternativ können Sie auch den Fokus verlagern, um nicht weiter „im wunden Punkt" zu bohren. Beispiel:
  - PatientIn: *„Denken Sie, ich hätte ein Alkoholproblem?"*
  - BehandlerIn: *„Mir liegt nichts daran, Leute in solche Schubladen zu stecken. Mir geht es um Sie persönlich."*

4.6.7 Erstellen eines persönlich verbindlichen Änderungsplans

Irgendwann kommt dann der Zeitpunkt, an dem der „Schalter kippt" und die PatientIn mehr darüber spricht, **wann und wie** sie die Veränderung umsetzen könnte, statt ob und warum sie sich ändern sollte. Äußert sich eine PatientIn vorwiegend änderungsbereit (Change Talk) und zeigt sich zuversichtlich, die geplante Veränderung auch umsetzen zu können (Confidence Talk), kann zum 4. MI-Prozess, der **Planung**, übergegangen werden. Im Prozess der Planung soll die PatientIn eine Selbstverpflichtung zur Veränderung entwickeln und einen konkreten Änderungsplan formulieren.

Bei der Entwicklung eines konkreten Änderungsplans ist zu beachten, dass die Planung der einzelnen Veränderungsschritte ebenfalls mehr evoziert als vorgegeben wird. Aufgabe der BehandlerIn ist es, die PatientIn zu animieren, eigene Vorstellungen über mögliche Wege der Veränderung zu entwickeln und sie dabei zu unterstützen, eine Entscheidung zu treffen, hinter der sie selbst steht. Denn sie ist schließlich diejenige, die den Plan umsetzen und mit den Veränderungen leben muss. Seien Sie selbst, wie in allen anderen Prozessen, eher zurückhaltend mit Ihrer eigenen Meinung oder Ratschlägen. Auch wenn die PatientIn um Unterstützung bittet, versuchen Sie sie stets zuerst zur eigenständigen Ideenentwicklung anzuregen (Beispiel: *„Ich kann Ihnen gerne meine Gedanken dazu mitteilen. Ich möchte aber nicht den Eindruck erzeugen, dass Sie einen bestimmten Weg einschlagen müssten. Deshalb möchte ich Sie zunächst fragen, ob Sie selbst schon Ideen haben, wie Sie Ihr Ziel erreichen könnten?"*).

Sollte dennoch weiterhin Bedarf bestehen, können Sie selbstverständlich Informationen und Ratschläge (z. B. über die verschiedenen Behandlungsmöglichkeiten bei Suchterkrankungen) vermitteln – beachten Sie hierbei jedoch stets das Prinzip: **nachfragen – Informationen anbieten – nachfragen.** Es empfiehlt sich darüber hinaus, mehrere Alternativen anzubieten, sodass die PatientIn stets Wahlmöglichkeiten hat, und die eigenen Vorschläge zu relativieren (Beispiel: *„Einige Leute haben mit Erfolg ____ gemacht, andere haben den folgenden Weg eingeschlagen, ____. Wichtig ist, dass Sie herausfinden, welcher Weg für Sie der richtige ist. Was meinen Sie, welches Vorgehen Ihnen am meisten gerecht wird?"*

Der Planungsprozess verläuft grob in 5 Schritten:

- **Schritt 1:** Die BehandlerIn fasst die zentralen Aussagen der PatientIn zusammen, die für eine Verhaltensänderung sprechen (Change Talk) und die sie zuversichtlich machen, die gewünschte Änderung auch umsetzen zu können (Confidence Talk). Anschließend überprüft sie ihre Zusammenfassung auf Korrektheit: *„Ich habe jetzt noch einmal zusammengefasst, was wir bisher besprochen haben. Habe ich das alles richtig verstanden?"* Stimmt die PatientIn der Zusammenfassung zu, kann ihr nun eine Schlüsselfrage gestellt werden: *„Nachdem wir noch einmal alles betrachtet haben und Sie möchten, dass es so nicht mehr weitergeht, was ist der nächste Schritt?"* (Weigl und Mikutta 2019).
- **Schritt 2:** Nun folgt eine möglichst präzise Formulierung der Veränderungsziele. Hierbei ist es wichtig, dass die Ziele der PatientIn nicht vorgegeben, sondern mit ihr gemeinsam erarbeitet werden. Um die PatientIn zu unterstützen, sich zwischen verschiedenen Zielen (z. B. Abstinenz oder kontrolliertes Trinken) zu entscheiden, kann die Zielerreichung gedanklich vorweggenommen werden (Beispiel: *„Was wäre gut, wenn Sie dieses Ziel [z. B. Abstinenz] erreichten? Was wäre weniger gut?"* oder *„Was würde es an Ihrem Leben ändern, wenn Sie den Alkoholkonsum völlig aufgäben?"*). Darüber hinaus können Sie die PatientIn einschätzen lassen, wie zuversichtlich sie ist, das jeweilige Ziel erreichen zu können (z. B. mithilfe der **Z-Skala**), um mögliche Hindernisse bei der Umsetzung erfassen zu können (Körkel und Veltrup 2003).
- **Schritt 3:** Sobald das Veränderungsziel festgelegt wurde, geht es um die Frage, auf welchem Weg dieses erreicht werden kann. Hierbei sollten stets verschiedene Wege in Betracht gezogen werden. Folgende Fragen gilt es beispielsweise zu diskutieren: Glaubt die PatientIn, eine Veränderung ihres Konsumverhaltens aus eigenen Kräften heraus schaffen zu können oder hält sie Unterstützung von Angehörigen oder einer Selbsthilfegruppe für sinnvoll? Bevorzugt sie eher eine ambulante Beratung oder eine stationäre Therapie (Körkel und Veltrup, 2003)?
- **Schritt 4:** Sobald die groben Eckdaten stehen, sollte das konkrete Vorgehen festgelegt werden (z. B.: Wann sollen die gewünschten Gespräche in der Beratungsstelle beginnen und wie oft sollen sie stattfinden? Wer soll an der Beratung teilnehmen? Wie lange soll die Maßnahme insgesamt dauern? etc.). Abschließend können die einzelnen konkreten Entscheidungen der PatientIn noch einmal zusammengefasst werden. Ein konkreter Änderungsplan kann dann schriftlich festgehalten werden. Beispiel: *„Ich möchte gerne einmal zusammenfassen, wo wir nun angelangt sind. Sie wollten wissen, welche Möglichkeiten es gibt, etwas am Trinken zu ändern, und wir haben über verschiedene Alternativen gesprochen. Sie denken, dass es vermutlich am besten wäre, gar nichts mehr zu trinken, aber Sie wollen erst einmal versuchen, mit weniger Alkohol auszukommen. Sie haben sich verschiedene Vorgehensweisen durch den Kopf gehen lassen und sich dafür entschie-*

den, nach der stationären Entgiftung jede Woche zu einem Gespräch in die Beratungsstelle zu kommen. Sie meinen, dass es wohl gut wäre, Ihre Partnerin zu ein paar Gesprächen mitzubringen. Ganz sicher sind Sie sich bei Ihrem ganzen Plan noch nicht, aber Sie sind fest entschlossen, etwas zu tun, und das scheint zunächst einmal das gerade Besprochene zu sein. Habe ich das alles so richtig verstanden?" (Körkel und Veltrup 2003).

- **Schritt 5:** Mit der Frage „*Ist es das, was Sie tun möchten?*" können Sie abschließend noch die Verbindlichkeit gegenüber dem formulierten Änderungsplan stärken. Die Selbstverpflichtung kann ebenfalls erhöht werden, indem bereits erste Umsetzungsschritte gemeinsam eingeleitet werden (z. B.: die PatientIn vereinbart einen Termin für die stationäre Entzugsbehandlung) oder die PatientIn informiert ihr soziales Umfeld (z. B. Partner, Familie, Freunde) über ihre Veränderungsabsicht (Weigl und Mikutta 2019).

Zu beachten: Es ist durchaus möglich, dass sich die PatientIn auch nach einer getroffenen Entscheidung für eine Veränderung plötzlich wieder umentscheidet. So ist die Ambivalenz nach einer Entscheidung nicht aufgehoben. Die BehandlerIn sollte sie daher stets weiterhin zu Change Talk anregen und sie in ihrer Entscheidung und Selbstverpflichtung kontinuierlich stärken, ohne dass sich die PatientIn zu einem Zeitpunkt gedrängt fühlt. Geben Sie ihr die Zeit, wenn sie noch einmal über ihr Vorhaben nachdenken möchte. Schließlich ist es immer sie, die entscheidet, ob, wann und wie sie sich ändern wird.

LITERATUR

Atzendorf J, Rauschert C, Seitz NN et al. Gebrauch von Alkohol, Tabak, illegalen Drogen und Medikamenten. Schätzungen zu Konsum und substanzbezogenen Störungen in Deutschland. Deutsches Ärzteblatt 116 (35–36), 2019: 577–584.

Bandura A. Self-efficacy mechanism in human agency. American Psychologist 37(2), 1982: 122–147.

Batra A und Bilke-Hentsch O. Praxisbuch Sucht. 2. A. Stuttgart: Thieme, 2016.

Bush K, Kivlahan DR, McDonell MB et al. The AUDIT alcohol consumption questions (AUDIT-C): an effective brief screening test for problem drinking. Archives of internal medicine 158(16), 1998: 1789–1795

Birtel MD, Wood L, Kempa NJ. Stigma and social support in substance abuse: Implications for mental health and well-being. Psychiatry Res 252, 2017: 1–8.

Crits-Christoph P, Gibbons MBC, Hamilton J et al. The dependability of alliance assessments: The alliance–outcome correlation is larger than you might think. Journal of consulting and clinical psychology 79(3), 2011: 267–278.

Festinger L. A theory of social comparison processes. Human Relations 7(2), 1954: 117–140.

Flückiger C, Del Re AC, Wampold BE, Horvath AO. The alliance in adult psychotherapy: A meta-analytic synthesis. Psychotherapy 55(4), 2018: 316–340.

Frick KM und Brueck R. Kurzinterventionen mit Motivierender Gesprächsführung. Köln: Deutscher Ärzte-Verlag, 2010.

Høglend P. Exploration of the patient-therapist relationship in psychotherapy. American Journal of Psychiatry 171(10), 2014: 1056–1066.

Jähne A, Schulz C. Grundlagen der Motivierenden Gesprächsführung – Für Beratung, Therapie und Coaching. Paderborn: Jungfermann Verlag, 2018.

Körkel J, Veltrup C. Motivational Interviewing: Eine Übersicht. Suchttherapie 4, 2003: 115–124.

Krampe H, Salz AL, Kerper LF et al. Readiness to change and therapy outcomes of an innovative psychotherapy program for surgical patients: results from a randomized controlled trial. BMC psychiatry 17(1), 2017: 417.

Lim SS, Vos T, Flaxman AD et al. A comparative risk assessment of burden of disease and injury attributable to 67 risk factors and risk factor clusters in 21 regions, 1990–2010: a systematic analysis for the Global Burden of Disease Study 2010. Lancet 380(9859), 2012: 2224–2260.

Mayfield D, McLeod G, Hall P. The CAGE questionnaire: validation of a new alcoholism screening instrument. Am J Psychiatry 131(10), 1974: 1121–1123.

Miller WR und Rollnick S. Motivierende Gesprächsführung (Motivational Interviewing). Freiburg: Lambertus-Verlag, 2015.

Plass D, Vos T, Hornberg C et al. Trends in disease burden in Germany: results, implications and limitations of the Global Burden of Disease study. Dtsch Arztebl Int 111(38), 2014: 629–638.

Rummel C, Lehner B, Kepp J. Daten, Zahlen und Fakten. In: DHS (Hrsg.), Jahrbuch Sucht 2019. Lengerich: Pabst, 2019.

Schomerus G, Matschinger H, Angermeyer MC. Continuum beliefs and stigmatizing attitudes towards persons with schizophrenia, depression and alcohol dependence. Psychiatry Res 209, 2013: 665–669.

Schulte B, Schmidt C, Milin S et al. Barrieren und Möglichkeiten in der Umsetzung von alkoholbezogenen Interventionen in der hausärztlichen Praxis. Suchttherapie 15, 2014: 35–42.

Schuster R, Gavas F, Schneider U et al. Stigmatisierung Alkoholabhängiger: Einstellungen von Betroffenen während einer stationären Entzugsbehandlung, medizinischen Personals und Studierender. SUCHT 63 (5), 2017: 261–268.

Van Buskirk KA und Wetherell JL. Motivational interviewing with primary care populations: a systematic review and meta-analysis. Journal of behavioral medicine 37(4), (2014): 768–780.

Weigl T und Mikutta J. Motivierende Gesprächsführung: Eine Einführung. Wiesbaden: Springer, 2019.

KAPITEL

5 Depressionen

Lars P. Hölzel, Elisabeth Schramm und Wilhelm Niebling

5.1 Einleitung

Depressive Störungen stellen in der Versorgungspraxis eine der häufigsten psychischen Störungen dar, welche mit starken Auswirkungen auf die Gesundheit in all ihren Aspekten (körperlich, geistig, sozial; WHO 2014) verbunden sind. Die meisten PatientInnen mit depressiven Störungen werden von der HausärztIn versorgt, weshalb die hausärztliche Versorgung für die Gesamtversorgung von Betroffenen von zentraler Bedeutung ist. Umgekehrt ist die Behandlung von depressiven Störungen auch für die HausärztIn von zentraler Bedeutung und zählt zum „täglichen Geschäft" (Gerste und Roick 2014).

Im vorliegenden Kapitel werden zunächst grundlegende Informationen über depressive Störungen vermittelt, auch um diese im Sinne einer Psychoedukation bei der Behandlung von PatientInnen einsetzen zu können. Anschließend werden wesentliche Differenzialdiagnosen und entsprechende Behandlungsmaßnahmen unter besonderer Berücksichtigung des hausärztlichen Settings beschrieben. Danach stellen wir zwei psychotherapeutische Kurzinterventionen dar, das Problemlösetraining für die Primärversorgung (PLT-PV) und das Interpersonal Counseling (IPC). Beide Verfahren wurden speziell an die Voraussetzungen in der hausärztlichen Praxis adaptiert und im Rahmen wissenschaftlicher Studien getestet.

5.2 Klinische Merkmale der Depression

Depressive Störungen sind eine der häufigsten Erkrankungen. Epidemiologische Untersuchungen zeigen, dass etwa 8 % der Menschen in der Allgemeinbevölkerung an einer depressiven Symptomatik leiden, wobei Frauen etwa doppelt so häufig betroffen sind (Busch et al. 2013). Depressive Störungen gehen mit einer starken Beeinträchtigung der Lebensqualität einher und haben auch aufgrund des oftmals rezidivierenden oder chronischen Verlaufs starke Auswirkungen auf die Betroffenen (WHO 2017). Depressive Störungen sind zudem auch mit einer deutlich gesteigerten Mortalität verbunden. Dies kommt einerseits durch eine etwa um den Faktor 30 erhöhte Suizidrate (Harris und Barraclough 1997) zustande, aber auch durch ungünstige Wechselwirkungen zwischen somatischen Erkrankungen und depressiven Störungen. Diese wiederum können Auslöser einer depressiven Störung sein, zur Entstehung körperlicher Erkrankungen beitragen oder den Krankheitsverlauf einer bereits bestehenden körperlichen Erkrankung negativ beeinflussen (Joukamaa et al. 2001; Frasure-Smith und Lesperance 1993; Fischer et al. 2012).

Eine **Depression** kann in jedem Lebensalter auftreten. Etwa 50 % der Ersterkrankungen beginnen bereits vor dem 31. Lebensjahr. Aber auch bei Menschen im höheren Lebensalter, die bislang keine psychischen Störungen hatten, kann es zur Erstmanifestation eines depressiven Beschwerdebildes kommen (BÄK, KBV, AWMF 2022, www.leitlinien.de/themen/depression). In diesem Altersbereich stellen depressive Störungen die häufigste psychische Störung dar. Besonders in der Subpopulation der HeimbewohnerInnen ist dies ausgeprägt (Aziz und Steffens 2013). Erschwert werden der Krankheitsverlauf und die Behandlung in diesem Alter durch eine hohe Komorbidität mit körperlichen Erkrankungen, wie Diabetes, kardiovaskulären oder neurologischen Erkrankungen (Hölzel et al. 2011). In allen Altersgruppen können als wesentliche Risikofaktoren für die Entwicklung einer depressiven Störung fehlende oder konflikthafte zwischenmenschliche Beziehungen angesehen werden. So erkranken beispielsweise Personen, die getrennt lebend, geschieden, verwitwet oder ohne enge Bezugspersonen sind, deutlich häufiger an depressiven Störungen (Jacobi et al. 2014). Wie bei anderen psychischen Störungen lässt sich die Entwicklung einer Depression nicht monokausal erklären. Eine Depression entsteht vielmehr durch die Wechselwirkung von verschiedenen biologischen, psychologischen und sozialen Variablen (bio-psycho-soziales Modell; Berger et al. 2018).

Insgesamt stellt die hausärztliche Versorgung für PatientInnen mit einer depressiven Störung die erste Anlaufstelle dar, weshalb sie mit zu den häufigen Beratungsanlässen in der hausärztlichen Praxis gehören. In Wartezimmern von HausärztInnen durchgeführte Erhebungen zeigen, dass etwa 10 % der dort anwesenden PatientInnen eine depressive Störung aufweisen (Jacobi et al. 2002). Auch bei der Behandlung nehmen HausärztInnen eine Schlüsselstellung ein. So ist die HausärztIn bei gut drei Vierteln der PatientInnen an der Behandlung beteiligt, annähernd zwei Drittel bis 80% der PatientInnen werden sogar ausschließlich hausärztlich behandelt (Gerste und Roick 2014; Stahmeyer et al. 2022). Allerdings stehen bei der von PatientInnen präsentierten Symptomatik häufig körperliche Symptome im Zentrum der Symptomschilderungen, da depressive Störungen mit einer Vielzahl an unspezifischen körperlichen Symptomen, wie etwa Schlafstörungen, Verdauungsproblemen oder Schmerzen unterschiedlicher Art einhergehen können und diese Symptomatik im Rahmen einer hausärztlichen Untersuchung von der PatientIn primär geschildert wird (Wittchen et al. 2000). Dies erschwert die korrekte Diagnostik häufig erheblich und sollte deshalb bei den diagnostischen Erwägungen stets berücksichtigt werden. Neben diesen unspezifischen Symptomen, die im Rahmen einer depressiven Störung auftreten können, gibt es Symptome, die spezifisch für eine depressive Erkrankung sind. Diese Kernsymptome sind

1. der Verlust von Interesse oder Freude an ansonsten positiv erlebten Aktivitäten,

Tab. 5.1 Diagnostik einer depressiven Störung – Haupt- und spezifische Zusatzsymptome nach ICD-10

Hauptsymptome	Zusatzsymptome
• Gedrückte, depressive Stimmung • Interessenverlust, Freudlosigkeit • Antriebsmangel, erhöhte Ermüdbarkeit	• Verminderte Konzentration und Aufmerksamkeit • Schuldgefühle • Psychomotorische Agitiertheit oder Hemmung • Hoffnungslosigkeit • Schlafstörungen • Appetitstörungen • Suizidgedanken/Suizidhandlungen

2. eine niedergeschlagene bzw. depressive Stimmung und
3. eine Antriebslosigkeit bzw. gesteigerte Ermüdbarkeit.

Zusammen mit den depressionsspezifischen Zusatzsymptomen (➤ Tab. 5.1) ergeben diese Symptome die Grundlage für die ICD-10-Diagnose einer depressiven Störung.

5.3 Differenzialdiagnostik – Depression vs. primär körperliche Erkrankung

Wie oben erwähnt können depressive Episoden mit einer Reihe eher unspezifischer Symptome einhergehen (Schauenburg und Gensichen 2011).

Folgende Beschwerden werden im Rahmen einer Depression häufig berichtet bzw. können ein Hinweis auf eine Depression sein:

- Allgemeine körperliche Abgeschlagenheit und Mattigkeit
- Schlafstörungen
- Appetitstörungen, Magendruck, Gewichtsverlust, Obstipation, Durchfall
- Diffuse Kopfschmerzen
- Druckgefühl in Hals und Brust, Globusgefühl
- Funktionelle Störungen von Herz und Kreislauf, Magen und Darm
- Schwindelgefühle, Flimmern vor den Augen, Sehstörungen
- Muskelverspannungen, diffuse neuralgiforme Schmerzen
- Libidoverlust, Sistieren der Menstruation, Impotenz und andere sexuelle Funktionsstörungen
- Gedächtnisstörungen (BÄK, KBV, AWMF 2022, www.leitlinien.de/themen/depression)

Die Differenzialdiagnose einer körperlichen Ursache für die geschilderten Symptome versus einer durch eine depressive Störung verursachten körperlichen Symptomatik stellt deshalb besonders in diesem Behandlungssetting eine zentrale Aufgabe dar. Wichtig ist hierbei, neben einer körperlichen Abklärung, das aktive Erfragen des psychischen Befindens, da psychische Symptome häufig nicht spontan berichtet werden. Das Erheben der Symptomatik sollte sich an der Internationalen statistischen Klassifikation der Krankheiten und verwandter Gesundheitsprobleme, 10. Revision (International Statistical Classification of Diseases and Related Health Problems; ICD-10), orientieren und kann durch diagnostische Interviews unterstützt werden (➤ Kap. 2).

Bei einer depressiven Störung sollte neben der akuten Symptomatik immer auch der Verlauf mit erfasst werden. Sind in der Vergangenheit bereits depressive Episoden aufgetreten, so ist die Diagnose einer rezidivierenden depressiven Störung (F33) zu stellen. Sind im Verlauf bereits hypomane oder manische Symptome (s. u.) aufgetreten, so ist die Diagnose einer bipolaren affektiven Störung zu stellen. Bei Verläufen mit einer durchgehenden, subsyndromalen depressiven (Teil-)Symptomatik, die bereits seit über zwei Jahren andauert, sollte die Diagnose einer Dysthymie (➤ Kap. 5.3.2) erwogen werden.

5.3.1 Schweregrad

Bei der Diagnostik der Depression ist unbedingt auch der Schweregrad der aktuell vorliegenden depressiven Symptomatik zu ermitteln, da sich hieraus wichtige Implikationen für die Behandlung ergeben. Für die Diagnose einer depressiven Episode müssen mindestens zwei der drei Hauptsymptome über einen Zeitraum von zwei Wochen an den meisten Tagen und die meiste Zeit des Tages über vorliegen sowie mindestens zwei Zusatzsymptome (Dilling et al. 2013).

Beim Vorliegen von insgesamt vier bis fünf Symptomen liegt nach ICD-10 eine leichte, bei sechs bis sieben Symptomen eine mittelgradige und bei drei Haupt- und insgesamt fünf oder mehr Zusatzsymptomen eine schwere depressive Episode vor (➤ Abb. 5.1).

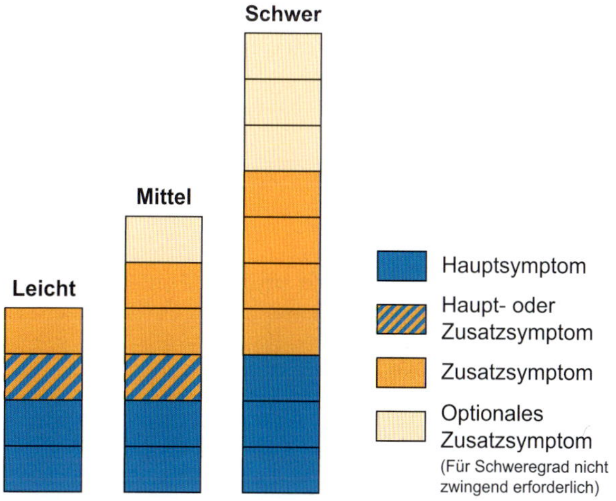

Abb. 5.1 Anzahl der Symptome und Schweregradeinteilung nach ICD-10 [P919, L231]

5

5.3.2 Chronische Verläufe

In der ICD-10 gibt es – im Gegensatz zum DSM 5 – nur eine sehr eingeschränkte Möglichkeit, chronische Verläufe zu dokumentieren. Die ICD-10 sieht in der Kategorie anhaltende affektive Störungen (F34) nur die Diagnose Dysthymie (F34.1) vor. (➤ Tab. 5.2; Dilling et al. 2013).

Das Vorliegen einer sog. chronischen Depression ist aber sowohl für die Prognose als auch für die Behandlung von Bedeutung (nach DSM 5 und jetzt auch in der ICD-11). Kernmerkmal einer **chronischen Depression** ist das **Persistieren** der **Symptomatik** einer depressiven Episode über einen Zeitraum von **mindestens zwei Jahren.** Es können dabei auch jahrzehntelange Verläufe vorkommen. International, obwohl in der ICD-10 so nicht enthalten, wird von einer „**Double Depression**" gesprochen, wenn eine Dysthymie (➤ Tab. 5.2) von einer depressiven Episode überlagert wird. Als eine weitere Subkategorie chronischer Depressionen gibt es die „rezidivierende depressive Störung ohne vollständige Remission zwischen den Episoden". Dabei handelt es sich um eine rezidivierende depressive Störung nach ICD, bei der es aber zwischen den einzelnen depressiven Episoden nicht zu einem vollständigen Abklingen der Symptomatik kommt, vielmehr bleibt eine Restsymptomatik vorhanden.

Chronische Depressionen sind schwierig zu behandeln und erfordern eine Kombinationsbehandlung aus Psychotherapie und Antidepressiva. Bei diesen Störungen sollte eine Überweisung an eine FachärztIn für Psychiatrie und Psychotherapie oder Psychosomatische Medizin und Psychotherapie bzw. eine Psychologische PsychotherapeutIn erfolgen.

Tab. 5.2 Diagnostische Kriterien der Dysthymie nach ICD-10

A) Mindestens zwei Jahre andauernde konstante oder wiederkehrende depressive Symptomatik Perioden normaler Stimmung dauern selten länger als einige Wochen Hypomanische Episoden fehlen
B) Keine oder nur sehr wenige depressive Episoden schwer oder lang genug, um die Kriterien einer leichten depressiven Episode zu erfüllen
C) Wenigstens während einiger Perioden der Depression sollten folgende Symptome vorliegen: – Verminderte(r) Antrieb oder Aktivität – Ausgeprägte Schlafstörung – Verlust des Selbstvertrauens oder Gefühl von Unzulänglichkeit – Konzentrationsschwierigkeiten – Sozialer Rückzug – Verlust des Interesses oder der Freude an Sexualität und anderen angenehmen Aktivitäten – Verminderte Gesprächigkeit – Pessimismus im Hinblick auf die Zukunft oder Grübeln über die Vergangenheit – Erkennbares Unvermögen, mit den Routineanforderungen des täglichen Lebens fertig zu werden – Neigung zum Weinen – Gefühl von Hoffnungslosigkeit und Verzweiflung

5.3.3 Bipolare Verläufe

Bei bipolaren Verläufen treten sowohl depressive als auch hypomane oder manische Symptome auf. Da die Diagnose einer bipolaren Störung wichtige prognostische, aber auch therapeutische Implikationen mit sich bringt, sollte das Vorliegen hypomaner bzw. manischer Symptome bei der Depressionsdiagnostik immer abgefragt werden. Bei Hinweisen auf einen bipolaren Verlauf sollte ebenfalls eine Überweisung an eine FachärztIn erfolgen.

Hypomanie

Kennzeichen der Hypomanie ist eine mindestens vier Tage dauernde Phase mit gehobener Stimmung, gesteigertem Antrieb und gesteigerter Aktivität bzw. gereizter Stimmung, die von der normalen Stimmung deutlich unterscheidbar ist. Typische Symptome sind zudem eine gesteigerte Gesellig- und Gesprächigkeit. Weiterhin sind eine untypisch gesteigerte Libido und ein vermindertes Schlafbedürfnis charakteristisch. Die Symptomatik ist in der Hypomanie aber nicht so stark ausgeprägt, dass sie mit einem Funktionieren im sozialen Umfeld unvereinbar wäre. Eine vorherrschende Gereiztheit, provokatives Verhalten und Selbstüberschätzung können anstelle des übermäßig geselligen Verhaltens vorherrschen. Halluzinationen oder Wahn kommen bei einer Hypomanie nicht vor.

Manie

In der Manie ist die Stimmung noch einmal deutlich verändert und zwar situationsunabhängig. Neben einer ausgeprägten Heiterkeit kann es zu starken Erregungszuständen und Gereiztheit kommen. Der Antrieb ist häufig deutlich gesteigert, sodass es zu Überaktivität, Rededrang, gestörter Konzentration bis hin zur Ideenflucht, starker Ablenkbarkeit, einer reduzierten sozialen Hemmung, riskantem Verhalten, einem verminderten Schlafbedürfnis und einer gesteigerten Libido kommen kann. Auch können Halluzinationen und Wahn vorkommen.

Prinzipiell kann sich aus einer unipolaren depressiven Störung (ausschließlich depressive Symptomatik) im Verlauf immer auch eine bipolare Störung entwickeln, weshalb die Symptomatik immer im Verlauf mitberücksichtigt werden sollte.

5.3.4 Substanzbezogene Störungen

Die regelmäßige Einnahme von psychotropen Substanzen kann depressive Symptome „imitieren" oder eine Depression verursachen. Bei jeder PatientIn sollte deshalb im Rahmen der Diagnosestellung einer Depression auch das Vorliegen von Missbrauch oder die Abhängigkeit von Alkohol, Medikamenten oder illegalen Substanzen erfasst werden (BÄK, KBV, AWMF 2022, www.leitlinien.de/themen/depression).

5.3.5 Angststörungen

Depressionen gehen häufig mit Ängsten einher. Eine wichtige differenzialdiagnostische Erwägung ist deshalb, ob es sich um depressive Ängste handelt oder die Ängste einen eigenen Krankheitswert besitzen. Der zeitliche Verlauf ist hierbei das wichtigste differenzialdiagnostische Kriterium. Treten Ängste ausschließlich während einer depressiven Episode auf, sind diese in der Regel im Rahmen der depressiven Störung zu sehen und remittieren meistens vollständig mit Abklingen der depressiven Symptomatik. Ängste, die im Rahmen einer Depression auftreten, beziehen sich zumeist auf Situationen, in denen eine Überlastung befürchtet wird, oder auf Zukunftsängste. Die Angstsymptomatik kann dabei so ausgeprägt sein, dass Panikattacken auftreten. Bei erstmaligem Auftreten von Panikattacken im Rahmen einer Depression sollten diese im Rahmen der Depression interpretiert und auf die zusätzliche Vergabe der Diagnose Panikstörung (F41.0) verzichtet werden. Liegen depressive und ängstliche Symptome vor, ohne eine eigenständige Diagnose zu rechtfertigen, kann die Diagnose Angst und depressive Störung, gemischt (F41.2) erwogen werden (Dilling et al. 2013; BÄK, KBV, AWMF 2022, www.leitlinien.de/themen/depression).

MERKE

Die Diagnose Angst und depressive Störung, gemischt (F41.2), sollte nur verwendet werden, wenn die Symptomatik weder ausreicht, um eine Angststörung, noch um eine Depression zu diagnostizieren und keine der beiden Störungen eindeutig vorherrscht (NVL Unipolare Depression 2022, www.leitlinien.de/themen/depression).

5.3.6 Trauer

Depressive Symptome haben eine hohe Überschneidung mit einer Trauerreaktion. Die hohen individuellen Unterschiede einer Trauerreaktion erschweren die Abgrenzung zusätzlich. In der Literatur finden sich unterschiedliche Angaben für eine „normale" Trauerverarbeitung. Sie schwanken zwischen zwei (NVL Unipolare Depression 2022, www.leitlinien.de/themen/depression) und mehr als sechs Monaten, hängen aber stark vom Verhältnis mit dem Verstorbenen (Eltern, Ehepartner, Kind etc.) und den jeweiligen Umständen (Krankheit, Unfall etc.) ab, weshalb kein fester Zeitraum definiert werden kann. Zentrale Anhaltspunkte für eine Trauerreaktion in Abgrenzung zu einer Depression sind (NVL Unipolare Depression 2022, www.leitlinien.de/themen/depression):

- Erhaltene Schwingungsfähigkeit
- Variabilität des Befindens („gute Tage und schlechte Tage", Schwanken zwischen Verlust und Wiederherstellung)
- Fehlen vegetativer Symptome (Gewicht, frühmorgendliches Erwachen)
- Fehlen von Selbstzweifeln oder Schuldgefühlen
- Geringe oder kürzere Einschränkung der Rollenerfüllung

Eine Trauerreaktion ist eine normale psychische Reaktion und bedarf zunächst keiner spezifischen Behandlung. Allerdings kann eine depressive Episode natürlich auch durch ein Verlusterlebnis ausgelöst oder während einer Trauerphase auftreten.

5.4 Differenzialtherapie

Bei der Behandlung einer depressiven Störung ist eine fachgerechte Diagnostik notwendig, um eine angemessene Therapie durchführen zu können, da je nach Art der Störung und Schweregrad andere Therapieoptionen bestehen.

Bei einer erst kürzlich aufgetretenen **leichten depressiven Symptomatik** sieht die aktuelle Leitlinie die Behandlung nach einem Gesamtkonzept vor (NVL Unipolare Depression 2022, www.leitlinien.de/themen/depression), das psychoedukative Inhalte sowie niedrigintensive Interventionen mit typischerweise vier bis sechs Kontakten umfasst. Diese können im Rahmen der psychotherapeutischen Sprechstunden, der psychiatrischen Basisversorgung, aber auch in der psychosomatischen Grundversorgung erbracht werden. Typischerweise sollten die PatientInnen über die Diagnose und einfache Selbsthilfepraktiken aufgeklärt werden. Hierzu zählen beispielsweise die Anleitung zum Aufbau einer Tagesstruktur, zur Aktivierung von sozialen Kontakten sowie das Aushändigen von Selbsthilfe- bzw. Selbstmanagement-Literatur, aber auch der Einsatz von Internet- und mobilbasierten Interventionen (➤ Kap. 3).

Zentrale und weiterreichende Maßnahmen innerhalb der niedrigintensiven Interventionen stellen gesprächsbasierte Interventionen, wie das unten beschriebene **Problemlösetraining für die Primärversorgung** (PLT-PV) bzw. das **Interpersonal Counseling** (IPC) dar.

Niedrigintensive Interventionen müssen sich nicht allein auf die PatientIn beziehen, auch der Einbezug des sozialen Umfeldes ist möglich, wenn es inhaltlich sinnvoll erscheint und die PatientIn zustimmt. Hier stehen auch

Unterstützungsangebote für Angehörige depressiver Menschen online zur Verfügung (z. B. Familiencoach Depression: https://depression.aok.de/zum-familiencoach-depression). Sollte eine niedrigintensive Behandlung im Umfang von vier bis maximal sechs Stunden nicht ausreichen und die Symptomatik darüber hinaus fortbestehen, sollte eine **Überweisung zur Psychotherapie** angeboten werden. Dies sollte besonders dann geschehen, wenn PatientInnen bereits in der Vergangenheit auf eine Psychotherapie gut angesprochen haben und wenn eine Chronifizierung oder eine Verschlechterung der Symptomatik zu befürchten ist. Auch wenn PatientInnen ein niederschwelliges Behandlungsangebot ablehnen, sollte ersatzweise eine Psychotherapie angeboten werden. Die Behandlung mittels Antidepressiva, welche aktuell die häufigste Therapie in der Routineversorgung darstellt, sollte laut Nationaler Versorgungsleitlinie nicht zur Erstbehandlung verwendet werden. Eine **Pharmakotherapie** soll nur unter Beachtung einer kritischen Kosten-Nutzen-Abwägung erfolgen, wenn niedrigintensive Interventionen erfolglos waren, die PatientIn bereits zu einem früheren Zeitpunkt gut auf Medikation angesprochen hat, die Gefahr einer Chronifizierung oder die Entwicklung einer mittel- oder schwergradigen Episode zu befürchten steht. Eine weitere Indikation kann sich ergeben, wenn die PatientIn eine niedrigintensive oder psychotherapeutische Behandlung ablehnt oder eine lange Wartezeit auf einen Psychotherapieplatz nicht zu vermeiden ist.

Bei einer **mittelgradigen depressiven Episode** sieht die Nationale Versorgungsleitlinie eine medikamentöse Therapie und eine Psychotherapie als gleichwertige Behandlungsoptionen an. Diese können durch internet- oder mobilbasierte Interventionen ergänzt werden oder, wenn die PatientIn die beiden erstgenannten Optionen ablehnt, auch alternativ erfolgen.

Bei einer **schweren depressiven Episode** stellt die Kombinationsbehandlung aus Psychotherapie und medikamentöser Behandlung das Mittel der Wahl dar. Sollte diese von der PatientIn abgelehnt werden, sind eine alleinige Psycho- oder medikamentöse Therapie als gleichwertig anzusehen. Auch bei einer schweren depressiven Episode können internet- und mobilbasierte Interventionen als Ergänzung eingesetzt werden. PatientInnen mit schweren, chronischen und rezidivierenden Störungen sollten nicht allein hausärztlich betreut werden, sondern gemeinsam mit einer FachärztIn für Psychiatrie und Psychotherapie, einer FachärztIn für Psychosomatische Medizin und Psychotherapie oder einer Psychologischen PsychotherapeutIn. Auch bei einer ausbleibenden Besserung unter einer niedrigintensiven Intervention oder einer Therapie mit einem Antidepressivum sollte ein Einbezug der genannten Berufsgruppen erfolgen.

Indikationen für eine stationäre Behandlung stellen eine akute Eigen- oder Fremdgefährdung sowie ein depressiver Stupor dar. Hier sollte eine entsprechende Behandlung als Notfall eingeleitet werden. Weitere Indikationen für eine stationäre Behandlung bestehen

- bei Therapieresistenz gegenüber ambulanten Maßnahmen,
- wenn die ambulanten Therapiemöglichkeiten aufgrund der Schwere der Störung nicht ausreichen,
- bei starker Agitiertheit,
- bei ausgeprägten psychotischen Symptomen,
- bei einem ausgeprägten sozialen Rückzug, wenn die Gefahr einer depressionsbedingten Isolation vorliegt,
- bei der Gefahr einer Chronifizierung der Symptomatik,
- wenn die Lebensumstände den Therapieerfolg massiv beeinträchtigen oder
- bei komorbider Suchterkrankung.

(eine genaue Aufstellung/Erläuterung findet sich in der aktuellen NVL Unipolare Depression; BÄK, KBV, AWMF 2022, www.leitlinien.de/themen/depression)

5.5 Problemlösetraining in der Primärversorgung (PLT-PV)

5.5.1 Einleitung

Psychische Probleme entstehen oft dann, wenn an Menschen hohe Anforderungen gestellt werden, die eine Anpassungsleistung erfordern, zu welcher sie (aktuell) nicht in der Lage sind. Hierbei kann man natürlich an die großen Umstellungen im Leben, wie beispielsweise Pubertät, Auszug aus dem Elternhaus, Berufseinstieg, Mutterschaft, schwere Krankheiten, Todesfälle im Umfeld, das Alter oder die Berentung denken. Aus der Life-Event-Forschung wissen wir aber, dass auch alltägliche Belastungen einen entscheidenden Einfluss auf das psychische Befinden haben. Gerade Anhäufungen von alltäglichen Stressoren, wie z. B. Erkältungskrankheiten bei kleinen und damit betreuungspflichtigen Kindern, Autopannen, Konflikte im sozialen Umfeld, eine anstehende Steuererklärung, anstehende Projektabschlüsse und anderes mehr können, wenn sie sich häufen, bei einer entsprechenden Vulnerabilität zu einer nachhaltigen Beeinträchtigung führen. Wenn die Anforderungen des Lebens eine Reaktion der Betroffenen notwendig machen, diese angemessene Reaktion aber nicht offensichtlich ist, stellt dies ein Problem im Sinne des PLT-PV dar (Beispiel: Konflikt mit Vorgesetztem bei schwach ausgeprägtem Selbstbewusstsein). Gerade Menschen, die solche Probleme als persönliches Scheitern oder als Beweis der eigenen Unzulänglichkeit ansehen („Ich bin einfach ein Versager."), die Probleme als unlösbar betrachten und auf solche Probleme mit Vermeidung oder impulsiv und ohne vernünftige Planung reagieren, sind besonders gefährdet, in der Folge psychische Störungen zu entwickeln. Menschen, die bei Herausforderungen besonnen und flexibel reagieren und überlegt handeln, können dagegen auch mit hohen Anforderungen gut zurechtkommen.

Im PLT-PV wird eine positive Haltung gegenüber den Herausforderungen des Lebens vermittelt und das Handwerkszeug für einen adaptiven Umgang mit solchen lebensnahen Problemen systematisch eingeübt. Hierzu wird auf Erkenntnisse der Psychologie zurückgegriffen und ein empirisch fundiertes Modell des Problemlösens vermittelt.

5.5.2 Hintergrund

Die **Problemlösetherapie** ist ein eigenständiger therapeutischer Ansatz innerhalb der Verhaltenstherapie. Während er international häufig als selbstständiger Ansatz angesehen wird, wird er in Deutschland als Bestandteil der Richtlinienverfahren eingesetzt und gehört zum festen Repertoire des therapeutischen Handelns. Als psychotherapeutischer Ansatz, wie er in Kliniken oder der fachärztlichen Versorgung Verwendung findet, umfasst er zumeist mehr als 20 Therapieeinheiten à 50 Minuten. Es gibt jedoch eine Adaptation, das **Problemlösetraining in der Primärversorgung (PLT-PV),** welche den spezifischen Rahmenbedingungen der hausärztlichen Versorgung Rechnung trägt und die Prozesse deshalb auf die zentralen Elemente beschränkt hat (Hegel et al. 1999; Hölzel et al. 2017). Sie umfasst etwa vier bis acht Sitzungen, wobei nur die erste Therapiesitzung einer Zeitstunde entspricht. Die nachfolgenden Stunden sind mit etwa einer halben Stunde anzusetzen, sodass sich ein Zeitaufwand von insgesamt zweieinhalb bis viereinhalb Stunden ergibt.

5.5.3 Vorgehen im Rahmen des PLT-PV

Die PatientIn wird über den zeitlichen Rahmen, die Agenda der ersten und der nachfolgenden Stunden informiert.

Nach der Diagnostik und der Vermittlung basaler Informationen zur depressiven Symptomatik und zum Störungsbild (Psychoedukation) kann der PatientIn bei einer leichten bis mittelschweren depressiven Episode zunächst die Behandlung im hausärztlichen Setting mittels PLT-PV angeboten werden. Die entsprechende Behandlung gliedert sich wie folgt:

Erste Therapiestunde

Im Rahmen der ersten Therapiestunde sind folgende Punkte mit der PatientIn zu besprechen:

1. Vorstellung des PLT-PV
2. Zusammenhang körperlicher Symptome und Depression
3. Erläuterung des dem PLT-PV zugrunde liegenden Modells
4. Kurzintervention zur Problemlöseorientierung
5. Einführung der Problemlöseschemas
6. Erheben einer Übersicht über die relevanten Problembereiche
7. Anwendung des Problemlöseschemas auf ein erstes Problem

Fallbeispiel Frau S., erste Therapiestunde:

Schritt 1, Vorstellung PLT-PV: Zunächst wird die PatientIn über den Umfang der Behandlung informiert und auf die Notwendigkeit einer aktiven Umsetzung der erarbeiteten Inhalte zwischen den Sitzungen hingewiesen. Die PatientIn wird zudem über die Rolle der HausärztIn und die der PatientIn im PLT-PV informiert.

FALLBEISPIEL FRAU S.

Frau S., eine 67-jährige Patientin, kommt wegen einer Bronchitis zur HausärztIn. Sie gibt außerdem ausgeprägte Schlafprobleme, Antriebslosigkeit, diffuse Schmerzen und Depressivität an, seitdem ihr Mann aufgrund einer fortgeschrittenen Alzheimer-Erkrankung in ein Pflegeheim eingewiesen wurde. Sie hatte ihn einige Zeit zu Hause gepflegt, war aber dann nicht mehr dazu in der Lage. Es wird eine leichtgradige depressive Störung (ICD-10: F32.0) diagnostiziert.

Die HausärztIn informiert Frau S. zunächst darüber, dass sie bei ihr eine depressive Episode diagnostiziert hat. Danach bietet sie Frau S. an, die Depression mittels PLT-PV zu behandeln, was Frau S. gerne annimmt, da sie Angst vor möglichen Nebenwirkungen einer medikamentösen Therapie hat, sich psychotherapeutische Gespräche aber gut vorstellen kann. Die HausärztIn informiert sie über den Umfang der Behandlung. Zusätzlich weist sie sie gleich in der ersten Stunde auf die Notwendigkeit einer aktiven Umsetzung der erarbeiteten Inhalte zwischen den Sitzungen hin. Frau S. wird zudem über die Rolle der HausärztIn als TrainerIn, die eine spezifische Technik vermittelt, und die Rolle der PatientIn – in Analogie zu einer KursteilnehmerIn in einem Sprachkurs – informiert. Die TrainerIn kann die Grammatik vermitteln und mit der KursteilnehmerIn kurze Dialoge üben, die Sprache wird aber nur vernünftig erlernt, wenn sie auch außerhalb des Kurses angewandt und eingeübt wird.

Im Video wird eine weitere junge PatientIn mit einer anderen Problematik dargestellt, an dem sich das schrittweise Vorgehen des PLT-PV sowie das Interpersonal Counseling (IPC) nochmals nachvollziehen lässt. Auf diese Weise werden die beiden Methoden des PLT-PV und des IPC an zwei unterschiedlichen Fällen mit verschiedenen Problemkonstellationen dargestellt.

Schritt 2, Zusammenhang körperlicher Symptome und Depression: Da depressive Störungen häufig mit körperlichen Beschwerden verbunden sind, diese von der PatientIn aber häufig nicht im Zusammenhang mit psychischen Problemen gesehen werden, wird zunächst der Zusammenhang zwischen Psyche und Körper erläutert. Ein häufiger Fehler auf ärztlicher Seite besteht darin, einen Widerspruch zwischen psychischen Störungen und körperlichen Erkrankungen aufzubauen. Diese strikte Unterscheidung hat hauptsächlich kulturelle Gründe, erschwert aber die Behandlung von Menschen mit psychischen Störungen und körperlichen Beschwerden erheblich. Im PLT-PV wird vielmehr die

Haltung vertreten, dass es keine rein körperlichen oder rein psychischen Krankheiten gibt, sondern Krankheiten immer beide Ebenen betreffen.

FALLBEISPIEL FRAU S.

Die HausärztIn erklärt Frau S., dass Schlafprobleme, Antriebslosigkeit, aber auch diffuse Schmerzen häufig bei einer depressiven Erkrankung auftreten oder sich durch diese verschlechtern. Es wird erläutert, dass es keine rein körperlichen oder rein seelischen Erkrankungen gibt, sondern sich diese beiden Ebenen immer gegenseitig beeinflussen.

„Häufig führen schon leichte körperliche Erkrankungen wie ein grippaler Infekt zu Auswirkungen auf die Stimmung", erläutert die HausärztIn und fragt dann nach Erfahrungen von Frau S.: *„Kennen Sie so etwas von sich?"*

Frau S. berichtet, sie sei dann oftmals launisch und reizbar. Auch befragt nach körperlichen Reaktionen auf positive Erlebnisse, berichtet sie, dass ihr Herz früher schneller geschlagen habe, als sie frisch in ihren Mann verliebt gewesen sei. *„Dies ist ein schönes Beispiel dafür, wie sich ein Gefühl, in diesem Fall Verliebtsein, direkt auf eine körperliche Funktion auswirken kann."* So kann die HausärztIn das geschilderte Erlebnis aufgreifen. An diesen Beispielen erläutert sie dann, wie sich körperliches und psychisches Befinden gegenseitig bedingen.

Schritt 3, das dem PLT-PV zugrunde liegende Modell wird erläutert: Als Nächstes werden die Grundannahmen bzgl. Problemen, Symptomen und der Problemlösefertigkeit dargestellt, welche dem PLT-PV zugrunde liegen. In diesem Modell wird angenommen, dass ein gehäuftes Auftreten von Problemen, welche die Problemlösefähigkeiten des Betroffenen übersteigen, zu einem Gefühl der Belastung bzw. zu allgemeinen Symptomen wie z. B. Erschöpfung führt. Hohe Belastungen beeinträchtigen die Fähigkeit, neu anfallende Probleme zu lösen. Hierdurch kann es in der Folge zu einer Anhäufung von Belastungen bzw. Symptomen kommen, woraus dann ein Teufelskreis entstehen kann, der nur schwer zu überwinden ist (➤ Abb. 5.2).

FALLBEISPIEL FRAU S.

Die HausärztIn erläutert das dem PLT-PV zugrunde liegende Modell: *„Wenn es im Leben zu einer Überforderung durch Probleme kommt, kann dies zu einem Gefühl der Belastung und zu allgemeinen Symptomen, wie z. B. Erschöpfung, führen"*, erklärt sie. *„Symptome kann man somit als emotionale Antwort auf Probleme betrachten."*

Zudem erläutert sie, dass sich eine hohe Belastung negativ auf die Fähigkeit, Probleme zu lösen, auswirkt. So entstünde häufig ein Teufelskreis, da sich Probleme anhäuften, Belastungen bzw. Symptome zunehmen würden und die Problemlösefertigkeit in Folge weiter sinke. Sie fragt Frau S., ob sie das Modell auf sich übertragen könne.

„Sie haben recht, durch die Erkrankung meines Mannes hatte ich wirklich viel zu bewältigen. Mit der Zeit habe ich mich immer schlechter gefühlt und auch gemerkt, dass ich schon mit Problemen überfordert war, die ich früher leicht bewältigt hätte", bestätigt Frau S. *„Ich habe mich immer gefragt ‚Warum schaffe ich das nicht?' und mich unfähig gefühlt."*

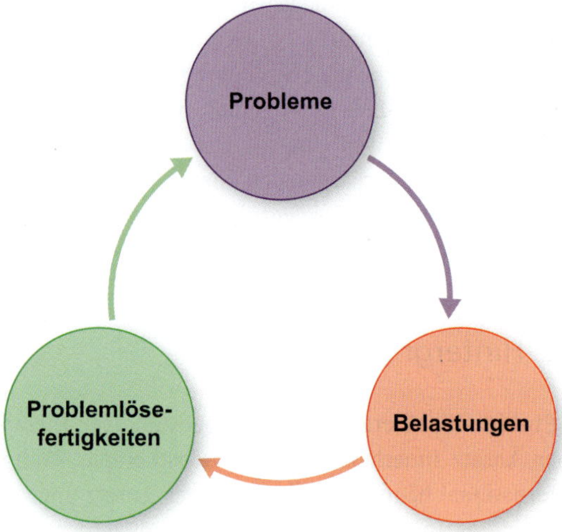

Abb. 5.2 Modell des PLT-PV [P919, L231]

Schritt 4, Kurzintervention zur Problemlöseorientierung: Die Haltung, mit der Menschen Problemen gegenübertreten, wird als Problemlöseorientierung bezeichnet. Es gibt hierbei Haltungen, die einer Problemlösung entgegenstehen. Werden Probleme beispielsweise als Beweis für persönliche Defizite oder als unlösbar erachtet, ist es unwahrscheinlich, dass PatientInnen Probleme aktiv angehen. Eine ungünstige Problemlöseorientierung kann eine erfolgreiche Problemlösung schon im Ansatz verhindern. Im Rahmen des PLT-PV werden folgende Haltungen gegenüber Problemen vermittelt:

- Probleme sind keine Ausnahme, sondern ein natürlicher Teil des Lebens und können gelöst werden.
- Negative emotionale Reaktionen oder andere Symptome werden im Rahmen des PLT-PV als nützlicher Hinweisreiz für das Vorliegen eines Problems interpretiert.

Wenn solche Reaktionen vorliegen, wird dies als „Stoppsignal" interpretiert, um nicht impulsiv der Emotion zu folgen, sondern innezuhalten und sich die Zeit zu nehmen über das der Reaktion zugrunde liegende Problem nachzudenken. Somit können diese Hinweisreize als Anstoß für den Problemlöseprozess dienen.

FALLBEISPIEL FRAU S.

„Meiner Meinung nach sind Probleme ein natürlicher Teil des Lebens. Sie gehören einfach dazu. In manchen Phasen treten vielleicht Probleme auf, mit denen man gut zurechtkommen kann und in einer anderen Phase kommt so viel zusammen, dass man es nicht einfach bewältigt bekommt. Das bedeutet aber nicht, dass Menschen mit vielen Problemen irgendwie unzulänglich wären", erläutert die HausärztIn.

„Es tut mir gut zu hören, dass Sie mich nicht für unfähig halten. In letzter Zeit ist einfach so viel zusammengekommen, da konnte ich einfach nichts mehr machen", erwidert Frau S.

„Trotzdem bin ich der Überzeugung, dass Probleme, auch wenn sie belastend sind, lösbar sind. Die Fähigkeit, auch in besonders belastenden Situationen gut mit Problemen umzugehen, kann erlernt und trainiert werden. Dabei würde ich Sie gerne unterstützen." ergänzt die HausärztIn.

Schritt 5, Einführung des Problemlöseschemas: Im Folgenden wird der Kernprozess des PLT-PV, das Erlernen des Problemlöseschemas erläutert. Der Ablauf kann mithilfe eines Arbeitsblattes erklärt werden (➤ Abb. 5.3).

Bei der Vermittlung ist das systematische Vorgehen im Problemlöseprozess hervorzuheben. Der PatientIn ist eine aktive Rolle zuzuweisen.

MERKE

Im PLT-PV geht es im Kern nicht um das Lösen der Probleme der PatientIn, sondern um das Erlernen eines Problemlöseschemas.

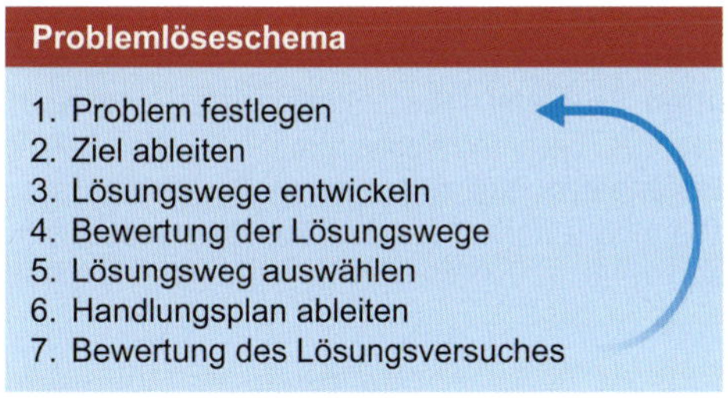

Abb. 5.3 Problemlöseschema des PLT-PV [P919, L231]

Nachdem das Problemlöseschema erläutert wurde, wird die PatientIn als Nächstes dazu angehalten, positive Aktivitäten aufzunehmen. Hierzu wird zunächst der Zusammenhang zwischen Stimmung und Aktivitäten dargestellt. So wird erläutert, dass Menschen weniger aktiv sind, wenn ihre Stimmung schlecht ist, insbesondere wenn eine Depression vorliegt. Gleichzeitig führt das Fehlen positiver Aktivitäten zu einer Verschlechterung der Stimmung. Je schlechter die Stimmung ist, desto schwieriger wird es, positive Aktivitäten durchzuführen. Der Zusammenhang kann anhand folgender Grafik illustriert werden (➤ Abb. 5.4).

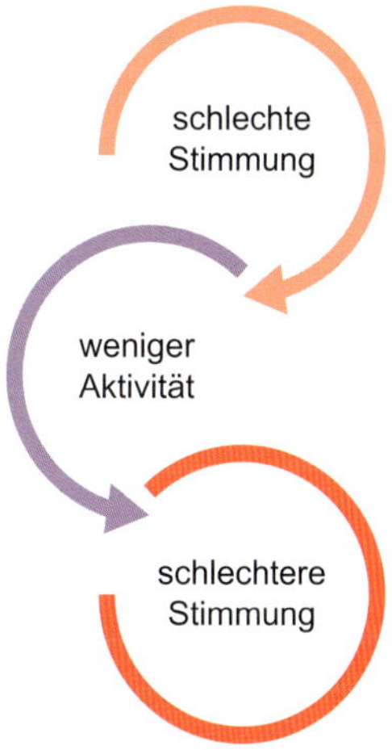

Abb. 5.4 Stimmung und Aktivitäten [P919, L231]

FALLBEISPIEL FRAU S.

Nach der Vorstellung des Modells fragt die HausärztIn Frau S. nach ihren Erfahrungen.
Frau S. berichtet: *„Früher waren wir häufig gemeinsam unterwegs und hatten auch einen großen Freundeskreis. Aufgrund der zunehmenden Pflege meines Mannes habe ich weniger unternommen als früher."* Sie seufzt: *„Zuletzt habe ich mich nicht einmal mehr mit meinen engsten Freundinnen getroffen. Ich habe mich dann auch wirklich immer schlechter gefühlt."*
„Ich verstehe, dass das für Sie eine schwierige Zeit war. Bei Ihnen kann man gut den Zusammenhang zwischen der Abnahme an Aktivitäten und der Verschlechterung der Stimmung nachvollziehen. Die gute Nachricht für Sie ist, dass das Modell in zwei Richtungen funktioniert", erklärt die HausärztIn. *„So trägt die Aufnahme positiver Aktivitäten meiner Erfahrung nach zu einer Verbesserung der Stimmung bei. Wenn man hiermit erst einmal Erfolg hatte und sich die Stimmung etwas bessert, werden die nächsten Aktivitäten häufig auch wieder etwas leichter bewältigt. Ich möchte Sie deshalb bitten, täglich positive Aktivitäten durchzuführen. Bei diesen Aktivitäten sollte es sich um kleine, leicht durchführbare Aktivitäten, wie Tee trinken, Gespräche mit Freundin, Musik hören o. Ä. handeln."*
Frau S. stimmt dem Vorgehen zu und verspricht, sich pro Tag wenigstens eine positive Aktivität zu überlegen.

Schritt 6, Übersicht über die relevanten Problembereiche erheben: Hier soll sich die BehandlerIn einen kurzen Überblick über die Problembereiche der PatientIn verschaffen. Um die Inhalte in relativ kurzer Zeit zu erfassen, sollte die PatientIn vorab darüber informiert werden, dass das Ziel eine Benennung der wesentlichen Themen ist, um diese in den weiteren Sitzungen aufzugreifen.

FALLBEISPIEL FRAU S.

„Ich möchte mir nun mit Ihnen zusammen einen kurzen Überblick über die wichtigsten Problembereiche verschaffen. An dieser Stelle reicht mir zunächst ein ‚Ja' bzw. ‚Nein', damit wir das Thema vormerken. Im Laufe der Therapie haben wir dann die Möglichkeit, uns mit den für Sie wichtigen Themen ausführlicher zu beschäftigen", erklärt die HausärztIn. Hierbei orientiert sie sich an einer Liste mit möglichen Problembereichen (s. u.), passt die Exploration aber an die Gegebenheiten (z. B. keine Exploration beruflicher Probleme bei Menschen im Ruhestand etc.) an.

1. Zwischenmenschliche Probleme
   a) Partnerschaft: Sexualität
   b) Sonstige Familie
   c) Freunde
   d) Nachbarn

   e) Einsamkeit
   f) Andere
2. Berufliche Probleme
3. Probleme mit der Freizeitgestaltung
4. Finanzielle Probleme
5. Wohnverhältnisse
6. Krankheiten und deren Folgen

Schritt 7, Problemlöseschema wird auf ein erstes Problem angewandt: Bis Schritt 7 benötigt man eine knappe halbe Stunde. Die zweite Hälfte der Therapiesitzung wird dafür verwendet, das Problemlöseschema auf ein erstes Problem anzuwenden. Die HausärztIn achtet hierbei auf die Einhaltung des Prozesses. Bezüglich der Inhalte, die die PatientIn behandeln möchte, der Entwicklung von Lösungswegen und der Auswahl, welchen Lösungsweg die PatientIn ausprobieren möchte, überlässt die HausärztIn der PatientIn die Entscheidung.

1. **Problem festlegen:** Hierzu wird das Problem zunächst ausführlich exploriert und sich auf eine gemeinsame Problemdefinition geeinigt. Im Rahmen der Exploration kann es zu einem Wechsel des Problembereichs kommen. Das Problem sollte sich auf eine möglichst konkrete Situation beziehen. Große Probleme können häufig in kleinere Probleme unterteilt werden. Wichtig ist es, bei diesem Schritt eine Entscheidung zu treffen und alle weiteren Schritte auf das festgelegte Problem zu beziehen. Die Auswahl des Problems liegt in der Hand der PatientIn, bei der Problemformulierung kann die HausärztIn unterstützen, die Formulierung muss sich die PatientIn aber zu eigen machen können.

FALLBEISPIEL FRAU S.

Frau S. berichtet, dass sie aktuell nichts mehr schaffe, dies wolle sie gerne besprechen. Das Kochen und auch die Reinigung ihrer Wohnung würden ihr zunehmend schwerfallen. Bei der Exploration stellt sich heraus, dass Frau S. diese Aufgaben aktuell nicht schafft, da sie sich zu energielos fühle, sie aber auch keinen Nutzen darin sehe, diese Dinge nur für sich zu tun. Als Problem schlägt sie deshalb vor „Ich kann meinen Alltag nicht mehr bewältigen". Auf die Frage, wo sie das Problem zuletzt bemerkt habe, schildert sie, dass sie das Problem hauptsächlich am Zustand ihrer Wohnung merke. Diese sei ungeputzt und unordentlich. Als Problem wird deshalb „Ich schaffe es nicht, die Wohnung in Ordnung zu halten" gewählt.

2. **Ziel ableiten:** Im nächsten Schritt sollte aus dem festgelegten Problem und den Vorinformationen ein Ziel abgeleitet werden. Ein gutes Ziel sollte bis zur nächsten Therapiesitzung (ein bis zwei Wochen) veränderbar sein. Zudem sollte die PatientIn wenigstens einen gewissen Einfluss auf das Problem haben. Wenn Probleme unveränderbar sind und eine Lösung prinzipiell ausgeschlossen werden kann, handelt es sich nicht um ein Problem, das es zu lösen, sondern um eine Tatsache, die es zu akzeptieren gilt. Einige PatientInnen formulieren Ziele, welche das Verhalten anderer zum Ziel erklären („Mein Chef soll nicht mehr so ungeduldig sein."). Diese Ziele sind durch Verhaltensänderungen aufseiten der PatientIn eventuell nicht beeinflussbar, wenn die Ungeduld etwa mit dem Temperament des Chefs zu tun hat und damit ungeeignet für das PLT-PV ist. Andererseits ist es aber auch möglich, dass die Ungeduld des Chefs ja mit konkreten Verhaltensweisen zusammenhängt, auf die die PatientIn einen direkten Einfluss hat, etwa Wissensdefizite der PatientIn in einem bestimmten Bereich. Dies kann nicht pauschal beantwortet, sondern bestenfalls nach einer konkreten Exploration für den konkreten Einzelfall geklärt werden.
   Auch Ziele, die bereits die Lösung enthalten (z. B. „im Tanzkurs anmelden"), sind keine Ziele im Sinne des PLT-PV, sondern Aufgaben. Der Lösungsweg ist hier schon längst festgelegt, die Lösung muss nur noch ausgeführt werden.

MERKE

Definition Problem: Lebenssituation oder Aufgabe, bei der eine negative Beeinträchtigung droht und die deshalb eine Reaktion erfordert. Eine angemessene Reaktion ist aber nicht ersichtlich oder aufgrund verschiedener Umstände nicht durchführbar.

FALLBEISPIEL FRAU S.

Die HausärztIn instruiert Frau S.: *„Stellen Sie sich vor, Ihr Problem gäbe es auf einmal nicht mehr. Was wäre dann anders bzw. woran würden Sie merken, dass es das Problem nicht mehr gibt?"*
Frau S. berichtet, dass sie eine positive Veränderung vor allem an der Ordnung und Sauberkeit in der Wohnung festmachen würde: *„Ich bin eigentlich eine sehr ordentliche Frau und der Blick in die Wohnung zeigt mir im Moment täglich, wie schlecht es mir geht. Ginge es mir besser, würde ich das als Erstes angehen."* Frau S. formuliert für sich als Ziel: *„Bis nächste Woche die Wohnung einmal aufräumen und grundreinigen."*

3. **Lösungswege entwickeln (➤ Video 7):** In diesem Schritt wird die PatientIn angehalten, in einem „Brainstorming" Lösungswege zu entwickeln. Wichtig ist es hierbei, dass die PatientIn möglichst viele und möglichst verschiedene Lösungswege produziert. („Masse vor Klasse"). Damit ein kreativer Prozess in Gang kommt, sollten Bewertungen in diesem Schritt klar verhindert werden. Um eine solche Bewertung zu vermeiden, hat es sich bewährt, die Lösungswege stichpunktartig auf einem Zettel oder, wenn vorhanden, einem Flip-Chart zu notieren. Das Tempo sollte hochgehalten werden, damit PatientInnen keine Zeit zur „Selbstzensur" haben und auch ungewöhnliche oder gar abwegige Ansätze formuliert werden, da dies häufig zu kreativen und damit neuen Lösungsansätzen führt. Um diesen Prozess zu unter-

stützen, sollten zudem möglichst offene Fragen gewählt werden: „Was fällt Ihnen ein?", „Was noch?". Wichtig ist es, dass sich die HausärztIn an dieser Stelle zurückhält und keine Lösungsmöglichkeiten vorschlägt. Dies ist besonders deshalb wichtig, da die PatientIn eine Erfahrung der Selbstwirksamkeit und der Bewältigung machen soll und nicht –schlimmstenfalls –, dass sie ihre Probleme zwar nicht lösen kann, ihre ÄrztIn hingegen problemlos. Sollte es der Patientin schwerfallen, Lösungswege zu entwickeln, kann die Frage, wie andere Menschen, z. B. der beste Freund, mit diesem Problem umgehen würden, helfen. Manche Menschen haben Angst, etwas „Falsches" zu sagen. Hierbei gilt der Grundsatz, dass es in diesem Schritt keine falschen Ideen gibt. Eventuell kann die HausärztIn selbst eine abwegige Idee äußern, um diese Hürde zu senken.
Fünf bis sechs Lösungswege haben sich als eine gute Richtgröße erwiesen. Bei weniger Lösungen fehlt zumeist die Auswahl, um zu einem wirklich kreativen Ergebnis zu kommen, bei mehr Lösungen wird der Prozess häufig unübersichtlich.

https://else4.de/Gensichen_video7

FALLBEISPIEL FRAU S.

Frau S. fällt dieser Schritt zunächst nicht leicht. Sie berichtet, dass sie die Wohnung jeden Tag aufräumen wolle, dies aber schlicht nicht schaffe. Als sie dann ermutigt wird, einfach einmal Dinge zu formulieren, auch wenn diese unrealistisch erscheinen, lacht sie und meint: *„Wenn ich reich wäre, würde ich mir eine Putzkolonne engagieren."*
Die HausärztIn greift die Idee gleich auf: *„Super, eine erste Idee haben Sie ja schon, sehr gut"*, und schreibt „Putzkolonne engagieren" auf einem Blatt auf. *„Was fällt Ihnen noch ein?"*, fragt sie. Nach und nach fallen Frau S. folgende Lösungsansätze ein: 1. Putzkolonne, 2. Haushaltshilfe, 3. Schwester um Hilfe bitten, 4. Tochter um Hilfe bitten, 5. mit Musik putzen, 6. gleich morgens mit dem Aufräumen anfangen.

4. **Bewertung der Lösungswege:** Die Bewertung der Lösungswege erfolgt im nächsten Schritt. Zu Beginn sollte der PatientIn, insbesondere wenn viele Lösungswege zur Auswahl stehen, die Möglichkeit geboten werden, für sie offensichtlich ungeeignete Lösungswege auszuschließen. Alle verbleibenden sollen im Anschluss von der PatientIn bewertet werden. Relevante Aspekte der Bewertung können hierbei der Aufwand in Form von Zeit, Kosten, die Abhängigkeit von anderen und die emotionale Belastung der PatientIn sein. Als hilfreich hat sich die Frage erwiesen, welche spezifischen Vorteile/Nachteile der jeweilige Lösungsweg beinhaltet.

FALLBEISPIEL FRAU S.

Die Lösungsansätze werden von Frau S. folgendermaßen beurteilt:

- Ad 1: Spezifischer Vorteil sei, dass die Putzkolonne die Aufgabe erledigen würde, ohne dass sie etwas tun müsse. Gleichzeitig hätte sie danach nicht das Gefühl, etwas geschafft zu haben und sie könne sich das auch gar nicht leisten.
- Ad 2: Bei der Haushaltshilfe sei das ganz ähnlich. Die Kosten seien zwar geringer, eine Haushaltshilfe müsse sie aber auch erst einmal finden.
- Ad 3: Mit ihrer Schwester verstehe sie sich gut und sie hätten auch ähnliche Ansprüche an Ordnung und Sauberkeit. Ihre Schwester sei körperlich nicht mehr ganz fit, aber zusammen müsse es schon gehen.
- Ad 4: Die Tochter sei zwar fitter, habe aber mit ihren beiden kleinen Kindern und dem Beruf einfach sehr viel zu tun.
- Ad 5: Musik hören beim Putzen sei sicherlich hilfreich. Da ginge alles doch leichter von der Hand und Nachteile sehe sie eigentlich keine.
- Ad 6: Direkt morgens mit dem Aufräumen zu beginnen, sei sicherlich eine gute Idee, da sie häufig lange Zeit damit verbringe zu überlegen, ob sie etwas wirklich in Angriff nehmen solle. Gleichzeitig brauche sie morgens einfach ihren Kaffee, um richtig wach zu werden.

5. **Lösungsweg auswählen:** Auch bei der Beurteilung der Lösungswege soll sich die HausärztIn vollständig einer Wertung enthalten. Maximal darf sie bereits genannte Vor- oder Nachteile ergänzen. Ihre Aufgabe ist es, auch in diesem Schritt auf die korrekte Durchführung des Prozesses zu achten. Impulsive Entscheidungen für einen der Lösungswege „aus dem Bauch heraus" sollen an dieser Stelle vermieden werden, da impulsive Entscheidungen häufig wichtige Vor- oder Nachteile ausblenden bzw. gewohnte Lösungswege eher als neue ausgewählt werden. Die HausärztIn kann die Berücksichtigung aller erarbeiteten Vor- und Nachteile fördern, indem sie für die PatientIn noch einmal alle genannten Argumente zusammenfasst. Die PatientIn wählt auf dieser Grundlage ihren Lösungsweg aus. Es besteht die Möglichkeit, mehrere Lösungswege miteinander zu kombinieren. An dieser Stelle soll eine verbindliche Entscheidung für ein bis maximal zwei Lösungswege getroffen werden. Zu viele Lösungswege führen schnell zu Misserfolgserlebnissen, da dann häufig die Umsetzung nicht gelingt. Auch ist eine vernünftige Vorbereitung im Schritt 6 nur möglich, wenn man sich auf den wesentlichen Lösungsweg konzentriert. Das Ausprobieren zusätzlicher Lösungswege kann der PatientIn offengelassen werden. Es sollte aber klar vereinbart werden, welcher Lösungsweg der verbindliche ist. Sollte die PatientIn einen aus Sicht der HausärztIn „falschen" Lösungsweg auswählen, sollte dieser nur dann unterbunden werden, wenn er mit einer Gefährdung der PatientIn verbunden ist oder ihre sozialen Beziehungen nachhaltig schädigen könnte. Ansonsten ist es häufig therapeutisch sehr sinn- und wirkungsvoll, einen „falschen" Weg auszuprobieren. Entweder die HausärztIn lag falsch

und die PatientIn hat wider Erwarten Erfolg oder macht die Erfahrung, dass ihr Lösungsansatz nicht funktioniert hat und kann mithilfe der HausärztIn reflektieren, was die Lösung verhindert hat. Eventuell können hierdurch übergreifende Einstellungen (wie z. B. Selbstüberschätzung) reflektiert und verändert werden.

Im nächsten Schritt gibt die HausärztIn eine kurze Zusammenfassung, benennt Problem, Ziel und Vor- bzw. Nachteile der Lösungswege.

FALLBEISPIEL FRAU S.

Nachdem die HausärztIn die Vor- und Nachteile zusammengefasst hat, entscheidet sich Frau S., ihre Schwester zu kontaktieren und sie um Unterstützung zu bitten. Nach Möglichkeit wolle sie morgens anfangen und Musik könne sie *„dabei ja gut auch anmachen"*.

6. **Handlungsplan ableiten:** Im nächsten Schritt wird die konkrete Umsetzung des Lösungsweges geplant. In diesem Schritt kommt es zu einer wichtigen Änderung der therapeutischen Haltung. Während die Rolle der HausärztIn bislang sehr non-direktiv war und die PatientIn in ihren Entscheidungen lediglich unterstützt hat, darf die HausärztIn bei der Planung der Durchführung aktiv beratend eingreifen. Damit eine Umsetzung des Lösungsweges wahrscheinlich wird, sollte die Planung möglichst konkret sein, mögliche Schwierigkeiten sollten antizipiert und in der Planung berücksichtigt werden. Diese Analyse sollte umfassen: Was mit wem wann wie gemacht wird und was dafür gegebenenfalls benötigt wird. Je unsicherer die PatientIn erscheint, desto genauer sollte die Planung erfolgen. Falls bei der PatientIn Defizite bestehen, können in diesem Schritt auch neue Verhaltensweisen, z. B. in Form von Rollenspielen, geübt werden.
   Mit dieser Planung endet die erste, längste und inhaltlich umfassendste Sitzung im Rahmen des PLT-PV.

FALLBEISPIEL FRAU S.

Mit Frau S. wird ein konkreter Handlungsplan vereinbart. Sie wird noch am gleichen Abend ihre Schwester anrufen und versuchen, bis zur nächsten Therapiestunde in einer Woche einen Termin zum Putzen zu vereinbaren.

5.5.4 Weitere Stunden im Rahmen des PLT-PV

Zu Beginn jeder weiteren Stunde im Rahmen des PLT-PV wird die Umsetzung des in der vorherigen Stunde erarbeiteten Lösungsversuchs evaluiert (➤ Video 8). Hierbei ist es wichtig, die Erfolge der PatientIn in den Vordergrund zu stellen, da depressive PatientInnen durch die mit einer Depression einhergehenden kognitiven Verzerrungen dazu neigen, eigene Erfolge nicht anzuerkennen und Misserfolge zu fokussieren. Für viele Depressive stellt die Umsetzung eines Vorsatzes aufgrund der Antriebsprobleme und des depressiv bedingten sozialen Rückzugs eine ernsthafte Barriere in der Umsetzung dar. Deshalb muss bei der Umsetzung der Lösungswege bei Depressiven mit einem anderen Maß gemessen werden. Im Nachgang sollte reflektiert werden, ob sich der Lösungsweg bewährt hat und ob er in Zukunft erneut angewandt werden sollte. Auch sollte reflektiert werden, ob die erfolgreiche Lösung bereits zu einer Verbesserung der Stimmung beigetragen hat. Manche PatientInnen neigen zu einer Überschätzung der unmittelbaren Effekte eines erfolgreichen Lösungsansatzes auf die Stimmung und sind enttäuscht, wenn der Effekt nicht grundlegend bzw. andauernd ist. Diese PatientInnen sollten darüber informiert werden, dass es häufig erst nach einiger Zeit zu einem nachhaltigen Effekt auf die Stimmung kommt. Grundsätzlich sollte jedoch jede Umsetzung des vereinbarten Handlungsplans gewürdigt und bestärkt werden, unabhängig vom Erfolg der konkreten Bewältigung des Problems.

https://else4.de/Gensichen_video8

FALLBEISPIEL FRAU S.

Frau S. berichtet, dass sie ihre Schwester noch am gleichen Abend erreicht habe. Ihre Schwester sei gekommen und gemeinsam hätten sie die Wohnung „auf Vordermann gebracht". Sie merke, dass es ihrer Stimmung guttue, diese Sache angegangen zu sein. Seit dem letzten Termin habe sie auch täglich eine positive Aktivität durchgeführt.

Während der weiteren Behandlung sollte immer wieder die korrekte Umsetzung des Problemlöseschemas wiederholt werden. Die PatientInnen sollten das Vorgehen von Stunde zu Stunde selbstständiger durchführen. Eine positive Problemlöseorientierung sollte – wo immer möglich – gefördert werden.

Gegen Ende der Behandlung wird mit der PatientIn der bisherige Fortschritt beim Erlernen des Problemlöseschemas rekapituliert. Offene Probleme von der Liste und Probleme, denen sich die PatientIn voraussichtlich in Zukunft stellen muss, sollten benannt und auf das planvolle Problemlösen als Methode zur Bewältigung der Herausforderungen verwiesen werden.

Schwierigkeiten im Problemlöseprozess: Ein „gescheiterter" Lösungsversuch kann häufig therapeutisch wichtige Erkenntnisse mit sich bringen und stellt oftmals einen notwendigen Teil des Gesamtprozesses dar.

Sollte ein Problemlöseversuch nicht den erhofften Erfolg erbracht haben, haben sich folgende Fragen als hilfreich erwiesen:

- „Welchen Erkenntnisgewinn hat Ihnen der Versuch gebracht?"

- „Was hat sich genau ereignet, während Sie versuchten, den Lösungsweg anzuwenden?“
- „Sind ungeplante Hindernisse aufgetreten?“

Zusätzlich kann es manchmal sinnvoll sein, sich das gesamte gemeinsam erarbeitete Lösungsschema anzusehen und jeden Schritt noch einmal zu überprüfen:

- Ist das Problem zu groß und könnte es in kleinere Ziele unterteilt werden?
- Wurde das Ziel richtig definiert?
- Ist es zu allgemein gehalten?
- Wie können wir feststellen, ob das Ziel erreicht wurde?
- Unterliegt das Ziel wenigstens zum Teil der Kontrolle der PatientIn?

Für den Effekt der Intervention konnten im Rahmen von Metaanalysen zwei Erfolgsfaktoren (Moderatoren) nachgewiesen werden. Der eine ist die Arbeit an der Problemlöseorientierung, welche eine Voraussetzung für eine erfolgreiche Problemlösung darstellt, der andere ist die aktive Umsetzung durch die PatientIn zwischen den Sitzungen. Die PatientIn sollte hierüber informiert werden (Malouff et al. 2007). Vereinbarte Aufgaben sollten stets zu Beginn der nächsten Sitzung nachbesprochen und die PatientIn für die Umsetzung gegebenenfalls gelobt werden. Sollte eine PatientIn vereinbarte Aufgaben nicht umgesetzt haben, könnte dies auf eine Überforderung hinweisen. Hier kann es sinnvoll sein, zunächst mit kleineren Aufgaben zu beginnen bzw. sich zunächst kleineren oder leichter zu lösenden Problemen zuzuwenden.

Evidenz: Problemlösetraining in der Primärversorgung (PLT-PV) wurde in einer ganzen Reihe von Studien – entweder als alleinige Intervention oder im Rahmen von komplexeren Versorgungsmodellen – angewandt. Bereits 1995 führte Mynors-Wallis et al. eine erste randomisiert-kontrollierte Studie an 91 PatientInnen durch. Die Effektivität in der Behandlung war vergleichbar wie ein Antidepressivum (Amitriptylin) und der Placebo-Bedingung signifikant überlegen (Mynors-Wallis et al. 1995). Aktuell liegen sechs randomisiert-kontrollierte Studien zur Anwendung des PLT-PV als alleinige Intervention in der hausärztlichen Versorgung vor (Linde et al. 2015). Auch in einigen neuen kooperativen Versorgungsmodellen kommt dem PLT-PV eine zentrale Rolle zu. So nutzt eines der erfolgreichsten neuen Versorgungsmodelle zur Versorgung älterer PatientInnen, das „Improving Mood – Promoting Access to Collaborative Treatment (IMPACT)“-Modell (Unützer et al. 2002), PLT-PV als psychotherapeutischen Ansatz im Behandlungsalgorithmus. Das Modell wurde zunächst in den USA entwickelt und evaluiert, inzwischen aber auch erfolgreich auf andere Gesundheitssysteme übertragen und dort ebenfalls erfolgreich evaluiert. So wurde in einer cluster-randomisiert-kontrollierten Studie das Vorgehen auch für die Behandlung der Altersdepression in der Primärversorgung in Deutschland untersucht. Die Überlegenheit des Versorgungsmodells konnte auch für diesen Bereich nachgewiesen werden (Hölzel et al. 2018).

5.6 Interpersonelle Beratung in der Primärversorgung

Interpersonelle Beratung (Interpersonal Counseling [IPC]; Klerman et al. 1987; Update: Weissman 2005) ist eine speziell auf die Primärversorgung leichtgradig depressiver PatientInnen zugeschnittene Kurzvariante der interpersonellen Psychotherapie (IPT; Schramm 2019), eine der wirksamsten Depressionstherapien. Die Intervention umfasst drei bis sechs halbstündige Beratungssitzungen, die je nach Bedarf wöchentlich oder in größeren Abständen durchgeführt werden. Der Ansatz orientiert sich an einem medizinischen Krankheitsmodell, ist evidenzbasiert und in einem Manual beschrieben. Das IPC ist zum Einsatz durch verschiedene Berufsgruppen (z. B. Primärmediziner, Pflegekräfte) nach einer entsprechenden Schulung konzeptualisiert worden.

Der Schwerpunkt der Intervention liegt darauf, neben der depressiven Symptomatik die soziale Rollenerfüllung und Leistungsfähigkeit der PatientIn wiederherzustellen. Angst- und Depressionssymptome sowie Probleme bei der Lebensbewältigung gehören zu den Hauptgründen, warum hausärztliche Praxen aufgesucht werden. PatientInnen mit depressiven Symptomen werden in der Primärversorgung in der Regel medikamentös behandelt, würden es aber meist bevorzugen, mit jemandem über ihre Probleme zu sprechen (Vidair et al. 2011; McHugh et al. 2013).

Das IPC orientiert sich an den Elementen und den Wirkmechanismen der IPT (➤ Abb. 5.5) und zwar vornehmlich aus der Anfangsphase. So wird in einem ersten Schritt mit der PatientIn ein Zusammenhang ihrer depressiven Symptomatik und den psychosozialen Belastungen hergestellt. Der Fokus der Behandlung liegt auf belastenden interpersonellen Ereignissen, welche zur Depressivität beigetragen oder sie ausgelöst haben: Trauer, Einsamkeit, Rollenwechsel/Lebensveränderungen, zwischenmenschliche Konflikte oder Arbeitsstress. Wie bei der IPT spielt auch beim IPC die Psychoedukation der PatientIn und ihrer Angehörigen eine wichtige Rolle. So gibt es Handouts, auf denen die wichtigsten Informationen über Depression und deren Behandlung schriftlich zusammengefasst sind.

Die Sitzungen beinhalten:

1. Die depressiven Symptome und die Diagnose klären und der PatientIn vermitteln (Psychoedukation)
2. Den interpersonellen Kontext im Zusammenhang mit dem Beginn der depressiven Symptome eruieren und einen Fokus festlegen (einer der fünf Problembereiche Trauer, Konflikte, Rollenwechsel, Einsamkeit oder Arbeitsstress)
3. Die Ressourcen der PatientIn ermitteln (z. B. wer die PatientIn unterstützen könnte)
4. Strategien zur Bewältigung der psychosozialen und interpersonellen Probleme entwickeln

Die therapeutische Beziehung beim IPC gestaltet sich supportiv, ermutigend und im Sinne eines „Advokats der PatientIn“.

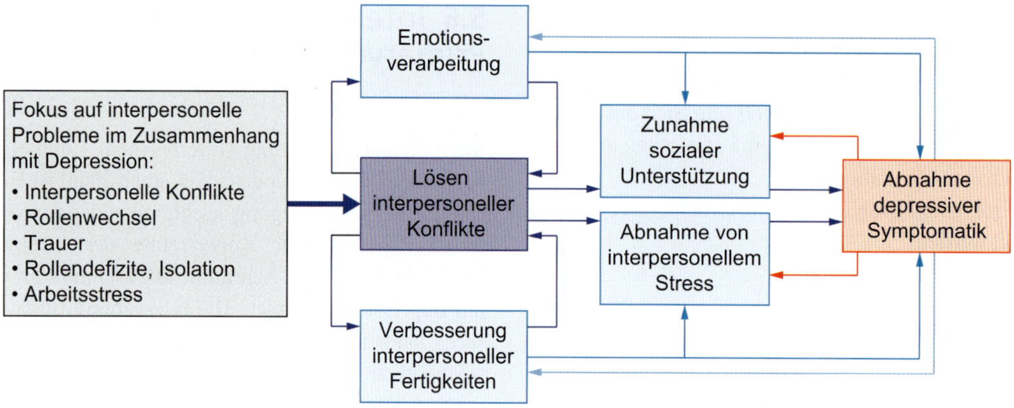

Abb. 5.5 Elemente und Wirkmechanismen der IPT [F840-003, L231]

FALLBEISPIEL FRAU S.

Frau S., eine 67-jährige Patientin, kommt wegen einer Bronchitis zum Hausarzt. Sie gibt außerdem Schlafprobleme, Antriebslosigkeit, und Depressivität an, seitdem ihr Mann aufgrund einer fortgeschrittenen Alzheimer-Erkrankung in ein Pflegeheim eingewiesen wurde. Sie hatte ihn einige Zeit zu Hause gepflegt, war aber dann nicht mehr in der Lage dazu. Es wird eine leichtgradige Depression diagnostiziert.

5.6.1 Aufgaben Sitzung 1

- Depressive Symptome erheben (auch unter Einsatz einer Selbstbeurteilungsskala, z. B. dem Beck-Depressions-Inventar [BDI-II])
- Den Grad der Beeinträchtigung und andere komorbide Symptome (z. B. Ängste) einschätzen (➤ Kap.2)
- Erklären, wie die Depression von Lebensumständen und interpersonellen Ereignissen beeinflusst ist und umgekehrt
- Aufklärung über die depressive Erkrankung im Rahmen des medizinischen Modells *(„Es ist nicht Ihr Fehler!“)*
- Hoffnung geben *(„Ihre Symptome werden wieder besser werden.“)*
- Die Krankenrolle vermitteln *(„Wer kann Sie momentan unterstützen?“)*
- Den Kontext explorieren, in dem die ersten depressiven Symptome auftraten *(„Was spielte sich in Ihrem Leben ab, als Sie die ersten depressiven Symptome bemerkten?“)*
- Kurze Beziehungsanalyse erstellen.
- In einer Behandlungsabsprache den Fokus, Ziele und das weitere Vorgehen festlegen

FALLBEISPIEL FRAU S., SITZUNG 1

Die IPC-Therapeutin geht mit Frau S. ihre depressiven Symptome durch und vermittelt ihr, dass sie unter einer depressiven Erkrankung leidet. Sie legt ihr die Krankenrolle nahe, indem sie die Depression als medizinische Erkrankung erklärt und mit ihr bespricht, wer sie momentan entlasten und unterstützen könnte. Das Kochen und auch die Reinigung ihrer Wohnung würden ihr zunehmend schwerfallen und sie würde sich hier vorübergehend eine Entlastung wünschen: *„Sie haben recht, ich brauche Hilfe. Ich könnte meine Schwester bitten, für einige Zeit zu mir zu kommen.“* Die Therapeutin gibt Frau S. Hoffnung, dass die Depression eine häufige Erkrankung und gut behandelbar ist.

Die Therapeutin führt eine kurze Beziehungsanalyse durch, um zu eruieren, wer zu den wichtigsten Bezugspersonen der Patientin gehört, die sie derzeit unterstützen könnten. Als wichtigste Person in ihrem Leben nennt Frau S. ihren Mann, obwohl er *„nicht mehr der sei, den sie vor vielen Jahren geheiratet habe.“* Zu ihrer Schwester habe sie einen guten Kontakt, aber diese wohne weiter entfernt. Auch ein langjährig befreundetes Ehepaar habe ihr schon angeboten, sie zum Einkaufen mitzunehmen. Auch mit den Nachbarn habe sie ein herzliches Verhältnis, sie habe sich nur in letzter Zeit sehr zurückgezogen.

Bei der Exploration des Kontexts und der Auslöser, die zu ihrer depressiven Symptomatik beigetragen haben, gibt Frau S. an, dass sie starke Schuldgefühle empfinde, weil sie ihren Mann schließlich nicht mehr allein pflegen konnte. Sie vermisse ihn sehr und sei nach seiner Aufnahme in ein Pflegeheim in „ein Loch gefallen“, habe nicht mehr gewusst, was sie mit ihrer Zeit anfangen soll. Nachts habe sie gegrübelt, wie sie es hätte verhindern können, dass er von zu Hause ausziehen musste. Im Pflegeheim hatte man ihr schon angedeutet, dass es „wohl nicht mehr allzu lange gehe“.

Therapeutin und Patientin einigen sich auf den Fokus „Rollenwechsel/Lebensveränderung“, was auch die bevorstehende Trauer um den Ehemann einbezieht.

5.6.2 Aufgaben Sitzung 2 (➤ Video 9)

- Die Symptome, Beeinträchtigungen und Reaktion auf die letzte Sitzung explorieren.
- Strategien zur Bewältigung des Fokus besprechen
- Allgemeine IPT-Strategien durchgehen:
  - Soziale Isolation verringern
  - Unterstützung suchen und Kommunikation herstellen

https://else4.de/Gensichen_video9

FALLBEISPIEL FRAU S., SITZUNG 2

Die Therapeutin stellt fest, dass sich die Schlafstörungen und damit verbunden auch die Antriebslosigkeit von Frau S. verbessert haben. Sie hat seit der letzten Sitzung eine Einladung von dem befreundeten Ehepaar angenommen, einkaufen zu gehen und danach noch gemeinsam zu Abend zu essen. Ihre Schwester wolle schon in wenigen Tagen kommen und einige Zeit bleiben. Sie fühle sich nun hoffnungsvoller.

Die Sitzung fokussiert darauf, die Lebensumstände von Frau S. und die Beziehung zu ihrem Mann vor dessen Übersiedlung ins Pflegeheim zu erheben. Sie konnte erkennen, dass sie im letzten halben Jahr stark überfordert war. Meist war sie von Schuldgefühlen und Ängsten geplagt, dem Mann könne etwas zustoßen, wenn sie ihn allein ließ oder wenn sie ihn bei der Körperpflege fallen ließe. Einmal konnte sie ihn zwei Tage lang nicht waschen, weil sie selbst durch eine Erkältung geschwächt war. Manchmal verspürte sie auch Wut, wenn er sich stur verhielt und nicht mit ihr kooperierte. Aus Hilflosigkeit habe sie ihn dann mehrfach angeschrien, wofür sie sich jetzt schämte. Die Therapeutin fragt behutsam nach, was die positiven Aspekte der alten, aber auch der neuen Rolle waren. Frau S. erwähnte ein Versprechen, das sich die beiden Ehepartner einmal gegeben hatten, „immer bis zum Ende füreinander da zu sein". Das Gefühl, diesem Wunsch nachzukommen, indem sie ihn pflegte, erfüllte sie. Selbst, wenn ihr die Pflege des Mannes immer schwerer gefallen war. Vor allem ihn nachts in ihrer Nähe zu wissen, gab ihr auch ein Gefühl der Geborgenheit, wo sie jetzt nur Einsamkeit empfand. Die Therapeutin normalisierte ihre Gefühle und unterstützte sie in der Trauer um ihren Mann, der nicht mehr derselbe war, den sie einmal heiratete. Am Ende der Sitzung sagte sie: *„Ich vermisse meinen Mann schrecklich, aber ich konnte am Ende nichts mehr für ihn tun und musste ihn gehen lassen. Ich bin jetzt erleichtert, dass ich nicht mehr die ganze Verantwortung für ihn habe und mich wieder mehr mir selbst zuwenden kann".*

5.6.3 Aufgaben Sitzung 3 (➤ Video 10)

- Die Symptome, Beeinträchtigungen und Reaktionen auf die letzte Sitzung explorieren
- Den Fortschritt der PatientIn und weitere Strategien besprechen

Je nach Besserung der Symptomatik und je nach Wunsch der PatientIn über weitere Behandlungsmöglichkeiten entscheiden:

- Weitere drei Termine
- Termine nur bei Bedarf („call me if you need me")
- Monatliche Nachsorgetermine („let's see how you are doing")
- Bei erneuter Verschlechterung Überweisung an PsychiaterIn und/oder PsychotherapeutIn

https://else4.de/Gensichen_video10

FALLBEISPIEL FRAU S., SITZUNG 3

Obwohl Frau S. angab, ihre Symptomatik habe sich weiter gebessert, litt sie immer noch unter leicht ausgeprägten Symptomen von Niedergeschlagenheit. Ihre Schwester sei zwischenzeitlich eingezogen und sie habe gute Gespräche mit ihr und auch wieder mehr Struktur im Alltag. Sie könne sich jetzt sogar darauf einlassen, wieder Dinge zu genießen, ohne sofort von Schuldgefühlen geplagt zu sein. Im Pflegeheim habe sie mit einem Seelsorger besprochen, dass sie sich von ihrem Mann verabschieden und ihn dabei um Vergebung bitten möchte, dafür dass sie so häufig von seiner Pflege überfordert war. Sie habe nun das Gefühl, dass sie nicht mehr feststecke, sondern sich auf den neuen Lebensabschnitt zunehmend einstellen könne. *„Ich möchte für meinen Mann im Pflegeheim weiterhin da sein, aber ich kann jetzt besser akzeptieren, dass es nie mehr so werden wird, wie es einmal war. Mit meinen Gefühlen bin ich Karussell gefahren, wusste nicht mehr, was richtig und falsch ist. Ich wollte mich in diesem Zustand niemandem zumuten. Jetzt kann ich wieder in Gesellschaft sein und mir auch helfen lassen."*

Ihr Wert auf der Selbstbeurteilungsskala zur Messung der depressiven Symptomatik war niedriger und lag fast im Normalbereich. Frau S. wollte sich in zwei bis vier Wochen wieder melden, um abzuschätzen, ob sie noch weitere Sitzungen in Anspruch nehmen wolle.

Evidenz: IPC wurde bisher in 13 Studien untersucht und erwies sich als wirksam bei der Reduktion depressiver Symptome und der Verbesserung der allgemeinen Funktionsfähigkeit (Weissman et al. 2014). Außerdem zeigte sich, dass IPC von psychosozialen Fachkräften angewandt werden kann und dass die Anzahl der Sitzungen abhängig vom Kontext und den Ressourcen der PatientIn flexibel ist. In einer multizentrischen Studie (Menchetti et al. 2014; ➤ Abb. 5.6) bei 287 leicht bis mittelschwer depressiven PatientInnen in ihrer ersten oder zweiten Episode fand man in der Primärversorgung, dass bereits sechs IPC-Sitzungen von 30-minütiger Dauer bezüglich der Remissionsraten einer alleinigen medikamentösen Behandlung signifikant überlegen waren. Weitere Untersuchungen werden benötigt, bei denen IPC mit anderen Ansätzen in der Primärversorgung verglichen wird.

Depressive Störungen sind in der ambulanten hausärztlichen Versorgung häufig. Zur Behandlung dieser Störung stehen mit dem PLT-PV und dem IPC zwei Verfahren zur Verfügung, die speziell für diese Anwendung adaptiert und wissenschaftlich überprüft wurden. Es ist noch nicht abschließend beantwortet, welches Verfahren für welche PatientInnen

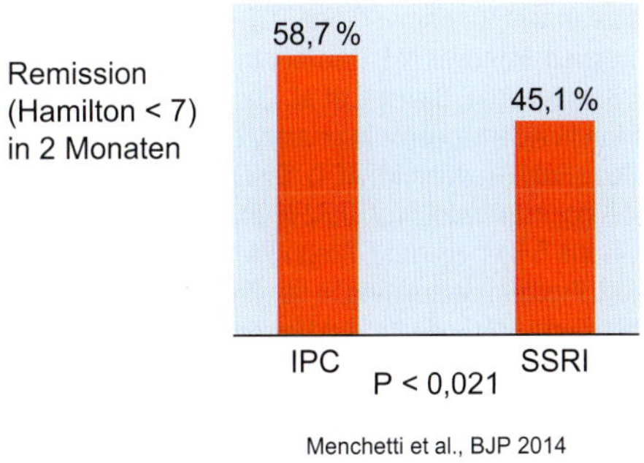

Abb. 5.6 IPC vs. SSRI in der Primärversorgung [L231]

am besten geeignet ist, es deutet sich aber eine Überlegenheit für das PLT-PV bei älteren PatientInnen an (Hautzinger et al. 2017). Vom IPC scheinen besonders Menschen zu profitieren, bei denen soziale Konflikte im Zentrum stehen (Bernecker und Coyne 2017). Beide Verfahren können als evidenzbasiert angesehen werden (Francis und Kumar 2013).

LITERATUR

Aziz R, Steffens DC. What Are the Causes of Late-Life Depression? Psychiatr Clin North Am 36(4), 2013: 497–516.

Berger M. et al. Affektive Störungen. In: Psychische Erkrankungen: Klinik und Therapie. 6. A. München/Jena: Elsevier Urban und Fischer, 2018.

Bernecker SL, Coyne AE, Constantino MJ, Ravitz P. For whom does interpersonal psychotherapy work? A systematic review. Clin Psychol Rev Aug; 56, 2017: 82–93. doi: https://doi.org/10.1016/j.cpr.2017.07.001. Epub 2017 Jul 8. PMID: 28710917.

Bundesärztekammer (BÄK), Kassenärztliche Bundesvereinigung (KBV), Arbeitsgemeinschaft der Wissenschaftlichen Medizinischen Fachgesellschaften (AWMF). Nationale VersorgungsLeitlinie Unipolare Depression – Langfassung, Version 3.0, 2022. www.leitlinien.de/themen/depression (letzter Zugriff: 17.1.2023).

Busch MA, Maske UE, Ryl L, Schlack R, Hapke U. Prävalenz von depressiver Symptomatik und diagnostizierter Depression bei Erwachsenen in Deutschland – Ergebnisse der Studie zur Gesundheit Erwachsener in Deutschland (DEGS1). Bundesgesundheitsblatt. 2013; 56(5/6): 733–739. Doi: https://doi.org/10.1007/s00103-013-1688-3.

Dilling H, Freyberger HJ, Coltart W. Taschenführer zur ICD-10-Klassifikation psychischer Störungen: nach dem Pocket Guide von J. E. Cooper. 7. A. Göttingen: Verlag Hans Huber, 2013.

Fisher EB et al. Co-occurrence of diabetes and depression: conceptual considerations for an emerging global health challenge. J Affect Disord 142 Suppl, 2012: S56–66.

Francis JL, Kumar A. Psychological treatment of late-life depression. Psychiatr Clin North Am Dec; 36(4), 2013: 561–575. doi: https://doi.org/10.1016/j.psc.2013.08.005. Epub 2013 Oct 6. PMID: 24229657.

Frasure-Smith N, Lesperance F. Depression following myocardial infarction. Impact on 6-month survival. JAMA 270, 1993: 1819–1825.

Gerste B, Roick C. Prävalenz und Inzidenz sowie Versorgung depressiver Erkrankungen in Deutschland. In Versorgungs-Report 2013/2014 „Depression", Hrsg. Klauber J, Günster C, Gerste B, Robra B-P, Schmacke N. Stuttgart: Schattauer, 2014.

Harris E, Barraclough B. Suicide as an outcome for mental disorders: A meta-analysis. British Journal of Psychiatry 170(3), 1997: 205–228. doi:https://doi.org/10.1192/bjp.170.3.205.

Hautzinger M, Dykierek P, Fellgiebel A, Hüll M. Psychotherapeutische Ansätze bei der Behandlung älterer Menschen [Psychotherapeutic approaches for treatment of the elderly]. Nervenarzt Nov; 88(11), 2017: 1213–1220. German. doi: https://doi.org/10.1007/s00115-017-0404-1. PMID: 28900666.

Hegel M, Barrett J, Oxman T, Mynors-Wallis L, Gath D. Problem-solving treatment for primary care (PST-PC): a treatment manual for depression. Hanover, NH: Dartmouth University, 1999.

Hölzel LP, Bjerregaard F, Bleich C et al. Coordinated treatment of depression in elderly people in primary care – a cluster-randomized, controlled study (GermanIMPACT). Dtsch Arztebl Int. 115, 2018: 741–747. doi:https://doi.org/10.3238/arztebl.2018.0741.

Hölzel LP, Frank F, Bjerregaard F, Areán PA, Niebling W, Berger M, Bermejo I. Problemlösetraining in der Primärversorgung – eine evidenzbasierte Methode für den Versorgungsalltag. Z Allg Med 93(6), 2017.

Hölzel L, Härter M, Reese C, Kriston L. Risk factors for chronic depression – A systematic review. Journal of Affective Disorders 129, 2011: 1–13.

Jacobi F, Höfler M, Meister W, Wittchen HU. Prävalenz, Erkennens- und Verschreibungsverhalten bei depressiven Syndromen. Nervenarzt 73, 2002: 651–658.

Jacobi F, Höfler M, Siegert J et al. Twelve-month prevalence, comorbidity and correlates of mental disorders in Germany: the Mental Health Module of the German Health Interview and Examination Survey for Adults (DEGS1-MH). Int J Methods Psychiatr Res 23(3), 2014: 304–319.

Joukamaa M, Heliovaara M, Knekt P et al. Mental disorders and cause-specific mortality. Br J Psychiatry. 179, 2001: 498–502.

Klerman GL, Budman S, Berwick D, Weissman MM, Damico-White J, Demby A, Feldstein M. Efficacy of a brief psychosocial intervention for symptoms of stress and distress among patients in primary care. Medical Care 25(11), 1987: 1078–1088.

Linde K, Sigterman K, Kriston L, Rücker G, Jamil S, Meissner K, Schneider A. Effectiveness of Psychological Treatments for Depressive Disorders in Primary Care: Systematic Review and Meta-Analysis. Ann Fam Med 13, 2015: 156–168. doi: https://doi.org/10.1370/afm.1719.

Malouff JM, Thorsteinsson EB, Schutte NS. The efficacy of problem solving therapy in reducing mental and physical health problems: a meta-analysis. Clin Psychol Rev 27(1), 2007: 46–57. doi: https://doi.org/10.1016/j.cpr.2005.12.005.

McHugh RK, Whitton SW, Peckham AD, Welge JA, Otto MW. Patient preference for psychological vs. pharmalogical treatment of psychiatric disorders: a meta-analytic review. J Clin Psychiatry 74(6), 2013: 595–602.

Menchetti M, Rucci P, Bortolotti B, Bombi A, Scocco P, Kraemer HC, Berardi D, DIPCS group. Moderators of remission with interpersonal counseling or drug treatment in primary care patients with depression: randomised controlled trial. BJP 203, 2014: 1–7. doi:https://doi.org/10.1192/bjp.bp.112.122663.

Mynors-Wallis LM, Gath DH, Lloyd-Thomas AR, Tomlinson D. Randomised controlled trial comparing problem solving treatment with amitriptyline and placebo for major depression in primary care. BMJ 310, 1995: 441. doi:https://doi.org/10.1136/bmj.310.6977.441.

Schauenburg H, Gensichen J. Depressionsbehandlung in der Hausarztpraxis – Wann Psychotherapie, wann Medikamente? Allgemeinarzt 33(10), 2011: 12–14.

Schramm E. Interpersonelle Psychotherapie. 4. A. Stuttgart: Schattauer, 2019.

Stahmeyer JT, Märtens C, Eidt-Koch D et al. Versorgungssituation von Menschen mit Depressionsdiagnose. Deutsches Ärzteblatt (PP) 8, 2022: 363–369.

Unützer J, Katon W, Callahan CM et al. Collaborative care management of late-life depression in the primary care setting: a randomized controlled trial. JAMA 288, 2002: 2836–2845.

Vidair HB, Boccia AS, Johnson JG, Verdeli H, Wickramaratne P, Klink KA, Weissman MM. Depressed parents' treatment needs and children's problems in an urban family medicine practice. Psychiatric Services 62(3), 2011: 317–321.

Weissman, MM. Mastering depression through interpersonal psychotherapy. New York, NY: Oxford University Press, 2005.

Weissman et al. Interpersonal Counseling (IPC) for Depression in Primary Care. Am J Psychother 68(4), 2014: 359–383.

Wittchen H, Höfler M, Meister W. Depressionen in der Allgemeinpraxis. Die bundesweite Depressionsstudie. Stuttgart: Schattauer, 2000.

World Health Organization. Basic documents, 48th ed. World Health Organization, 2014.

World Health Organization Depression and Other Common Mental Disorders: Global Health Estimates. Genf: World Health Organization, 2017.

5

KAPITEL

6 Panikstörung und Agoraphobie

Jochen Gensichen, Tobias Teismann und Jürgen Margraf

6.1 Einleitung

Angststörungen stellen die häufigste Form psychischer Störungen dar. Den größten Anteil bei den AngstpatientInnen machen in der klinischen Praxis die eng verknüpften Störungsbilder der Panikstörung und der Agoraphobie aus. Ohne adäquate professionelle Hilfe führen Panikstörung und Agoraphobie für Betroffene und Angehörige meist zu starken Beeinträchtigungen der Lebensqualität. Panikstörung und Agoraphobie galten lange Zeit als kaum behandelbar. Dies ist umso bemerkenswerter, als Panikanfälle häufiger als andere psychische Störungen zu einem patientenseitigen Behandlungswunsch führen (Angenendt et al. 2019). Erster Ansprechpartner beim Vorliegen einer Angststörung ist i. d. R. die HausärztIn (Ströhle et al. 2018).

Im vorliegenden Kapitel wird zunächst über Erscheinungsbild und Auftreten einer Panikstörung bzw. Agoraphobie informiert. Zudem werden Hinweise zur Differenzialdiagnose und Therapieindikation gegeben. Anschließend stellen wir ein praxisteamunterstütztes Expositionstraining für PatientInnen mit Panikstörung und/oder Agoraphobie in Hausarztpraxen vor. Es beruht auf Elementen der kognitiven Verhaltenstherapie (KVT) und ergänzt diese durch eine regelmäßige Unterstützung der PatientIn. Die eigenständige Durchführung der erlernten Übungen soll damit gestärkt werden. Die Effektivität des Verfahrens konnte in einer multizentrischen Studie nachgewiesen werden (Gensichen et al. 2019).

6.2 Klinische Merkmale der Panikstörung und Agoraphobie

Drei Formen dieser Angststörungen sind zu unterscheiden:

A) Hauptmerkmal der **Panikstörung (F41.0)** sind zeitlich umgrenzte Episoden („Anfälle") akuter Angst, die mit den synonymen Begriffen **Panikattacken, Panikanfälle** oder **Angstanfälle** bezeichnet werden. Charakteristisch ist dabei das plötzliche und z. T. als spontan erlebte Einsetzen unangenehmer Symptome. Im Vordergrund der Beschwerden stehen meist körperliche Symptome wie Herzklopfen, Herzrasen, Atemnot, Schwindel, Benommenheit, Schwitzen, Brustschmerzen sowie Druck oder Engegefühl in der Brust. Neben körperlichen Symptomen treten üblicherweise emotionale und kognitive Symptome auf, welche die mögliche Bedeutung dieser somatischen Empfindungen betreffen, z. B. „Angst, zu sterben", „Angst, verrückt zu werden" oder „Angst, die Kontrolle zu verlieren". Während eines Panikanfalls zeigen die PatientInnen oft ein ausgeprägt Hilfe suchendes Verhalten: Sie rufen den Notarzt, bitten Angehörige um Hilfe oder nehmen Beruhigungsmittel ein.

B) Tritt der Panikanfall an öffentlichen Orten, wie z. B. Supermärkten auf, versuchen die PatientInnen meist, diese Orte möglichst schnell zu verlassen und an einen sicheren Platz zu flüchten. Im Laufe der Zeit können PatientInnen mit Panikanfällen auch ein Vermeidungsverhalten entwickeln. Sie beginnen, Orte zu meiden, an denen sie bereits Panikanfälle erlebt haben oder an denen im Falle eines Panikanfalls die Flucht schwierig oder peinlich wäre. In diesem Falle spricht man von **Agoraphobie mit Panikstörung (F40.01).** Das Vermeidungsverhalten kann eng umgrenzt sein, in extremen Fällen aber auch so stark generalisieren, dass die Betroffenen das Haus ohne Begleitung nicht mehr verlassen können.

C) Besteht die Agoraphobie allein, spricht man von einer **Agoraphobie ohne Panikattacken (F40.00).** Typische Situationen, die von Betroffenen vermieden oder nur mit starker Angst ertragen werden, sind: allein außer Haus, in einer Menschenmenge, auf offenen Plätzen, in geschlossenen öffentlichen Räumen sein, in einer Schlange anstehen, mit Bus, Zug oder Auto fahren. Das Gemeinsame dieser Situationen ist nicht ein bestimmtes Merkmal der Situation an sich, sondern dass die Situation im Falle ausgeprägter Angst nur schwer zu verlassen wäre, keine Hilfe zur Verfügung stünde oder es sehr peinlich wäre, die Situation zu verlassen.

Die 12-Monatsprävalenz für irgendeine Angststörung liegt bei 9,3 % bei Männern und 21,3 % bei Frauen, für die Panikstörung bei 1,2 % bei Männern und 2,8 % bei Frauen. Die 12-Monatsprävalenz für eine Agoraphobie beträgt 2,3 % bei Männern und 5,6 % bei Frauen (Jacobi et al. 2014). Für die Panikstörung wurde in Hausarztpraxen eine gegenüber der Allgemeinbevölkerung deutlich erhöhte Prävalenz von 5 % gefunden (Wittchen et al. 2001), sodass die HausärztIn oft die erste und vielfach die einzige AnsprechpartnerIn ist.

6.3 Differenzialdiagnostik

Die Diagnose einer alleinigen Panikstörung oder einer Agoraphobie mit oder ohne Panikstörung sollte nur dann gestellt werden, wenn mögliche organische Ursachen ausgeschlossen wurden. Die ICD-10 nennt beispielhaft Stimulanzien- oder Cannabiskonsum, Substanzentzug (z. B. Alkohol, Barbiturate), hormonelle oder kardiopulmonale Erkrankungen, Anfallsleiden sowie vestibuläre Dysfunktionen, und gibt Hinweise auf weiterführende differenzialdiagnostische Überlegungen, z. B. die erhöhte Wahrscheinlichkeit eines somatischen Krankheitsfaktors bei

A) Beginn der Störung nach dem 45. Lebensjahr und

B) dem Auftreten atypischer Symptome während einer Panikattacke, z. B. Bewusstlosigkeit, undeutliche Sprache, Amnesie, Verlust der Kontrolle über Blase oder Darm (Bandelow et al. 2015).

MERKE

Grundregeln für die somatische Differenzialdiagnostik einer Angstsymptomatik

1. Bei der somatischen Differenzialdiagnostik sollte hypothesengeleitet vorgegangen werden, um für die PatientIn unnötige Untersuchungen und eine weitere somatische Fixierung zu vermeiden.
2. Die somatische Differenzialdiagnostik der körperlichen Symptome der Angststörungen sollte sich v. a. auf folgende Bereiche beziehen (AWMF 2021):
   - Kardiovaskuläre Erkrankungen (z. B. koronare Herzerkrankung, Rhythmusstörungen)
   - Lungenerkrankungen (z. B. Asthma bronchiale)
   - Endokrine Erkrankungen (z. B. Hyperthyreose, Hypoglykämie)
   - Metabolische Erkrankungen (z. B. Diabetes mellitus)
   - Neurologische Erkrankungen (z. B. hirnorganische Prozesse, Vestibularstörungen)
   - Substanzinduzierte Symptome (z. B. Drogen- oder Alkoholintoxikation)

Zu beachten ist ferner, dass eine ursprünglich organische Verursachung der Symptome nicht notwendigerweise einen Ausschluss der Panikstörung bedeuten muss, da diese auch zusätzlich zu der somatischen Erkrankung vorliegen kann.

6.3.1 Panik-Screening in der Hausarztpraxis

Liegen die oben genannten Hinweise vor, kann die HausärztIn mit einem Instrument genauer untersuchen. Die Overall Anxiety Severity and Impairment Scale (OASIS) ist ein kurzer Screening-Fragebogen für Angststörungen bei Erwachsenen (5 Fragen; ➤ Abb. 6.1; Norman et al. 2011). Eine Validierung der deutschen Version, welche in deutschen Hausarztpraxen durchgeführt wurde, ergab gute psychometrische Parameter (Hiller et al. 2023). Zur Diagnosesicherung kann auf ICD-Checklisten zurückgegriffen werden. Bei Unsicherheiten, z. B. bei anderen bestehenden schwerwiegenden psychischen Erkrankungen, sollte eine fachärztliche Überweisung erfolgen.

Fragebogen: OASIS-D

Die folgenden Fragen beziehen sich auf Angst und Furcht.
Bitte kreuzen Sie bei jeder Frage diejenige Antwort an, die am besten beschreibt, wie es Ihnen **in der vergangenen Woche** ergangen ist.

1)	Wie oft hatten Sie Angst?	☐ Nie ☐ Selten ☐ Gelegentlich ☐ Oft ☐ Immer
2)	Wenn Sie Angst hatten, wie stark bzw. intensiv war diese Angst?	☐ Gar nicht / Keine Angst ☐ Kaum ☐ Mittelmäßig ☐ Ziemlich ☐ Extrem
3)	Wie oft vermieden Sie Situationen, Orte, Dinge oder Aktivitäten aufgrund von Angst oder Furcht?	☐ Nie ☐ Selten ☐ Gelegentlich ☐ Oft ☐ Immer
4)	Wie sehr beeinträchtigten Angst oder Furcht Ihre Fähigkeit, notwendige Aufgaben bei der Arbeit, in der Schule oder zuhause zu erledigen?	☐ Gar nicht ☐ Kaum ☐ Mittelmäßig ☐ Ziemlich ☐ Extrem
5)	Wie sehr beeinträchtigten Angst oder Furcht Ihre sozialen Aktivitäten und Beziehungen?	☐ Gar nicht ☐ Kaum ☐ Mittelmäßig ☐ Ziemlich ☐ Extrem

Abb. 6.1 Deutsche Version des OASIS (Hiller et al. 2023; Norman et al. 2011) License: CC-BY-4.0 [H334-001, L231]

6.4 Behandlungsoptionen

Psychotherapie und Pharmakotherapie haben sich in der Behandlung der **Panikstörung/Agoraphobie** als wirksam erwiesen. Evidenzbasierte Leitlinien empfehlen für die Behandlung der Panikstörung/Agoraphobie die **kognitive Verhaltenstherapie (KVT)** als Psychotherapieform der 1. Wahl (AWMF 2021; DEGAM 2016). Insbesondere für die im Rahmen von KVT regelhaft zur Anwendung kommenden Angst-Expositionsübungen liegen überzeugende Wirksamkeitsnachweise vor (Bandelow et al. 2015) – eine Konfrontation mit angstauslösenden Situationen sollte entsprechend Teil des Behandlungsplans sein (AWMF 2021). Eine Ergänzung der Exposition um Atemtrainings oder progressive Muskelentspannung scheint hingegen nicht mit einer Effektivitätssteigerung einherzugehen (Meuret et al. 2012), sodass ein Einsatz dieser Therapiekomponenten nicht empfohlen werden kann. Psychodynamische Psychotherapie sollte laut S3-Leitlinie nur dann angeboten werden, wenn sich eine KVT als nicht wirksam erwiesen hat oder nicht verfügbar ist. Psychoedukation als regelhaftes Teilelement der o. g. Verfahren sollte allen PatientInnen angeboten werden, andere Psychotherapieverfahren laut Leitlinie hingegen nicht (AWMF 2021).

Die Wirksamkeit von selektiven **Serotonin-Wiederaufnahmehemmern (SSRI)** bei der Behandlung der Panikstörung wurde in zahlreichen Studien überprüft. SSRIs (z. B. Citalopram, Escitalopram, Paroxetin, Sertralin) gelten als Medikamente der 1. Wahl bei der Behandlung dieser Störung (AWMF 2021). Alternativ empfiehlt die S3-Leitlinie auch eine Behandlung mit dem **Serotonin-Noradrenalin-Wiederaufnahmehemmer (SNRI)** Venlafaxin. Trizyklische Antidepressiva (TZA) sollten – aufgrund ihrer schlechteren Verträglichkeit – nur erwogen werden, wenn SSRIs oder der SNRI Venlafaxin nicht wirksam waren oder nicht vertragen wurden (AWMF 2021).

Trotz nachgewiesener Wirkung werden Benzodiazepine – insbesondere vor dem Hintergrund des hohen Abhängigkeitsrisikos – nicht zur Behandlung einer **Panikstörung/Agoraphobie** empfohlen (AWMF 2021; DEGAM 2016).

PatientInnen sollte laut S3-Leitlinie – in Abhängigkeit von der Patientenpräferenz – entweder eine Pharmakotherapie **oder** eine Psychotherapie angeboten werden. In Fällen, in denen eine Monotherapie nicht ausreichend wirksam war, soll die jeweils andere Therapieform oder eine Kombinationsbehandlung angeboten werden. Im Kontext einer Expositionstherapie ist zu beachten, dass eine gleichzeitige Medikamenteneinnahme bei PatientInnen die Frage aufwerfen kann, worauf ein Behandlungserfolg attribuiert werden soll. Wenn möglich, sollten als 1. Wahl Expositionstherapien nicht mit Medikamenten kombiniert werden. Eine Kombinationstherapie empfiehlt sich insbesondere, wenn zusätzlich eine belastendende Depression vorliegt (Angenendt et al. 2019).

6.5 Behandlungsbeispiel

In diesem Kapitel wird vorgestellt, wie ein auf kognitiv-verhaltenstherapeutischer Basis von den Autoren entwickeltes und evaluiertes Behandlungsprogramm sicher in der Hausarztpraxis angewandt werden kann. Ablauf und Umsetzung des Übungsprogramms durch das Praxisteam – Arzt und medizinische Fachangestellte (MFA) – werden erläutert und die zentralen Arbeitsinstrumente des Praxisteams vorgestellt.

Das Programm richtet sich an PatientInnen, die an einer Panikstörung mit bzw. ohne Agoraphobie leiden und bei denen **keine** der folgenden Kontraindikationen vorliegt:

1. Aktuelle Schwangerschaft
2. Akute Suizidalität
3. Vorbekannte psychotische Erkrankung
4. Vorbekannte Abhängigkeit von Alkohol oder anderen psychotropen Substanzen
5. Vorliegen einer schweren körperlichen Erkrankung, die nach ärztlicher Einschätzung die Teilnahme an Expositionsübungen unmöglich macht

Das Programm umfasst insgesamt vier Arzttermine und ggf. zehn MFA-Telefonkontakte (➤ Kap. 6.5.2) über einen Zeitraum von einem halben Jahr und folgt einem klar strukturierten Behandlungsplan:

A) **Aufklärung der PatientIn über die Erkrankung und deren Behandlung:** Voraussetzung für sämtliche Behandlungsschritte und von zentraler Bedeutung für den Therapieerfolg ist, dass die PatientIn über die Angststörung und das Behandlungsprinzip Bescheid weiß. Die Patientenaufklärung bereitet die Einführung der Expositionsübungen vor, gibt der PatientIn die nötige Sicherheit und motiviert sie für die selbstständige Durchführung der Übungen. Die Wissensvermittlung an die PatientIn kann sowohl im Rahmen eines Arzttermins als auch durch Aushändigung von Selbsthilfematerialien erfolgen.

B) **Einführung therapeutischer „Körperübungen" (interozeptive Exposition; ➤ Video 11):** Bei der interozeptiven Exposition konfrontieren sich PatientInnen mit Körperempfindungen, die starke Angst auslösen und/oder vermieden werden. Ziel der Exposition ist es zu erleben, dass Körperempfindungen nicht gefährlich sind und dass entsprechende Empfindungen nicht über lange Zeiträume anhalten bzw. sich nicht ins „Unermessliche" aufschaukeln. Um die PatientIn zu unterweisen und zu motivieren, werden die Übungen zunächst in der Hausarztpraxis demonstriert und damit zugleich auf ihre individuelle Eignung hin geprüft. Ausgewählte Körperübungen sollen sodann mindestens zweimal pro Woche zu Hause durchgeführt werden.

https://else4.de/Gensichen_video11

C) **Einführung therapeutischer „Situationsübungen" (In-vivo-Exposition):** Bei der Kopplung von Panikstörung und Agoraphobie ist eine Exposition in vivo indiziert. Hier konfrontieren sich PatientInnen mit Orten, Situationen oder Objekten, die starke Angst auslösen und gewöhnlich von ihnen gemieden werden bzw. nur unter Zuhilfenahme von angstreduzierenden Strategien oder Mitteln aufgesucht werden. Ziel der Exposition ist es, zu erleben, dass Angstsymptome ausgehalten werden können, Befürchtungen sich nicht bewahrheiten und Angst mit der Zeit abklingt, ohne dass irgendwelche Schutzmaßnahmen ergriffen werden müssen. Aufgabe der ÄrztIn ist es, zusammen mit der PatientIn geeignete Situationen auszuwählen und sie für die selbstständige und regelmäßige Durchführung der Übungen zu motivieren.

D) **Erfolgskontrolle und Rückfallprophylaxe:** Zum Abschluss des Übungsprogramms werden die Erfolge der PatientIn gemeinsam ausgewertet. Dabei sollen die therapeutischen Übungs- und Lernerfahrungen der PatientIn vertieft werden. Im Sinne einer Rückfallprophylaxe werden etwaige Restsymptome erhoben und erfolgreiche Strategien für den zukünftigen Umgang mit der Angst besprochen.

Jeder der genannten Schritte wird durch einen der vier Arzttermine eingeleitet und ihre Umsetzung durch die MFA-Telefonkontakte begleitet. Im Folgenden wird zunächst auf die vier Arzttermine genauer eingegangen, bevor die Aufgaben der MFA und die Liste zum Behandlungsmonitoring (Jena Angst-Monitoring-Liste) dargestellt werden.

6.5.1 Gestaltung der Arzttermine

Ist die Indikation für eine Teilnahme am Übungsprogramm gegeben, sollte die PatientIn in die Praxis zu einem kurzen Gespräch eingeladen werden. Im Rahmen dieses Vorgesprächs ist es von zentraler Bedeutung, dass die behandelnde ÄrztIn das therapeutische Dreierbündnis zwischen sich, der MFA und der PatientIn „offiziell" schließt. Entsprechend sollte die MFA beim Vorgespräch anwesend sein und von der ÄrztIn als „aktive BegleiterIn" im Rahmen der Angstbehandlung vorgestellt werden. Ferner soll der PatientIn vermittelt werden, dass die MFA

1. in das Übungsprogramm einbezogen ist,
2. die Aufgabe hat, die PatientIn durch regelmäßige Telefonanrufe zu unterstützen,
3. im Rahmen des Übungsprogramms erste Ansprechpartnerin der PatientIn ist und
4. alle wichtigen Informationen an die behandelnde ÄrztIn weiterleiten wird.

Die MFA übernimmt sodann das Erstgespräch, vereinbart die kommenden Termine und händigt der PatientIn das Therapiebegleitbuch aus (➤ Kap. 6.5.6). Die PatientIn hat die Aufgabe, vor jedem Arzttermin den entsprechenden Teil zu lesen und das Übungsbuch zu jedem Arzttermin mitzubringen. Für jeden der vier Termine müssen 30–45 Minuten Zeit eingeplant werden.

6.5.2 Arzttermin 1 – Aufklärungsgespräch

Im Vorfeld des Termins soll die PatientIn im Übungsbuch bereits psychoedukative Informationen zur Entstehung von Angst und Panik gelesen haben. Kern des ersten Gesprächs ist es daher, diese Informationen zu vertiefen und offene Fragen der PatientIn zu klären (➤ Video 12). Das Gespräch lässt sich dabei anhand der folgenden drei Schritte strukturieren.

https://else4.de/Gensichen_video12

Schritt 1: Erlebte Panikattacke als Kampf-/Fluchtreaktion einordnen

Zum Einstieg wird die PatientIn gebeten, eine typische Panikattacke zu beschreiben, an die sie sich gut erinnern kann: *„Ich würde mir gern ein genaues Bild davon machen, welche Symptome und Befürchtungen während eines Panikanfalls bei Ihnen auftreten – und wie Sie mit diesen Befürchtungen umgehen. Wäre das in Ordnung? Wann ist es das letzte Mal zu einem Panikanfall gekommen? Handelte es sich dabei um einen typischen Anfall? Wo waren Sie da, und was haben Sie gemacht, unmittelbar bevor der Anfall losging? Welche Symptome haben Sie erlebt?"*

Der Fokus sollte hierbei zunächst auf die Schilderung erlebter Symptome gelegt werden. Der PatientIn sollte sodann erklärt werden, dass die geschilderten Angstsymptome als Anzeichen einer starken, aber völlig ungefährlichen Kampf-/Fluchtreaktion zu verstehen sind: *„Die körperlichen Veränderungen, die während einer starken Furchtreaktion auftreten, dienen alle einem bestimmten evolutionären Zweck: der Sicherung Ihres Überlebens. In diesem Sinne sind die Symptome zwar unangenehm, aber keineswegs gefährlich!"*

Die Sinnhaftigkeit verschiedener Angstsymptome bei der Begegnung mit realen Gefahren kann anhand der Hinweise aus ➤ Tab. 6.1 erläutert werden (Heinrichs 2007). Natürlich sollte nur auf solche Symptome eingegangen werden, die für die PatientIn bedeutsam sind oder zu denen sie Fragen hat.

Schritt 2: Übertriebene Befürchtungen entkräften

In der Regel fällt es PatientInnen schwer, massive körperliche Symptome als Ausdruck einer harmlosen sympathikotonen Kampf- bzw. Fluchtreaktion zu verstehen. Zumeist bestehen Vorbehalte gegenüber einer solchen Sichtweise und die Befürchtung, dass Symptome organisch verursacht und/oder schädlich

Tab. 6.1 Symptome einer Kampf-/Fluchtreaktion und deren Funktion (nach Heinrichs 2007)

Symptome	Was passiert im Körper?	Warum passiert das?
Kribbeln in Händen und Füßen (Zehen)	Verengung der Adern in Bereichen, die für Kampf oder Flucht nicht gebraucht werden, z. B. Magen, Finger, Zehen, Haut Erweiterung der Adern in Bereichen, auf die es in Gefahrensituationen ankommt, z. B. Arm- und Beinmuskeln	Die Erhöhung der Sauerstoff- und Zuckerzufuhr in den Muskeln ermöglicht eine bessere Verteidigung.
Blasse Hautfarbe, kalte Haut	Geringere Durchblutung der Haut	Bei geringerer Hautdurchblutung besteht im Fall von Verletzungen eine geringere Verblutungsgefahr.
Schwindel	Erhöhung der Empfindlichkeit des Gleichgewichtsorgans	Bei Kampf- und Fluchtreaktionen benötigt der Körper umfangreiche Informationen über seine Lage im Raum.
Herzrasen, Herzpochen, Pulsieren der Herzschlagader	Erhöhung der Herzfrequenz und damit eine Vergrößerung der transportierten Blutmenge	Der gesamte Körper wird sehr gut mit "frischem" Blut versorgt, „verbrauchtes" Blut wird schnell abtransportiert.
Trockener Mund, flaues Gefühl im Magen, Übelkeit, Übergeben	Einschränkung der Verdauungstätigkeit (z. B. durch Verringerung des Magensafts), Entleerung des Magen-Darm-Trakts	Blut wird vom Magen-Darm-Trakt abgezogen, um in die Muskeln fließen zu können; um bei einer möglichen Flucht schnell sein zu können, wird durch die Ausscheidung das Körpergewicht vermindert.
Tunnelblick, helle Punkte im Blickfeld	Erweiterung der Pupillen	Fokussierung auf die Gefahrenquelle. Der vermehrte Lichteinfall führt zu einer besseren Ausleuchtung des Blickfelds. So kann man auch Verstecktes und dunkle Ecken besser sehen.
Alle Geräusche sind zu laut	Erhöhung der Empfindlichkeit des Hörsystems	Um auch leise Geräusche hören zu können, die auf eine sich nähernde Bedrohung hinweisen können.
Sehr schnelle Atmung, auch gefühlt als Atemnot	Erweiterung der Lungenflügel	Es soll möglichst viel Sauerstoff ein- und möglichst viel Kohlendioxid ausgeatmet werden.
Anspannung im Körper, Zittern	Erhöhung der Muskelanspannung	Muskeln werden auf sofortigen Kampf oder sofortige Flucht vorbereitet.
Schwitzen	Vorbereitende Aktivierung des Kühlsystems des Körpers	Durch die Anspannung der Muskulatur wird Wärme in den Muskeln produziert – Schwitzen bietet Schutz vor Überhitzen des Körpers.

Typische Befürchtungen

… von PatientInnen mit Panikstörung

Die Befürchtung, einen „Herzinfarkt" zu erleiden

Oftmals geschieht es, dass die Symptome einer Panikattacke mit denen eines Herzinfarkts verwechselt werden.

! Die Symptome eines Herzinfarkts sind Atemprobleme und Brustschmerzen sowie gelegentliches Herzrasen und Ohnmachtsanfälle. Die Stärke dieser Symptome entspricht dabei oft der Stärke der momentanen Anstrengung – je mehr man sich bewegt, desto stärker werden die Symptome, ruht man sich dagegen aus, verschwinden die Symptome. Das ist bei Panikattacken ganz anders; hier kommen die Symptome oft in Ruhe und lassen sich durch den Grad der momentanen Anstrengung nicht immer beeinflussen.

Die Befürchtung, „in Ohnmacht" zu fallen

Die Angst vor einer Ohnmacht ist unter Menschen mit einer Panikstörung sehr verbreitet, wahrscheinlich deswegen, weil es bei Panikattacken häufig zu Schwindel und Benommenheit kommt.

! Diese Symptome bedeuten jedoch keineswegs, dass man gleich in Ohnmacht fällt. In der Tat sind Ohnmachten bei Panikanfällen äußerst selten, da die Aktivität des Sympathikus zu einem körperlichen Aktivierungszustand führt, der eine Ohnmacht praktisch ausschließt. Die biologische Kampf-/Fluchtreaktion ist sozusagen das Gegenteil dessen, was bei einer Ohnmacht passiert. Ohnmächtig kann man z. B. werden, wenn man einen zu niedrigen Blutdruck hat, aber nicht unter Stress, wo Blutdruck und Sauerstoffversorgung steigen.

Die Befürchtung, die „Kontrolle zu verlieren"

Einige PatientInnen befürchten, bei Panikattacken die „Kontrolle zu verlieren". Damit meinen sie z. B., dass sie erstarren und sich nicht mehr bewegen können oder dass sie nicht mehr wissen, was sie tun, und wild herumrennen, jemanden verletzen, unkontrolliert herumschreien oder sich anderweitig bloßstellen.

! Obwohl man sich während starker Panikattacken verwirrt fühlen kann oder sich Unwirklichkeitsgefühle einstellen können, sind die Betroffenen jederzeit in der Lage, auf ihre Umwelt zu reagieren. Tatsächlich kann man im Zustand der Angst sogar schneller denken, man ist körperlich stärker und der Geist ist wacher. Es handelt sich ja um eine biologisch sinnvolle Schutzreaktion. Manchmal interpretieren Betroffene ihre überwältigenden Fluchtimpulse als Zeichen eines Kontrollverlustes. So könnte sich z. B. eine Betroffene auf dem Weg zur Arbeit befinden, auf dem Weg eine Panikattacke erleiden und sich dann fluchtartig wieder nach Hause begeben. Hat sie die Kontrolle verloren? Nein, denn sie hat im Gegenteil getan, was ihr notwendig erschien, um in Sicherheit zu gelangen. Hatte sie z. B. die Befürchtung, dass sie an der Panikattacke sterben würde, dann ist es nur konsequent und logisch, dass sie sich rasch nach Hause begibt, um die Panikattacke zu beenden. Ihr Verhalten war somit erklärlich und unterlag vollständig ihrer Kontrolle. Das einzige Problem war ihre falsche Überzeugung, dass sie an der Panikattacke versterben könnte.

Die Befürchtung, „verrückt zu werden"

Viele PatientInnen glauben, dass sie allmählich „verrückt werden".

! Davon kann schon deswegen nicht die Rede sein, weil das Entstehen von Panikattacken völlig erklärlich ist, wenn man berücksichtigt, dass die Betroffenen ja die Überzeugung hegen, ihre körperlichen Angstsymptome seien gefährlich oder schädlich. Dem wiederholten Auftreten von Panikattacken liegt zumeist eine erhöhte Grundanspannung durch ständige ängstliche Selbstbeobachtung sowie durch ein Schon- und Vermeidungsverhalten zugrunde. Beides sorgt dafür, dass sich die Ängste stabilisieren und Befürchtungen bestehen bleiben, weil keine gegenteiligen Erfahrungen gemacht werden können. An einer Panikstörung ist also nichts Unlogisches bzw. „Verrücktes". Gegen die Idee, dass man „verrückt wird", spricht ferner die Tatsache, dass Menschen mit einer Panikstörung völlig normal denken können und i. d. R. auch wissen, dass ihr Vermeidungsverhalten übertrieben ist – jedenfalls, wenn sie nicht gerade eine Panikattacke erleiden.

Die Befürchtung, einen „Nervenzusammenbruch" zu erleiden

Viele PatientInnen denken, dass ihre Nerven durch Panikattacken zu sehr beansprucht werden und sie daher einen „Nervenzusammenbruch" erleiden könnten.

! Panik basiert auf der Aktivität des Sympathikus, einem Teil des vegetativen Nervensystems. Dem Sympathikus steht der Parasympathikus funktional gegenüber, ein anderer Teil des vegetativen Nervensystems. Beide Teile arbeiten zusammen, um das Funktionsniveau unserer Organe in einem gesunden Gleichgewicht zu halten. Der Parasympathikus sorgt dafür, dass eine Angstreaktion niemals zu stark werden kann oder so lange andauert, dass ein Schaden entsteht. Zudem sind unsere Nerven nicht wie elektrische Leitungen. Sie können weder „ausleiern" noch „durchglühen". Es ist lediglich möglich, dass die Nerven leichter reagieren, also sensibler sind, wenn wir uns in einer angespannten, ängstlichen Erwartungshaltung befinden. Das ist nicht schädlich.

---

für den Organismus sind. Entsprechende Befürchtungen sollten von der BehandlerIn aufgegriffen und – durch alternative Informationen – entkräftet werden. Beispiele für häufige Patientenbefürchtungen und alternative Erklärungen siehe Kasten oben.

Schritt 3: Das Teufelskreismodell erklären

Im letzten Schritt wird der PatientIn anhand des Teufelskreismodells der Angst (Margraf und Schneider 1989) verdeutlicht, dass negative Gedanken (= katastrophisierende Fehlinterpretationen) körperlicher und kognitiver Symptome die zentrale Ursache von Panikanfällen sind (➤ Abb. 6.2). Hierbei sollte auf die eingangs geschilderte Panikattacke der PatientIn Bezug genommen werden:

- **Was ist?**

„Lassen Sie mich den Ablauf eines solchen Angstanfalls noch einmal zusammenfassen. Sie nehmen also zunächst ein körperliches Symptom wahr – in der gerade besprochenen Situation ein leichtes Herzstolpern."

- **Wie bewerten Sie?**

„Das bewerten Sie in irgendeiner Form als gefährlich, als erstes Anzeichen einer unmittelbar bevorstehenden Katastrophe: Ich bekomme einen Herzinfarkt! Diese Vorstellung bereitet Ihnen natürlich massiv Angst."

- **Was passiert gerade mit Ihnen?**

„Wenn wir Angst erleben, wird unser Körper in Alarmbereitschaft versetzt: Es kommt u. a. zur Ausschüttung von Adrenalin, zu einer stärkeren Durchblutung von Kopf und Herz, einer abnehmenden Durchblutung in Händen und Armen. Das ist nun wieder verbunden mit Empfindungen wie Schwindel, Kribbeln in den Händen, Gefühl von Schwäche, schnellem Herzschlag. Diese Symptome nehmen Sie wahr und sehen sich in Ihrer Befürchtung einer drohenden Katastrophe bestätigt. Die Angst nimmt weiter zu, und damit körperliche Erregung und körperliche Symptome. Das Ganze schaukelt sich also immer weiter auf: Je mehr Sie denken, dass Sie in Gefahr sind, umso mehr Angst erleben Sie, und je mehr Angst Sie erleben, umso mehr Körpersymptome erleben Sie."

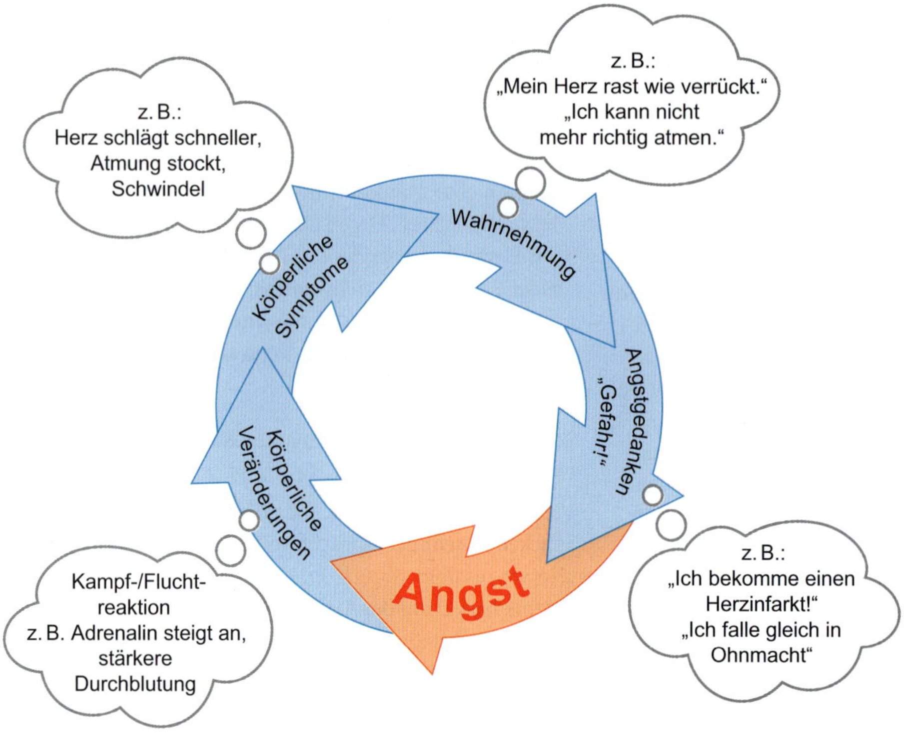

Abb. 6.2 Das Teufelskreismodell zur Entstehung von Panikattacken (nach Margraf 1998) [L231]

Daran sollte sich die Ableitung des therapeutischen Rationals anschließen: *„Was, denken Sie, würde passieren, wenn Sie in Reaktion auf die Wahrnehmung eines kurzen Herzstolperns nicht gleich denken würden, dass das ein erstes Anzeichen einer Katastrophe ist? Wie würde es Ihnen gehen, wenn Sie nicht länger denken würden, dass Sie in besonderer Weise gefährdet sind, einen Herzinfarkt zu bekommen? In der Behandlung wird es also darum gehen, dass Sie sich an (beängstigende) Körpersymptome gewöhnen und lernen, diese anders zu bewerten."*

Letztlich sollte sich der Arzt auch Zeit nehmen, um Fragen wie diese mit der PatientIn besprechen zu können:

- „Wieso habe ich überhaupt solche Symptome?"
- „Kann man an Angst sterben?"
- „Wieso habe ich v. a. in der Nacht Panikattacken?"

Sodann wird die PatientIn gebeten, bis zur nächsten Sitzung im Begleitbuch weiterzulesen und auftretende Panikattacken mithilfe eines Beobachtungsbogens zu protokollieren.

6.5.3 Arzttermin 2 – „Körperübungen" (interozeptive Exposition)

Der zweite Arztbesuch wird drei Wochen nach dem ersten terminiert. Im Vorfeld des Termins sollte sich die PatientIn über den Umgang mit Angst informiert haben. Kern des zweiten Arzttermins sind die Ableitung und Durchführung interozeptiver Expositionen („Körperübungen"). Auch diese Sitzung lässt sich wiederum in drei Schritte untergliedern.

Schritt 1: Patientenaufklärung – Vermeidungsverhalten und Körperübungen

Zu Beginn wird die Hauptbotschaft der letzten Sitzung wiederholt: Angst bzw. ihre Symptome sind nicht schädlich. Es wird sodann herausgearbeitet, dass

1. die Angst vor körperlichen Symptomen typischerweise dazu führt, dass PatientInnen die Entstehung starker körperlicher Reize zu vermeiden suchen und
2. dieses Vermeidungsverhalten eine Hauptursache für die Aufrechterhaltung der Angststörung ist: *„In der letzten Sitzung haben wir ja festgestellt, dass es immer wieder bestimmte Körperempfindungen sind, die Ihnen Angst machen bzw. zu einer weiteren Intensivierung von Angst beitragen. Aufgrund dessen versuchen Sie, so gut es geht, entsprechende Körperempfindungen zu vermeiden oder schnellstmöglich zu beenden, wenn sie auftreten. Sie trinken z. B. keinen Kaffee, meiden stickige Besprechungsräume und überprüfen unmittelbar Ihren Puls, wenn Sie leichte Veränderungen des Herzschlags wahrnehmen. All diese Strategien helfen kurzfristig dabei, Ihre Angst in Schach zu halten. Langfristig können Sie auf diese Weise aber nicht die Erfahrung machen, dass diese Körperempfindungen normal und ungefährlich sind. Um wirkungsvoll gegen die Panikstörung vorzugehen, wäre es sehr sinnvoll, wenn Sie etwas tun würden, um sich wieder an die körperlichen Symptome zu gewöhnen. Ich schlage deshalb vor, dass wir jetzt einige Übungen machen, mit deren Hilfe sich körperliche Symptome hervorrufen lassen, die Ihren Angstsymptomen ähnlich sind. Diese Übungen werden Ihnen*

helfen, sich wieder an die Symptome zu gewöhnen und Ihre Angst vor den Symptomen auf diese Weise zu reduzieren."

Schritt 2: Durchführung von drei Arten der Körperübungen

Es sollen mindestens drei Körperübungen in der Praxis durchgeführt werden: die Übung „Schnelles, vertieftes Atmen" (Hyperventilationsübung) sowie zwei individualisierte Übungen, die auf der Basis individuell relevanter Symptome ausgewählt werden.

Ist die PatientIn damit einverstanden, die Körperübungen auszuprobieren, so wird mit der Hyperventilationsübung begonnen. Geeignet ist die Methode insbesondere, um Empfindungen wie Schwindel, Schwächegefühle, Herzrasen, Atemnot und Depersonalisationserleben zu provozieren. Die ÄrztIn bittet die PatientIn, sich hierzu entweder hinzustellen oder eine aufrechte Sitzposition einzunehmen und für 1–3 Minuten schnell und tief über die Brust zu atmen – es sollten dabei in etwa 45–60 Atemzüge pro Minute gemacht werden. Damit die PatientIn die Brustatmung besser von der Bauchatmung unterscheiden kann, legt sie ihre Hände auf Brustkasten und unteren Bauch. Zu Beginn demonstriert die ÄrztIn, was die PatientIn zu tun hat, und macht die ersten Atemzüge oder auch die gesamte Übung mit. Nachdem die Hyperventilation beendet wurde, wird die PatientIn aufgefordert, ihre Aufmerksamkeit für ca. 1 Minute nach innen zu lenken und wahrzunehmen, was in ihrem Körper geschieht. Im Anschluss werden die Antworten der PatientIn auf die folgenden Fragen dokumentiert:

1. *„Welche körperlichen Symptome haben Sie erlebt oder erleben Sie gerade?"*
2. *„Auf einer Skala von 0 (= keine Symptome) bis 10 (= stärkste Symptome): Wie stark waren die Symptome, die Sie während der Übung erlebt haben?"*
3. *„Hat die Übung Angst bei Ihnen ausgelöst? Falls ja: Wie stark war diese Angst auf der Skala von 0 bis 10?"*

Danach werden zwei andere Arten der Symptomprovokation analog zur ersten Übung mit der PatientIn durchgeführt und protokolliert. Die Auswahl der Übungen richtet sich nach den von der PatientIn besonders gefürchteten Symptomen. Hinweise zur Symptomprovokation finden sich in ➤ Tab. 6.2.

Schritt 3: Körperübungen als Hausaufgabe vereinbaren

Abschließend wird mit den PatientInnen vereinbart, die drei Körperübungen regelmäßig zu Hause auf die folgende Weise durchzuführen:

1. Mindestens zweimal pro Woche alle Übungen zweimal hintereinander durchführen.
2. Dabei die Symptome **„so stark wie möglich"** provozieren.
3. Beim Üben auf alle Vermeidungsverhaltensweisen verzichten.

Tab. 6.2 Möglichkeiten der Symptomprovokation

Symptom/ Befürchtung	Übung
Herzrasen, Herzklopfen	Laufen, Sit-ups machen, auf der Stelle rennen, Treppen steigen, Kniebeugen, Energydrink/ Kaffee trinken
Schmerzen oder Stiche in der Brust	„Aufgesetzte Hyperventilation"; hierbei wird die PatientIn aufgefordert, ihre Lunge vollständig mit Luft zu füllen und sodann normal ein- und auszuatmen: also mit vollen Lungen einzuatmen und beim Ausatmen die Lunge nur etwas zu leeren
Schwindel, Benommenheit	Kopf für 30 Sekunden schnell von links nach rechts bewegen, Kopf für 30 Sekunden zwischen die Beine legen und dann rasch nach oben heben, auf einem Drehstuhl drehen, Schwindelbilder betrachten, Hyperventilation
Schwitzen	Laufen, Sit-ups machen, auf der Stelle rennen, Treppen steigen, Kniebeugen, warm anziehen und körperlich betätigen, scharfe Speisen essen
Atemlosigkeit, Atemnot	Hyperventilation, durch einen engen und/oder langen Strohhalm atmen (dabei die Nase zuhalten), Kleidungsstücke eng um den Hals legen, Atem anhalten
Visuelle Effekte wie Farbensehen, Schattensehen, Flimmern	Schwindelbilder betrachten, fluoreszierende Lichter betrachten
Derealisation, Depersonalisation	Hyperventilation, Schwindelbilder betrachten, in einem Raum mit Stroboskoplicht stehen (ohne in die Lichtquelle zu schauen), Reizdeprivation (z. B. mit verbundenen Augen in einem dunklen Raum stehen und geräuschdichte Kopfhörer tragen), sich selbst im Spiegel anstarren, einen Punkt an der Wand anstarren, für 30 Sekunden in eine Lichtquelle starren und dann 30 Sekunden in einer Zeitung lesen, eine 3-D-Brille tragen

Ferner wird die PatientIn gebeten, die Körperübungen mithilfe entsprechender Übungsprotokolle zu dokumentieren.

6.5.4 Arzttermin 3 – „Situationsübungen" (situative Exposition)

Der dritte Arztbesuch wird sechs Wochen nach dem zweiten terminiert, sodass die PatientIn Zeit für die Übungen hat. Im Vorfeld des Termins sollte sich die PatientIn im Übungsbuch bereits über die Durchführung von In-vivo-Expositionen informiert haben. Kern des dritten Arzttermins sind die Ableitung und die Vorbereitung von In-vivo-Expositionen („Situationsübungen", ➤ Video 12). Die Sitzung lässt sich in fünf Schritte untergliedern.

Schritt 1: Körperübungen auswerten

Zu Beginn der Sitzung werden die Erfahrungen der PatientIn mit den Körperübungen ausgewertet. Wichtig ist, die PatientIn für alle durchgeführten Übungen zu loben. Im Fall einer ausbleibenden Gewöhnung sollte – gemeinsam mit der PatientIn – analysiert werden, ob die Übungen richtig durchgeführt werden, d. h. ausreichend oft, ausreichend lange und ausreichend intensiv (unter Unterlassung jeglichen Vermeidungsverhaltens).

Schritt 2: Situationsübungen mit dem Habituationsprinzip begründen

Ausgehend von den Erfahrungen mit den **Körperübungen** sollte im Gespräch die Frage diskutiert werden, welchen Angstverlauf die PatientIn in einer angstauslösenden Situation erwartet, wenn sie weder fliehen noch vermeiden darf. Dies sollte anhand einer konkreten Situation, die die PatientIn tatsächlich fürchtet bzw. vermeidet, durchgespielt werden: *„Was, glauben Sie, würde mit Ihrer Angst passieren, wenn Sie in einer solchen Situation blieben, ohne dass Sie die Möglichkeit hätten, wegzulaufen, sich abzulenken oder Medikamente einzunehmen?“*

Sodann wird der PatientIn erklärt, dass aus fachlicher Sicht eine (langsame) Angstabnahme einsetzen wird, weil mit der Zeit eine Reizgewöhnung (sog. Habituation) eintritt. Hierbei handelt es sich um einen automatischen Vorgang, der in allen Menschen und höheren Lebewesen biologisch angelegt ist und bewirkt, dass wir uns an alle ungefährlichen Reize und Situationen gewöhnen, wenn wir ihnen länger und öfter ausgesetzt sind. Es bietet sich an, die PatientIn nach persönlichen Habituationserfahrungen zu fragen (*„Gibt es Situationen, die Ihnen früher Angst gemacht haben, heute aber nicht mehr?“*) und/oder auf die Habituationserfahrungen im Rahmen der interozeptiven Expositionsübungen zu verweisen.

Anschließend wird das Therapierational abgeleitet: Ziel des nächsten Behandlungsabschnitts ist es, dass bei Vorliegen einer Agoraphobie stark angstauslösende Situationen aufgesucht werden und so lange in ihnen verblieben wird, bis die Angstreaktion abnimmt.

Schritt 3: Bereitschaft für Situationsübungen erfragen – motivieren

Viele PatientInnen kostet es extreme Überwindung, mit den Situationsübungen zu beginnen. Sie können es sich oftmals nicht vorstellen, diese Übungen „zu überleben“, und befürchten die schlimmsten Konsequenzen. Daher ist es wichtig, die Motivation der PatientInnen zu erfragen und ggf. zu stärken. Eine ausführliche Debatte über die potenziellen Gefahren einer Konfrontationsbehandlung sollte bestenfalls vermieden werden. Wenn eine PatientIn der Konfrontation eher widerwillig gegenübersteht, sollte die ÄrztIn nicht versuchen, sie zu überreden. Hilfreicher ist es, wenn die ÄrztIn validiert, dass der PatientIn tatsächlich eine sehr schwere Entscheidung abverlangt wird. Letztlich muss die PatientIn abwägen, was schwerer wiegt: eine kurzfristig starke Belastung durch massives Angsterleben oder eine potenziell langfristige Einschränkung durch die Angstsymptomatik.

Schritt 4: Drei geeignete Übungen finden – Übungsplan erstellen

Hat sich die PatientIn entschieden, mit den Situationsübungen zu beginnen, dann wird ein individueller Übungsplan erstellt. Hierfür sollten im Gespräch drei geeignete angstauslösende Situationen identifiziert werden.

PRAXISTIPP

Für Angstübungen sind grundsätzlich alle Situationen gut geeignet, die

- genügend Angst auslösen (mindestens etwa 4 auf einer Skala von 0 bis 10),
- aus objektiver Sicht zu keiner besonderen Gefährdung der PatientIn führen (die zentrale Frage lautet: „Werden andere Leute im Alltag mit dieser Situation konfrontiert, ohne dies möglicherweise zu bemerken bzw. ohne sich deshalb zu sorgen?“ Lautet die Antwort „Ja“, dann dürfte eine Exposition sicher sein.),
- unter praktischen Aspekten gut durchführbar sind,
- sich möglichst nicht oder nur wenig verändern, wenn sich die PatienIn für längere Zeit darin aufhält (z. B. Höhenexpositionen; Expositionen in engen, geschlossenen Räumen).

Der fertige Übungsplan sollte aus drei Situationsübungen bestehen, die unterschiedlich „schwierig“ im Sinne von „angstauslösend“ sind. Diese Situationsübungen soll die PatientIn selbstständig „von unten nach oben“ abarbeiten. Wichtig ist, dass oben auf dem Plan die „allerschlimmste“ Situation steht, also diejenige, vor der sich die PatientIn am meisten fürchtet.

Zudem ist bei der Erstellung des Übungsplans wichtig, dass die PatientIn alle Situationen genau beschreibt:

- An welchem Ort?
- Zu welcher Zeit?
- In Anwesenheit anderer Personen?
- Was wird die PatientIn genau machen?
- Welche Sicherheitsverhaltensweisen (z. B. Talisman, Handy, Beruhigungsmittel mitnehmen) müssen unterlassen werden, damit die PatientIn die Erfahrung machen kann, die Angst eigenständig und ohne Hilfsmittel bewältigt zu haben?

Im Sinne eines Zwischenschritts ist es jedoch erlaubt, dass sich die PatientIn bei den Übungen zunächst von vertrauten Personen begleiten lässt. Begleitpersonen müssen jedoch vollständig über das Behandlungsprinzip und die Übungsregeln informiert sein. Vorschläge für Situationsübungen finden sich in ➤ Tab. 6.3.

Die ausgewählten Übungen sollten verschriftlicht werden, der Übungsplan muss der PatientIn mitgegeben werden.

Schritt 5: Situationsübungen verbindlich festlegen

Abschließend wird die PatientIn nochmals auf die Übungsregeln hingewiesen:

- In der Übung soll die PatientIn die „Angst voll aufkommen lassen“ und kein Vermeidungsverhalten ausführen, wie etwa Flucht, Ablenkung oder Mitnahme von „Sicherheiten“.
- Die PatientIn soll die Übungssituationen erst dann verlassen, wenn die Angst wieder deutlich abgenommen hat.
- Der Übungsplan soll „von unten nach oben“ abgearbeitet werden: Jede Übung muss so oft wiederholt werden, bis es der PatientIn mehrfach gelungen ist, diese erfolgreich, d. h. entsprechend den Übungsregeln, durchzuführen.
- Es ist wichtig, möglichst oft und regelmäßig zu üben: Mindestens einmal, besser zweimal pro Woche soll die ausgewählte Übung gleich zweimal hintereinander durchgeführt werden.
- Die Übungsdurchführungen sollen protokolliert werden – entsprechende Protokolle finden sich im Übungsbuch.

Schlussendlich wird ein verbindlicher Starttermin für die erste Übungsdurchführung in der darauffolgenden Woche festgelegt und die PatientIn gebeten, bis zur nächsten Sitzung im Selbsthilfebuch weiterzulesen und die Expositionsübungen mithilfe entsprechender Übungsprotokolle zu dokumentieren.

6.5.5 Arzttermin 4 – Lernerfolge besprechen, Rückfallsicherung

Der vierte Arztbesuch wird 6 Wochen nach dem dritten terminiert. Kern des vierten Arzttermins sind die Auswertung der In-vivo-Expositionen und die Besprechung rückfallprophylaktischer Maßnahmen. Die Sitzung lässt sich in zwei Schritte untergliedern.

Schritt 1: Situationsübungen auswerten – Lernerfahrungen vertiefen

Die PatientIn sollte zu Sitzungsbeginn für das Durchführen der In-vivo-Expositionen gelobt werden – ganz unabhängig davon, ob und welche Lernerfolge dabei aufgetreten sind.

Tab. 6.3 Beispiele für die Gestaltung von In-vivo-Expositionen bei Agoraphobie

Typische angstauslösende Situationen	Eher stark angstauslösende Übungen	… die sich durch folgende Maßnahmen jeweils abschwächen lassen
Angst, allein („hilflos“) bzw. in nicht vertrauter Umgebung zu sein, z. B.: • Verreisen • Allein zu Hause sein • Allein unterwegs sein • Unbekannte Plätze aufsuchen • Fremde Orte besuchen	Allein in der eigenen Wohnung sein, ohne Kontakt zu jemandem	Möglichkeit, Kontakt aufzunehmen (derjenige sollte informiert sein)
	Den Tag an einem weit entfernten Ort verbringen, wo man noch nie war	Weniger weit entfernten oder schon bekannten Ort wählen
	In einem Wald auf einen Berg wandern, wo kaum jemand ist	Route wählen, wo mehr Menschen anzutreffen sind
	Die Nacht allein in einer fremden Stadt (Hotel) verbringen, ohne Kontakt	Hotel in eigener Stadt wählen und/oder Kontaktmöglichkeit (Person muss vorher informiert werden!)
Angst, gefangen zu sein bzw. irgendwo nicht herauszukommen (fliehen zu können), z. B.: • Menschenmengen • Enge Räume • Weite offene Plätze • Supermärkte, Kaufhallen, Geschäfte • Restaurants, Cafés • Theater, Kinos, Hörsäle • Warteschlangen • Brücken • Öffentliche Verkehrsmittel • Hoch gelegene Plätze	Sich mitten in einer gut gefüllten Kaufhalle aufhalten	Sich näher am Ausgang aufhalten (wie viele Meter zum Ausgang?)
	Sich in einer Schlange mit zehn Leuten an der Kasse anstellen	Kürzere Schlange wählen (wie viele Personen?) oder Schlange an offenerem Ort wählen
	Auf eine Wackelbrücke gehen und in der Mitte stehen bleiben	Feste Brücke wählen und/oder weniger weit auf die Brücke gehen (wie viele Meter weit?)
	In ein Konzert, Theater, Kino gehen und einen Platz in der Mitte einnehmen	Platz näher am Ausgang wählen (welche Entfernung?)
	200 km weit Zug fahren bei geschlossenem Fenster und/oder Abteil	Fenster öffnen und/oder weniger weit wegfahren (wie weit?)
	6 Stockwerke hochgehen und bei offenem Fenster hinunterschauen	Tieferes Stockwerk wählen und/oder bei geschlossenem Fenster hinausschauen
	Sich in einem langen düsteren Gang oder einem Kellergewölbe aufhalten	Sich nahe am Gangende/Kellerausgang aufhalten (wie viele Meter zum Ausgang?)

Anhand der Übungsprotokolle werden die Übungen sodann nachbesprochen. Im Fokus stehen dabei die folgenden Gesichtspunkte:

1. Sind die Übungsregeln befolgt worden, d. h., hat die PatientIn Angst aufkommen lassen, Vermeidungsverhalten unterlassen, ist sie lange genug in der Übung verblieben?
2. Hat die PatientIn während der Übung eine deutliche Angstabnahme erlebt?
3. Hat die PatientIn über verschiedene Übungsdurchgänge hinweg erlebt, dass die maximale Angst von Mal zu Mal immer geringer wurde?

Bei erfolgreichem Expositionsverlauf sollten die folgenden Aspekte nochmals betont werden:

1. Die PatientIn hat in den Situationen zwar Angst erlebt, aber keinen Schaden genommen – das Eintreten befürchteter „Katastrophen" ist ausgeblieben.
2. Weder die Angst noch die Situationen sind in irgendeiner Weise besonders gefährlich oder schädlich.

Bei einem weniger erfolgreichen Expositionsverlauf sollte herausgearbeitet werden, was einer Habituation im Weg gestanden haben könnte und wie die Übungsdurchführung angepasst werden muss. Der Motivierung zur fortgesetzten Expositionsdurchführung kommt in diesem Fall besondere Bedeutung zu.

Schritt 2: Rückfallprophylaktische Maßnahmen

Zunächst geht es darum, sich einen Überblick über aktuelle Restsymptome der PatientIn zu verschaffen (*„Gibt es noch körperliche Symptome oder Reize, die bei Ihnen Angst auslösen können? Vermeiden Sie derzeit noch bestimmte Dinge oder Tätigkeiten aufgrund von Angst oder Furcht?"*), dann zu fortgesetzten Körperübungen zu motivieren und einen entkatastrophisierenden Umgang mit erneut aufkommenden Symptomen nahezulegen. In diesem Sinne ist es wichtig, die PatientIn darauf vorzubereiten, dass sie mit sehr hoher Wahrscheinlichkeit auch zukünftig mit Angsterleben konfrontiert sein wird: *„Diese Behandlung stellt keine lebenslange Impfung gegen Angst und Panik dar".*

PRAXISTIPP

Hilfreich kann hierbei die Differenzierung zwischen einem „Vorfall" und einem „Rückfall" sein:

- Ein **Vorfall** meint das unerwartete Auftreten von Angstsymptomen (Panik, Unbehagen, Vermeidung) in Situationen, mit denen man zuvor gut zurechtgekommen ist.
- Ein **Rückfall** bedeutet eine vollständige Rückkehr der Angstsymptomatik, sodass es der PatientIn wieder geht wie vor Therapiebeginn.

Ob sich ein Vorfall zu einem Rückfall ausweitet, hängt entsprechend davon ab, inwieweit PatientInnen beim erneuten Aufkommen von Ängsten gegensteuern und sich der Situation, in der sie einen Vorfall erlebt haben, schnell (und bis zum Angstrückgang) wieder aussetzen.

6.5.6 Gestaltung der MFA-Termine

Aufgaben der MFA

In der Rolle einer aktiven PatientenbegleiterIn unterstützt die MFA sowohl die ÄrztIn als auch die PatientIn bei der Umsetzung des Übungsprogramms. Gleich zum Behandlungsstart führt sie ein persönliches Gespräch mit der PatientIn in der Praxis. Dabei werden u. a. alle vorgesehenen Termine notiert, die PatientIn erhält das Begleitbuch ausgehändigt, die Telefonkontakte werden erläutert, und die „Angst-Monitoring-Liste" (Hiller et al. 2018) wird vorgestellt und einmal zur Übung durchgeführt. Im Laufe des Übungsprogramms wird die PatientIn insgesamt zehnmal von der MFA angerufen und zu ihrem aktuellen Befinden bzw. zu ihren Erfahrungen mit den Angstübungen befragt. Die MFA nutzt hierzu den Telefonfragebogen „Angst-Monitoring-Liste" als Anruf-Checkliste (s. u.). Anschließend verabredet sie den neuen Telefontermin, notiert die Ergebnisse auf der Liste und informiert die HausärztIn. So hat die behandelnde ÄrztIn regelmäßig und zeitnah einen Überblick über die aktuelle Situation ihrer PatientIn.

Aufgabe der MFA ist es überdies, die PatientIn freundlich, aber beständig zur Durchführung der vereinbarten Angstübungen zu motivieren. So hilft sie der PatientIn bei der Umsetzung ihrer Übungen. Dabei sollte sich die MFA nicht als „vertraute" oder „zusätzliche TherapeutIn" verstehen, sondern eher als UnterstützerIn, die eng mit der behandelnden ÄrztIn, also gewissermaßen als „unterstützender Arm" der HausärztIn, arbeitet. Schlussendlich kümmert sich die MFA darum, dass sämtliche Informationen in der Behandlungsmappe zusammengetragen und zusammengefasst werden.

Ablauf der MFA-Telefonkontakte

Die Behandlungsmappe der PatientIn mit der „Angst-Monitoring-Liste" und der Praxiskalender sollten in einem ruhigen Teil der Praxis bereitliegen. Die MFA meldet sich stets mit ihrem Namen und dem der Praxis. Sie vergewissert sich bei der PatientIn, ob sie Zeit und Ruhe für das Gespräch hat, und weist auf die 10- bis 15-minütige Dauer hin. Die PatientIn hat ihr Übungsbuch vorliegen, in dem sich ebenfalls eine Angst-Monitoring-Liste befindet. Nach einer „Türöffnerfrage" (z. B. *„Wie haben Sie die letzte Woche verbracht?"*) liest die MFA der Reihe nach die Fragen der Monitoring-Liste vor und trägt die Antworten während des Telefonats in den Bogen ein. Falls die PatientIn eine Frage nicht versteht oder nicht direkt darauf antwortet, dann ist es am besten, die Frage einfach noch einmal wörtlich zu wiederholen. Bei Unsicherheiten verweist sie stets auf den nächsten Termin bei der HausärztIn.

Nach dem Gespräch notiert sie auch kurz die ganz „persönliche Einschätzung der MFA" (z. B. wenn sie den Eindruck gewonnen hat, dass die PatientIn gar keine Übungen durchführt, obwohl sie etwas anderes mitgeteilt hat). Mit diesem Bericht kann die ÄrztIn dann gut arbeiten.

Angst-Monitoring-Liste

Um einen optimalen Therapieverlauf zu gewährleisten, werden das Befinden und der Behandlungsfortschritt in jedem Telefonkontakt mithilfe der Angst-Monitoring-Liste systematisch erhoben. Bei der Angst-Monitoring-Liste handelt es sich um einen maximal 13 Items umfassenden Telefonfragebogen im Papier-und-Bleistift-Format. Sie zielt auf die Messung klinisch relevanter Angstsymptome, die Erfassung kritischer Aspekte der Therapieadhärenz und den Austausch behandlungsrelevanter Informationen zwischen den Akteuren ab. Entsprechend der mehrstufigen Anwendung KVT-orientierter Therapieelemente wird die Angst-Monitoring-Liste im Behandlungsverlauf sukzessive erweitert, um die Erfahrungen der PatientIn mit den „Körperübungen" und den „Situationsübungen" zu erfassen. Das durch die Angst-Monitoring-Liste gestützte Kurzgespräch führt die MFA.

Die Patientenantworten werden in ein Ampelschema übertragen, das Handlungsempfehlungen nach Dringlichkeit geordnet kodiert:

- Rot: „dringlich an die ÄrztIn"
- Gelb: „ÄrztIn soll aufmerksam sein"
- Grün: „unauffällig"

Mithilfe des Ampelschemas kann die MFA die Antworten der PatientIn somit danach sortieren, wie notwendig es ist, die ÄrztIn über die Ergebnisse in Kenntnis zu setzen. Letzteres wäre z. B. zwingend erforderlich, wenn sich 1.) die Angstsymptome der PatientIn deutlich verschlechtern oder 2.) Übungen nicht oder auf ungünstige Weise durchgeführt würden.

Material zum Übungsprogramm wie Arzt-Manual, MFA-Manual, Monitoring-Liste oder Patientenbuch erhalten Sie, solange der Vorrat reicht, vergünstigt bei: www.stiftung-allgemeinmedizin.de/material-zum-buch-psychologische-kurzintervention/index_ger.html.

LITERATUR

Angenendt J, Frommberger U, Berger M, Domschke K. Angststörungen. In: Berger M (Hrsg.). Psychische Erkrankungen. Klinik und Therapie. 6. A. München: Elsevier Urban und Fischer, 2019: 445–481.

AWMF – Arbeitsgemeinschaft der Wissenschaftlichen Medizinischen Fachgesellschaften. S3-Leitlinie Behandlung von Angststörungen, 2021. www.awmf.org/uploads/tx_szleitlinien/051-028l_S3_Behandlung-von-Angststoerungen_2021-06.pdf (letzter Zugriff: 9.9.2022).

Bandelow B, Reitt M, Röver Ch et al. Efficacy of treatment for anxiety disorders: a meta-analysis. Int Clin Psychopharmacol 30(4), 2015, 183-192.

DEGAM – Deutsche Gesellschaft für Allgemeinmedizin und Familienmedizin e. V. Hausärztliche Versorgung von Patientinnen und Patienten mit Angst, 2016. www.degam.de/files/Inhalte/Leitlinien-Inhalte/Dokumente/DEGAM-Praxisempfehlungen/Hausaerztliche%20Versorgung%20von%20Patientinnen%20und%20Patienten%20mit%20Angst/DEGAM-PE_Hausaerztliche%20Versorgung%20von%20Patientinnen%20und%20Patienten%20mit%20Angst_27-10-2017.pdf (letzter Zugriff: 9.9.2022).

Gensichen J, Hiller TS, Breitbart J, Teismann T, Brettschneider C, Schumacher U et al. Evaluation of a practice team-supported exposure training for patients with panic disorder with or without agoraphobia in primary care – study protocol of a cluster randomised controlled superiority trial. Trials 15, 2014: 112.

Gensichen J, Hiller TS, Breitbart J, Brettschneider C, Teismann T, Schumacher U et al. für die Jena-PARADIES Study Group. Panic disorder in primary care: The effects of a team-based intervention—a cluster randomized trial. Dtsch Arztebl 116, 2019: 159–166.

Heinrichs N. Ratgeber Panikstörung und Agoraphobie. Göttingen: Hogrefe, 2007.

Heinrichs N, Alpers GW, Gerlach AL. Evidenzbasierte Leitlinie zur Psychotherapie der Panikstörung mit und ohne Agoraphobie. Göttingen: Hogrefe, 2009.

Hiller TS, Freytag A, Breitbart J, Teismann T, Schöne E, Blank W, et al. für Jena-PARADIES Study Group. Die Jena Angst-Monitoring-Liste (JAMoL) – ein Instrument zur evidenzbasierten Behandlung von Panikstörung mit oder ohne Agoraphobie in der Hausarztpraxis. ZEFQ 131–132, 2018: 28–37.

Hiller TS, Hoffmann S, Teismann T, Lukaschek K, Gensichen J. Psychometric evaluation and Rasch analyses of the German Overall Anxiety Severity and Impairment Scale (OASIS-D). Sci Rep. 2023 Apr 26; 13(1): 6840.

Jacobi F, Höfler M, Siegert J et al. Twelve-month prevalence, comorbidity and correlates of mental disorders in Germany: the Mental Health Module of the German Health Interview and Examination Survey for Adults (DEGS1-MH). Int J Methods Psychiatr Res 23(3), 2014: 304–319.

Jacobi C, Margraf J. Somatische Differenzialdiagnose. In: Margraf J, Schneider S (Hrsg.). Lehrbuch der Verhaltenstherapie. Bd. 1. Berlin, Heidelberg: Springer, 2018: 347–361.

Kroenke K, Spitzer RL, Williams JB, Monahan PO, Lowe B. Anxiety disorders in primary care: Prevalence, impairment, comorbidity, and detection. Ann Intern Med 146, 2007: 317–325.

Löwe B, Gräfe K, Zipfel S, Spitzer RL, Herrmann-Lingen C, Witte S, Herzog W. Detecting panic disorder in medical and psychosomatic outpatients: Comparative validation of the hospital anxiety and depression scale, the patient health questionnaire, a screening question, and physicians' diagnosis. J Psychosom Res 55, 2003: 515–519.

Margraf J, Schneider S. Panik. Angstanfälle und ihre Behandlung. Berlin: Springer, 1989.

Meuret AE, Wolitzky-Taylor KB, Twohig MP, Craske MG. Coping skills and exposure therapy in panic disorder and agoraphobia: Latest advances and future directions. Behav Ther 43, 2012: 271–284.

Michael T, Zetsche U, Margraf J. Epidemiology of anxiety disorders. Psychiatry 6, 2007: 136–142.

Norman SB, Campbell-Sills L, Hitchcock C et al. Psychometrics of a brief measure of anxiety to detect severity and impairment: the Overall Anxiety Severity and Impairment Scale (OASIS). J Psychiatr Res Feb;45(2), 2011: 262–268.

Powers MB, Smits JAJ, Whitley D, Bystritsky A. The effect of attributional processes concerning medication taking on return of fear. J Consult Clin Psychol 76, 2008: 487–490.

Ruhmland M, Margraf J. Effektivität psychologischer Therapien von Panik und Agoraphobie: Meta-Analysen auf Störungsebene. Verhaltenstherapie 11, 2001: 41–53.

Sanchez-Meca J, Rosa-Alcazar AI, Marin-Martinez F, Gomez-Conesa A. Psychological treatment of panic disorder with and without agoraphobia: A meta-analysis. Clin Psychol Rev 30, 2010: 37–50.

Ströhle A, Gensichen J, Domschke K. The diagnosis and treatment of anxiety disorders. Dtsch Arztebl Int 155(37), 2018: 611–620.

Wittchen H-U. Der Langzeitverlauf unbehandelter Angststörungen: Wie häufig sind Spontanremissionen? Verhaltenstherapie 1, 1991: 273–282.

Wittchen H-U, Krause P, Hoyer J, Beesdo K, Jacobi F, Höfler M, Winter S. Prävalenz und Korrelate generalisierter Angststörungen in der Allgemeinarztpraxis. Fortschr Med Orig 119 (Suppl 1), 2001: 17–25.

KAPITEL

7

Ronald Burian, Ruben Berger und Vittoria Braun

Chronische Schmerzerkrankungen

7.1 Einleitung

Chronischer Schmerz ist ein häufig vorkommender Beratungsanlass in der hausärztlichen Praxis. Ziel dieses Kapitels ist es, neben einer Übersicht über verfügbare Behandlungsstrategien chronischer Schmerzerkrankungen in der Hausarztpraxis die speziellen verhaltenstherapeutischen Möglichkeiten der Akzeptanz- und Commitment-Therapie (ACT) zu vermitteln.

Die Relevanz chronischer Schmerzen für die Primärversorgung wird mit einem Blick auf die epidemiologischen Daten deutlich: In einer Querschnittsstudie des Robert Koch-Instituts gaben von über 5000 befragten erwachsenen Personen über 60 % an, im Laufe des letzten Jahres unter Rückenschmerzen gelitten zu haben, 15 % berichteten dabei über chronische Rückenschmerzen (RKI 2021). Frühere Erhebungen gehen von einer Prävalenz chronischer Schmerzen von ca. 17 % in der deutschen Gesamtbevölkerung aus (Dietl und Korczak 2011). Gelenk- und Rückenschmerzen sind die häufigsten Lokalisationen chronischer Schmerzerkrankungen, häufig treten Schmerzen aber in mehreren Regionen auf. Die Krankheitslast nimmt dabei im Lebensverlauf deutlich zu. Nicht selten sind Leistungsminderung, psychosoziale Beeinträchtigung und psychische Komorbiditäten, wie Angststörungen, Depressionen oder Suchterkrankungen die Folge (Engeser et al. 2014). Seit Jahren führen psychische Störungen, gefolgt von Schmerzstörungen, die Statistik bei den Gründen für Frühberentungen an (NVL Kreuzschmerz AWMF 2017). Dies alles spricht dafür, bereits in der Primärversorgung die frühzeitige Erkennung und Prävention problematischer Verläufe zu verbessern.

7.2 Klinische Merkmale chronischer Schmerzerkrankungen

Nach **ICD-10** der WHO werden chronische Schmerzen, die mindestens sechs Monate lang anhalten und durch psychische und soziale Faktoren mitbedingt sind oder aufrechterhalten werden, den **somatoformen Störungen** zugeordnet (in der deutschsprachigen Fassung: F45.41). Künftig werden in der ICD-11 chronische Schmerzerkrankungen erstmals unter einem eigenständigen diagnostischen Code (MG30) aufgeführt. Hierbei wird zwischen **primären** und **sekundären** chronischen Schmerzerkrankungen unterschieden. Beiden Subtypen ist gemein, dass im Rahmen der Chronifizierung **komplexe körperliche, psychische und soziale (Fehl-)Adaptionsmechanismen** vorliegen. Unter primären chronischen Schmerzerkrankungen (z. B. primärer muskuloskelettaler Schmerz, primärer Kopfschmerz, chronischer Beckenschmerz, Fibromyalgie usw.) sind Erkrankungen zusammengefasst, bei denen umschriebene somatische Ursachen nicht nachweisbar sind bzw. bei denen die somatischen Befunde das Ausmaß der Beschwerden nicht erklären können. Bei sekundären chronischen Schmerzerkrankungen liegen fassbare organische Befunde vor (z. B. chronische entzündliche Erkrankungen, onkologische Erkrankungen etc.), die das Schmerzgeschehen ursächlich erklären.

Es gibt dabei jedoch **Übergänge:** Primärer und sekundärer chronischer Schmerz sind insofern als entgegengesetzte Pole auf einem Kontinuum zu betrachten. Letztlich liegt dem chronifizierenden Prozess in den allermeisten Fällen ein Zusammenspiel körperlicher, psychischer und sozialer Faktoren zugrunde, unabhängig davon, ob es sich um primäre oder sekundäre Schmerzerkrankungen handelt. Für die klinische Praxis ist stets eine holistische Sichtweise empfehlenswert, um die erforderliche Diagnostik und Therapie auf den Einzelfall individuell abzustimmen.

Schmerzerkrankungen, die zu einer hohen psychischen und sozialen Belastung führen, können mit der ICD-11 den **körperlichen Belastungsstörungen** (6C2ff: Bodily Distress Disorder) zugerechnet werden. Eine solche Einordnung ist insbesondere bei PatientInnen mit einem deutlichen Zusammenspiel körperlicher, psychischer und sozialer Faktoren hilfreich, weil sie implizit einen Behandlungsansatz (Fokus auf Ängste, Sorgen und Alltagsfunktionalität) bei ansonsten „rein" medizinisch nicht zu bessernden Schmerzverläufen bietet (Roenneberg et al. 2020). Die wesentlichen **Diagnosekriterien** sind:

- Die Betroffenen weisen ein oder mehrere körperliche Symptome auf, die sie übermäßig beunruhigen und/oder ihren Alltag stark beeinträchtigen (z. B. Schmerzen).
- Es besteht eine starke gedankliche Beschäftigung mit den Symptomen.
- Wegen der Symptome treten starke Sorgen und Ängste bezüglich der Gesundheit auf.
- Die Betroffenen verwenden viel Zeit und Energie für die Beschäftigung mit den Symptomen und gesundheitlichen Belangen.

Eines der wesentlichen Merkmale chronischer Schmerzerkrankungen ist, dass der Schmerz seine **ursprüngliche Alarmfunktion weitgehend verloren** hat (nämlich, vor einer tatsächlichen oder möglichen Gewebsschädigung zu warnen).

Die **Gate-Control-Theorie** (Melzack und Wall 1965), die eine zentrale – von psychischen und sozialen Faktoren beeinflussbare – Schmerzmodulation auf Rückenmarkebene postuliert, hatte Mitte des vorigen Jahrhunderts das bis dahin kartesianisch-dualistisch geprägte Verständnis des Schmerzes revolutioniert. Darauf aufbauend konnte die neuro-psycho-immunologische Forschung das Wissen um die Komplexität schmerzverarbeitender Prozesse erheblich erweitern. So ließ sich mittels neuer bildgebender Verfahren (z. B. fMRI) nachweisen, wie **Angst, Depressivität,** aber auch **soziale Zurückweisungen** zu einer erhöhten Schmerzempfindlichkeit führen und welche Rolle zentrale Strukturen (z. B. anteriorer Gyrus cinguli, Hippocampus, Amygdala) bei der Fehladaption des Schmerzgedächtnisses spielen, wenn z. B. die ursprüngliche Schmerzursache nicht mehr oder nur noch in geringem Maße besteht (Eisenberger 2015).

PRAXISTIPP

Das Wissen über die Entstehungsbedingungen von chronischem Schmerz sollte den PatientInnen in einfacher Form vermittelt werden. Hier ist es sinnvoll, auf Informationsmaterial oder auch didaktisch eingängig aufbereitete Videos zurückzugreifen, die beispielsweise über die Webseiten der Deutschen Schmerzgesellschaft oder auch der Deutschen Schmerzliga abrufbar sind (www.schmerzgesellschaft.de, www.schmerzliga.de). Informationen zu somatoformen Störungen finden sich auf weiteren Informationsseiten zu evidenzbasierten Gesundheitsinformationen (➤ Kap. 3.2.3).

7.3 Differenzialdiagnose

Die Differenzialdiagnostik ist je nach Schmerzlokalisation und -präsentation sehr vielgestaltig: Die Abklärung von Rückenschmerzen bedarf selbstverständlich eines anderen Vorgehens als die Diagnostik von Kopf-, Brust- oder Bauchschmerzen. Dies im Einzelnen auszuführen, würde den Ansatz unseres Kapitels sprengen. Eine Auswahl von Leitlinien, die für eine Reihe von Schmerzsyndromen existieren, findet sich in den Literaturangaben dieses Kapitels.

Diagnoseübergreifend sollten jedoch stets schon in der Eingangsuntersuchung psychosoziale Belastungsfaktoren und das individuelle Stresserleben erfasst werden. Die AWMF S3-Leitlinien „Funktionelle Körperbeschwerden" verweisen ausdrücklich auf die Relevanz der sogenannten **Simultandiagnostik** schon beim Erstkontakt (AWMF 2018). Nicht selten bestehen gleichzeitig mit der Schmerzsymptomatik psychische Störungen wie Depressionen und Ängste, Abhängigkeit von Alkohol, Drogen und Medikamenten. Schmerzen können auf unterschiedliche Weise mit psychischen Erkrankungen verknüpft sein. **Psychische Störungen** wie Angststörungen, Depressionen oder auch Abhängigkeitserkrankungen können einerseits **Folge** chronischer körperlicher Schmerzen und nicht funktionierender Bewältigungsstrategien sein (Schonhaltungen, Vermeidungsverhalten, Rückzug, Selbstmedikation, „Betäubung" durch Alkohol etc.), andererseits können Schmerzen auch zur Symptomatik von funktionellen Störungen, Depressionen oder sogar psychotischen Störungen gehören.

7.4 Behandlungsoptionen

Wir beschränken uns bei der Vielfalt der Empfehlungen zu chronischen Schmerzen bewusst auf wichtige praxisbezogene Behandlungswege. Die Behandlung chronischer Schmerzen beruht auf drei Grundpfeilern, wobei die Gewichtung der einzelnen Komponenten auf den Einzelfall abgestimmt werden muss:

- Körperbezogene Verfahren
- Medikamentöse Behandlung
- Psychische und soziale Interventionen

7.4.1 Körperbezogene Verfahren

Physiotherapie sowie Sport- und Bewegungstherapie zählen zu den etablierten Interventionen bei chronischen Schmerzen. Das Hauptaugenmerk sollte dabei auf den aktivierenden und übenden Verfahren liegen: Es liegt eine moderate wissenschaftliche Evidenz für diese Interventionen vor, die Studienlage ist jedoch noch verbesserungsbedürftig (Geneen et al. 2017). Die gezielte Förderung körperlicher Bewegung und der Aufbau funktionaler Bewegungsmuster werden sinnvollerweise an motivierende Interventionen (Behavior Change) geknüpft, die das Wiedererlangen eines als wertvoll empfundenen Lebens zum Ziel haben. Wenn körperbezogene Verfahren (Ausdauersport, physiotherapeutische Selbstübungen, Yoga etc.) in dieser Form eingesetzt werden, bilden sie eine Grundvoraussetzung für eine gelingende Schmerztherapie.

7.4.2 Medikamentöse Behandlung

Nichtsteroidale Antirheumatika (NSAR) sollten bei nicht spezifischen Kreuzschmerzen stets in der niedrigsten wirksamen Dosierung und nur so kurzzeitig wie möglich angewandt werden. **Opioide** sind in der Langzeitbehandlung chronischer nicht spezifischer Kreuzschmerzen nur bei nachweislicher Wirksamkeit, zeitlich befristet und vor allem nur im Rahmen eines Gesamtbehandlungsplans anzuwenden (Leitlinie Langzeitanwendung von Opioiden bei chronischen nicht-tumorbedingten Schmerzen (LONTS), AWMF 2020). **Antidepressiva** können bei chronischen nicht spezifischen Kreuzschmerzen verordnet werden, wenn komorbide Depressionen oder Schlafstörungen vorliegen (NVL Kreuzschmerz, AWMF 2017). Bei neuropathischen Schmerzen können v. a. Antikonvulsiva, trizyklische Antidepressiva, SNRI (z. B. Duloxetin) sowie topisches Capsaicin oder Lidocain eingesetzt werden (Leitlinie Diagnose und nicht interventionelle Therapie neuropathischer Schmerzen, AWMF 2019). Auch beim Fibromyalgiesyndrom (Chronic Widespread Pain) ist ein Therapieversuch mit einem Antidepressivum als

„Co-Analgetikum“ (z. B. Amitriptylin 10–50 mg/d) gerechtfertigt (Leitlinie Definition, Pathophysiologie, Diagnostik und Therapie des Fibromyalgiesyndroms, AWMF 2017). Obwohl in der klinischen Praxis häufig angewandt, muss der Einsatz von co-analgetischen Antidepressiva angesichts eher schwacher Evidenzen im Einzelfall gut abgewogen werden (Welsch et al. 2018; Williamson et al. 2014). Wenn jedoch komorbide Depressionen oder Angststörungen vorliegen, richtet sich die medikamentöse Therapie nach den entsprechenden störungsspezifischen Behandlungsgrundsätzen.

7.4.3 Psychologische und soziale Interventionen

Die hausärztliche Gesprächsführung im Rahmen einer psychosomatischen Grundversorgung ist von entscheidender Bedeutung für den Verlauf von komplexen (Schmerz-)Erkrankungen, bei denen psychische und soziale Faktoren das Störungsgeschehen wesentlich mitbestimmen (Braun et al. 2016). Es geht hierbei um **bewusste Beziehungsgestaltung und gezielte Gesprächsinterventionen,** die der PatientIn Einsicht in den Zusammenhang von Schmerzwahrnehmung, schmerzbezogenem Verhalten und sozialen Rückkopplungsprozessen vermitteln (➤ Abb. 7.2). Die Zusammenhänge zwischen sozialen bzw. zwischenmenschlichen Belastungen, emotionaler und/oder körperlicher Anspannung und dem Erleben von Schmerz sind vielen PatientInnen nicht bewusst und können in der hausärztlichen Gesprächsführung aber transparent gemacht werden. Wie dies in einer systematischen Vorgehensweise geschehen kann und wie aus diesen Einsichten bei der PatientIn die Motivation für Verhaltensänderungen zu erreichen ist, werden wir in ➤ Kap. 7.5 genauer beschreiben.

Psychotherapeutische Verfahren, wie z. B. die kognitive Verhaltenstherapie (KVT), achtsamkeitsbasierte Therapien und die Akzeptanz- und Commitment-Therapie (ACT), können als evidenzbasierte Interventionen gelten, die im Rahmen eines Gesamtbehandlungsplans bei chronischen Schmerzerkrankungen sinnvoll einsetzbar sind (Majeed et al. 2019). Psychotherapie wird in vielen störungsspezifischen Leitlinien explizit empfohlen (z. B. für Kreuzschmerz, Fibromyalgie, Migräne etc.)

Die in diesem Kapitel genauer dargestellte **Akzeptanz- und Commitment-Therapie** (ACT; gesprochen wie das englische Verb „act“ = „handeln“) ist eine Weiterentwicklung der KVT, die zu den sogenannten Verfahren der dritten Welle der Verhaltenstherapie zählt. Die Wirksamkeit von ACT ist sowohl im ambulanten als auch im (teil-)stationären Setting empirisch belegt (Burian et al. 2021; Gloster et al. 2020; Hughes et al. 2017). Im Gegensatz zu den meisten anderen Therapieverfahren geht es jedoch bei ACT nicht primär um das Beseitigen der Symptome, sondern um Akzeptanz und Ausrichtung des Lebens an Werten und seiner Sinnhaftigkeit: das heißt z. B., sich nicht vom Schmerz bestimmen, sondern sich von seinen Werten leiten zu lassen (Dreßel et al. 2019). ACT verknüpft Interventionen zur Schmerzakzeptanz mit Methoden zur Förderung einer an den individuellen Werten der PatientIn orientierten Verhaltensaktivierung. Dies macht ACT zu einer breit anwendbaren und ressourcenfördernden Behandlungsform von chronischen Schmerzerkrankungen.

Mit der **„fokussierten ACT (FACT)“** liegt darüber hinaus ein an die Gegebenheiten der Hausarztpraxis angepasstes Verfahren vor. Neben der Entwicklung einer akzeptierenden und offenen ärztlichen Grundhaltung formalisiert und manualisiert FACT mit einer Reihe hilfreicher Erhebungsinstrumente und Arbeitsvorlagen die akzeptanzfördernde und werteorientierte Behandlung in der Hausarztpraxis (Robinson et al. 2011). Im Folgenden werden wir die Grundlagen von ACT und die praktische Anwendung durch das FACT-Modell überblickartig darstellen.

7.4.4 FACT: Die Grundprinzipien der ACT in die eigene ärztliche Haltung integrieren

Die Grundprinzipien der ACT in die eigene ärztliche Haltung zu integrieren, kann bei HausärztInnen und ihren chronischen SchmerzpatientInnen die Behandlungs- sowie die eigene Arbeitszufriedenheit erheblich verbessern. Die **Kernelemente** einer ärztlichen Grundhaltung nach FACT sind:

1. Denken Sie daran, dass es bei chronischen SchmerzpatientInnen vor allem auf zwei Prozesse ankommt:
   a) Förderung einer **akzeptierenden Haltung** gegenüber dem Schmerz und den Gedanken sowie Gefühlen, die damit verbunden sind.
   b) Klärung der **individuellen Werte** der einzelnen PatientIn: Was ist ihr wichtig, liegt ihr am Herzen? Wie kann sie wieder mehr von dem tun, was ihr wichtig ist, auch in Anwesenheit von Schmerz?
2. **Denken Sie chronischen Schmerz neu:** Chronischer Schmerz bedeutet, dass Ihre PatientIn körperlich und/oder psychisch leidet und gleichzeitig durch verschiedene Verhaltensweisen versucht, dieses leidvolle Erleben nicht zuzulassen (Erlebensvermeidung, z. B. lang andauernde Schonung, Rückzug, sich mit Alkohol oder Medikamenten „betäuben“ etc.)
3. Bewegen Sie den Fokus in der Behandlung immer wieder weg von den Schmerzsymptomen selbst und hin zu den Auswirkungen, die der Schmerz auf das **Verhalten** der PatientIn und damit auf ihren **sozialen Kontext** hat. Das heißt z. B.: Vermeidet sie Bewegung, zieht sie sich stark zurück oder aber geht sie oft „voll in den Schmerz rein“ und ist dann frustriert? Wie wirkt sich dies auf ihren Lebenskontext aus?

Schmerzempfindungen sowie schmerzbezogene Gedanken und Gefühle sind langfristig nur sehr schwer kontrollierbar und veränderbar. Im Gegensatz dazu ist das **Verhalten** einer willentlich intendierten **Veränderung** sehr viel leichter zugänglich. Hierauf sollte sich die ärztliche Intervention richten. So sind langfristige Behandlungserfolge in Bezug auf die Lebensqualität erreichbar. Nehmen wir an, es entsteht eine konflikthafte Situation mit einer chronischen SchmerzpatientIn, die weitere Untersuchungen und Medikamente einfordert, obwohl dies aus Ihrer Sicht nicht zielführend wäre. Hier kann auch auf der Behandlerseite leicht Frustration und Ärger entstehen. Mit der Grundhaltung von ACT würde man jetzt versuchen, Akzeptanz für diese Situation und das eigene innere Erleben aufzubringen.

Wenn wir uns auf unsere **eigenen Werte besinnen** (z. B. eine ÄrztIn zu sein, die ihrer PatientIn auch in schweren Situationen beisteht), können wir damit den PatientInnen ein Rollenmodell geben: Für den Umgang mit (der eigenen) Frustration und für werteorientiertes Handeln. Beispielsweise können wir sagen: *„Ja, ich sehe, wie sehr Sie an Ihren Schmerzen leiden. Ich würde Ihnen gern ein Mittel geben, welches Ihnen die Schmerzen auch auf lange Sicht nimmt. Allein, ich weiß aus der Erfahrung und aus der bisherigen wissenschaftlichen Forschung, dass es dieses Mittel nicht gibt. Mich selbst frustriert es sehr, dass ich Ihnen nicht so rasch und gleichzeitig anhaltend helfen kann, wie ich es gern würde. Meine Hoffnung ist, dass wir beide trotzdem weiter zusammenarbeiten können, um zu sehen, was Ihnen dennoch helfen kann, mit Ihrer Situation besser zurechtzukommen und wieder ein Leben zu führen, das Sie als wertvoll und sinnvoll erleben."* (nach Robinson et al., 2011).

7.4.5 Grundlagen der ACT: Schmerzakzeptanz, psychische Flexibilität und die sechs Kernprozesse

Warum gelingt es einigen Menschen, trotz chronischer Schmerzen über viele Jahre hinweg ein sinnhaftes und erfülltes Leben zu führen, während andere – vielleicht sogar mit derselben zugrunde liegenden Diagnose (wie z. B. chronischer Rückenschmerz nach Bandscheibenvorfall) – im Schmerz wie festgefahren erscheinen und resignieren? Die Schmerzforschung zeigt, dass dies in hohem Maße mit dem Prozess der **Schmerzakzeptanz** zu tun hat (Rovner 2021). Schmerzakzeptanz beruht dabei auf **zwei Komponenten:** Zum einen ist es die Fähigkeit, **Schmerzen** bis zu einem gewissen Grad zu **tolerieren,** zum anderen die Bereitschaft, trotz der Anwesenheit von Schmerzen **Aktivitäten beizubehalten.**

Die Fähigkeit, sich gerade in schwierigen Situationen **werteorientiert zu verhalten** sowie kognitiv und im Handeln Entscheidungsfreiheit zu gewinnen, wird in der ACT „psychische Flexibilität" genannt.

Für die Erarbeitung von Schmerzakzeptanz und psychischer Flexibilität kommen sechs Kernprozesse zur Anwendung, die im sogenannten **Hexaflex-Modell** dargestellt werden (➤ Abb. 7.1):

a) **Präsent sein im gegenwärtigen Moment:** Das **bewusste, achtsame, nicht bewertende Erleben des Hier und Jetzt** ist eine erlernbare Fähigkeit: Es geht darum, im gegenwärtigen Moment präsent sein zu können, anstatt über die Vergangenheit zu grübeln oder sich Sorgen um die Zukunft zu machen. Dieser Prozess ist ein besonders wichtiges Element der Therapie, da in ACT zwischen dem eigentlichen sensorischen Schmerzempfinden **(Clean Pain)** und den oft maladaptiven kognitiven, emotionalen und behavioralen Vermeidungsreaktionen auf den Schmerz **(Dirty Pain)** unterschieden wird. Die Schulung der Achtsamkeit kann bei SchmerzpatientInnen auf verschiedenen Ebenen wirkungsvoll sein: Bewusst wahrzunehmen, welche Gedanken und Gefühle in Bezug auf den Schmerz auftreten, ist ein Diskriminationstraining zwischen Clean und Dirty Pain. Der reine sensorische Schmerz ist oft viel besser auszuhalten als das übliche Konglomerat von Schmerz, Angst und Frustration. Des Weiteren dient ein Achtsamkeitstraining der bewussten Wahrnehmung, welche **Handlungsfolgen** das Schmerzerleben hat. Dies erlaubt dann eine bewusste Entscheidung: Lasse ich mich vom Schmerz vereinnahmen und ziehe mich gänzlich zurück oder pausiere ich lieber nur

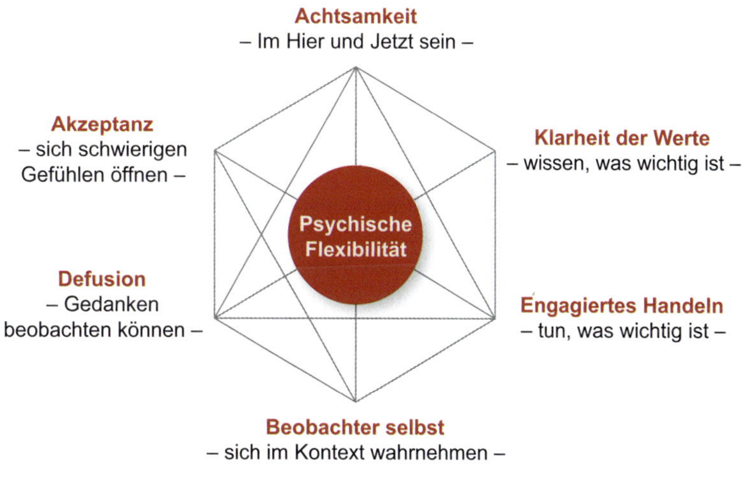

Abb. 7.1 Die sechs Kernprozesse der ACT im Hexaflex-Modell (modifziert nach Hayes, 2004) [L231]

kurz, um, sobald es wieder möglich ist, mit einer sinnvollen Aktivität fortzufahren.

b) **Klarheit der Werte:** Damit ist gemeint zu wissen, was einem **wirklich wichtig** ist. Nur wenn wir als ÄrztInnen wissen, worum es unseren PatientInnen wirklich geht, können wir gemeinsame Therapieziele festlegen, die auch in schwierigen Phasen noch Bestand haben. Dies wird in der ACT anhand der **Werteklärung** bewerkstelligt. Werte werden metaphorisch wie **Leuchttürme** oder **Himmelsrichtungen** gesehen, die als Richtungsweiser zu einem gut gelebten Leben dienen (z. B. ein guter Vater sein, eine faire SportlerIn, verlässlich sein, usw.). In Abgrenzung zu Zielen, die Punkte darstellen, die es zu erreichen gilt, sind Werte **überdauernde grundlegende Handlungsprinzipien.**

c) **Engagiertes Handeln:** Dieser Prozess beschreibt die Fähigkeit und die Bereitschaft, das Wissen um die eigenen Werte auch **im täglichen Leben umzusetzen,** und das trotz Schmerzen. In der Arbeit mit PatientInnen bedeutet dies, gemeinsam konkrete Schritte in der Behandlung festzulegen, bei denen sich die PatientIn im Sinne ihrer Werte engagiert, ggf. trotz bestehender Beschwerden und Symptome. Die Schritte müssen unbedingt für die PatientIn relevant und realistisch in der Umsetzung erscheinen.

d) **Beobachtendes Selbst:** Hier geht es um die sogenannte Metakognition, um eine **distanzierte Beobachterperspektive gegenüber** dem **Selbstbild.** Bei Menschen mit einem sehr **starren Selbstbild/-ideal** kann es zu sehr großem Leidensdruck führen, wenn sie diesem krankheitsbedingt nicht mehr entsprechen können. Häufig wird dann versucht, das Selbstideal (z. B. „Wenn ich Hilfe annehme, bin ich ein Versager.") mit **Kompensationsmechanismen** (z. B. „Arbeiten bis zum Umfallen") aufrechtzuerhalten, selbst wenn es zur Intensivierung der Schmerzen führt. Durch die Fähigkeit, eine Beobachterperspektive zu sich selbst einzunehmen, erlangen SchmerzpatientInnen ein höheres Maß an **psychischer Flexibilität,** was wiederum ihren Verhaltensspielraum erweitert.

e) **Defusion:** Dies bedeutet die Fertigkeit, Gedanken als **(nur!) Gedanken** wahrnehmen zu können **(Metakognition):** Wie oft nehmen wir unsere Gedanken für bare Münze, fusionieren förmlich mit ihnen? *„Es ist zu schrecklich! Weil ich ständig Schmerzen habe, kann ich nichts mehr richtig machen."* Mit einer entsprechenden Gesprächsführung sowie konkreten Übungen helfen wir den PatientInnen, zu diesen dysfunktionalen Gedanken Abstand zu gewinnen. Anstatt z. B. den Gedanken *„Weil ich ständig Schmerzen habe, kann ich nichts mehr richtig machen"* als feststehende Wahrheit hinzunehmen (Fusion), helfen wir beim Perspektivwechsel *(Defusion).* Das heißt Abstand zum Gedanken zu gewinnen und **die Funktionalität des Gedankens** zu klären (z. B. *„Wozu führt es, wenn Sie sich diesen Gedanken immer wieder abkaufen?"*).

f) **Akzeptanz:** Was für Gedanken gilt, gilt in ähnlichem Maß für **Gefühle:** Obwohl Gefühle wie Gedanken stets nur zeitlich begrenzte innere Erlebnisse sind, entwickeln sie oft einen **übermächtigen Handlungsdruck.** *„Ich habe Angst, dass Bewegung meinen Rücken noch weiter kaputt macht, deshalb mache ich kaum noch etwas"* usw. Der Kernprozess der Akzeptanz zielt darauf ab, Gefühlen, Impulsen und körperlichen Wahrnehmungen gegenüber offen zu sein und sich dabei den **Entscheidungsspielraum** zu gewähren, bewusst im Sinne seiner Werte zu handeln.

7.4.6 Nutzung von Metaphern und Erlebensübungen

Eine spezielle Charakteristik von ACT ist die **Erweiterung** des verbalen therapeutischen Arzt-Patient-Gesprächs auf **andere Sinneskanäle.** Durch Metaphern und erlebensorientierte Übungen (z. B. Visualisieren, haptisches Erleben, akustisches Experimentieren, Imaginieren) werden kognitive Inhalte in einen veränderten Kontext gestellt und somit neue Erfahrungen hinsichtlich Problemen und deren Lösungswegen eröffnet.

Als Beispiele seien hier die **Leuchtturm**- und die Kompass-Metapher genannt, die im Fallbeispiel in ➤ Kap. 7.5 genauer erläutert werden. Die Klemmbrett-Übung (➤ Kap. 7.5.2), die ebenfalls im Fallbeispiel vorgeführt wird, ist eine für ACT typische erlebensorientierte Übung. Hierbei werden die PatientInnen durch das spielerische Ausagieren eines sprachlichen Bildes direkt mit körperlichem Erleben in Berührung gebracht. So z. B., wenn den PatientInnen der durch die ständige Beschäftigung mit dem Schmerz (symbolisiert durch ein Klemmbrett) versperrte Blick auf ihre eigentlich wichtigen Lebensbereiche sowie der Energieaufwand ihrer Erlebensvermeidung deutlich gemacht wird.

Es gibt in der ACT zu allen Kernprozessen entsprechende Übungen und Metaphern. Arbeitsblätter und Bilder können hierbei den therapeutischen Prozess unterstützen (Wengenroth 2017).

7.5 Behandlungsbeispiel

In diesem Abschnitt möchten wir anhand eines Fallbeispiels die Anwendungsmöglichkeiten einer an der fokussierten ACT orientierten Patientenbehandlung darstellen. Die einzelnen Schritte werden hierbei im Folgenden nur kurz erläutert, die konkrete Umsetzung können Sie sich im entsprechenden Video, das dieses Kapitel begleitet, genauer ansehen.

7.5.1 Vorgeschichte

Frau S., eine 40-jährige Kindergärtnerin, erlitt vor zwei Jahren beim Anheben eines Kindes einen medialen Bandscheibenprolaps im Bereich LWK 4/5 mit positivem Cauda-equina-Syndrom. Die Patientin wurde operiert. Die vor der OP sehr starken Schmerzen und neurologischen Ausfälle waren rückläufig. Frau S. nahm eine Rehabilitationsbehandlung wahr. Sie führte Selbstübungen aus der Rückenschule durch. Nach dem Hamburger Modell war sie beruflich wieder eingegliedert worden. Situationen mit hoher Belastung versuchte sie durchzustehen nach dem Motto „Zähne zusammenbeißen und durch!". Im Haushalt und in der Gartenarbeit schonte sie sich nicht. Sie ging dabei jedoch oft an ihre Belastungsgrenzen und darüber hinaus.

Trotz all ihrer Bemühungen, den Schmerz aus ihrem Leben zu verbannen, konnte eine vollständige Gesundung nicht erreicht werden. Vielmehr verschlechterte sich die Situation nach vorübergehender Besserung etwa eineinhalb Jahre nach der OP. Frau S. klagte über rezidivierende Schmerzen im unteren LWS-Bereich und schränkte nach und nach ihre Aktivitäten auf das Notwendigste ein. Ein von einem Orthopäden veranlasstes Kontroll-MRT erbrachte keine Befunderweiterung, wie etwa einen erneuten Bandscheibenprolaps oder eine spinale Enge. Die Verschreibung von Analgetika und Muskelrelaxanzien führte stets nur zu kurzfristiger Besserung.

In der letzten Zeit erschien Frau S. oft mehrmals im Monat wegen ihrer Schmerzen in der Arztpraxis. Konkreter Anlass waren meist die Befürchtungen, einen erneuten Bandscheibenvorfall zu haben oder die „Angst, dass es nie mehr besser wird". Wiederholt wurde sie symptomorientiert ärztlich untersucht und die Schmerzstärke mit einer numerischen Analogskala festgehalten. Die maximale Schmerzstärke der jeweils letzten 24 Stunden war dabei meist 6–8/10, minimal waren es 2/10, ohne Paresen oder neu aufgetretene sensible Defizite. Wiederholt bestanden Arbeitsunfähigkeiten. Nach den Arztkontakten wirkte sie zwar stets etwas ruhiger, aber im Grunde unzufrieden. Die Möglichkeiten der medikamentösen Behandlung erschienen weitgehend ausgeschöpft.

7.5.2 Gestaltung der Arzttermine

Ein Algorithmus der akzeptanzfördernden und werteorientierten Patientenführung bei chronischer Schmerzerkrankung kann sich in Anlehnung an das FACT-Modell an fünf Schritten orientieren, die ggf. mehrfach durchlaufen werden.

1. Validierung der Schmerzerfahrung und diagnostische Klärung
2. Strukturierung der Behandlung
3. Vermittlung eines Störungsmodells und Festlegung eines Behandlungsplans
4. Motivationsförderung zur Schmerzakzeptanz
5. Ressourcenorientierte Verhaltensaktivierung anhand der Werte der Patientin

7.5.3 Schritt 1: Validierung der Schmerzerfahrung und diagnostische Klärung

Frau S. ist erneut ohne Termin in die Sprechstunde gekommen, weil sie am Morgen wieder mit starken Rückenschmerzen aufgewacht war. Sie hat der Arzthelferin am Tresen schon deutlich zu verstehen gegeben, dass sie stärkere Schmerztabletten braucht und der Arzt unbedingt endlich „etwas tun" soll.

Im ➤ Video 13 wird gezeigt, wie der Arzt der PatientIn sein Verständnis für ihre quälende Situation mitfühlend zurückmeldet, sich aber anderseits vom unmittelbaren ärztlichen Handlungsimpuls, sofort eine medizinische Lösung anzubieten, distanziert (z. B. ein weiteres Schmerzmedikament zu verschreiben). Dies geschieht in dem Wissen, dass chronische Schmerzen durch passive Schmerzkontrollverfahren, wie z. B. Medikamente oder Massagen, eher aufrechterhalten anstatt gebessert werden. Nach einer diagnostischen Klärung, die offenlegt, dass es sich um keinen Akutschmerz, sondern den seit Jahren bekannten chronischen Schmerz handelt, lenkt der Arzt die Aufmerksamkeit der Patientin in Richtung eines möglichen Perspektivwechsels auf das Schmerzproblem, indem er einfühlsam ihre Erwartungen aber auch die Grenzen des medizinisch Möglichen anspricht.

Dadurch, dass der Arzt selbst Offenheit darüber zum Ausdruck bringt, wie schwer es ihm fällt, das Leiden der PatientIn zu erleben und im traditionell medizinischen Sinn aber nichts unmittelbar Wirksames tun zu können, fördert er auch bei der PatientIn die Bereitschaft zu einem Perspektivwechsel. Der Arzt gibt hierbei im Sinne von ACT ein Rollenmodell für die Offenheit gegenüber schwierigen Gedanken, Gefühlen und ad hoc nicht lösbaren Problemen vor.

7.5.4 Schritt 2: Strukturierung der Behandlung

Im nächsten Schritt strukturiert der Arzt die Behandlung und vermittelt den für die Behandlung einer chronischen Schmerzerkrankung notwendigen Wechsel von ungeplanten Notfallvorstellungen zu regelmäßigen – zunächst engmaschigen – Terminen. Die Schritte 1 und 2 – wie im ➤ Video 13 zu sehen – erfordern je nach Vertrautheit mit der PatientIn oft nicht viel Zeit, müssen aber gegebenenfalls mehrfach wiederholt werden. Der Wechsel von „Kampf gegen den Schmerz" zu „mit dem Schmerz leben zu lernen" ist unbedingt als ein langsamer und oft herausfordernder Prozess anzusehen.

https://else4.de/Gensichen_video13

7.5.5 Schritt 3: Vermittlung eines Störungsmodells und Festlegen eines Behandlungsplans

Zum vereinbarten Folgetermin erschien die Patientin pünktlich. Ihr Zustand war weitgehend unverändert, jedoch zeigte sie eine Spur von Neugier, was der Arzt als positives Zeichen wertete (➤ Video 14).

Nachdem durch die initiale Intervention ein gewisser formaler und inhaltlicher Rahmen abgesteckt worden ist, sollte es nun darum gehen, mit der Patientin zu klären, in welcher Weise sie mit ihrem Schmerz umgeht.

https://else4.de/Gensichen_video14

PRAXISTIPP

Bei chronischen Schmerzen sind es insbesondere starkes Vermeidungsverhalten oder aber Durchhaltestrategien, die in sogenannte Teufelskreise führen. Dieses Verhalten nennt man „dysfunktional". Oft ist es den Betroffenen nicht bewusst, dass es ihre Lösungsversuche sind (Vermeiden oder aber Durchhalten), die langfristig nicht nur zu keiner Lösung führen, sondern das Problem aufrechterhalten bzw. verschlimmern und sie von einem an ihren Werten orientierten Leben abhalten. Das Bewusstmachen dieser „Teufelskreise" (s. u.) und damit die Vermittlung eines Störungsmodells sind wesentliche Elemente einer wirksamen Behandlung chronischer Schmerzerkrankungen. Die ÄrztIn gibt hierbei die Gesprächsstruktur und die Systematik des Modells vor, die PatientInnen bringen eigene Erfahrungen ein. Hier ist es wichtig, nach den Kriterien des geleiteten Entdeckens vorzugehen und die PatientInnen bei den jeweiligen Aspekten des Modells mit einzubeziehen. Das Gespräch sollte aus einer wohlwollenden, interessierten und nicht wertenden Haltung heraus geführt werden. Es geht nicht darum, den Betroffenen etwas zu beweisen, sondern einen Erkenntnis- und Motivationsprozess anzuregen. Dieser Erkenntnisprozess beinhaltet drei hauptsächliche Komponenten:

- Den Unterschied von akutem und chronischem Schmerz verstehen.
- Den Teufelskreis chronischer Schmerzen begreifen, bezogen auf die eigene Erfahrung. Hier können Visualisierungen sehr hilfreich sein (➤ Abb. 7.2).
- Erkennen, dass dysfunktionales schmerzbezogenes Verhalten (z. B. Vermeidung, Durchhalten) zwar kurzfristige Erleichterung bringen kann, langfristig den Schmerz jedoch nicht reduziert bzw. eliminiert. Stattdessen hat dieses Verhalten erhebliche körperliche, psychische und soziale Folgen und trägt zur Aufrechterhaltung der Beschwerden bzw. der Erkrankung bei.

Im Fall von Frau S. wird deutlich, dass sie unmittelbar nach dem Bandscheibenvorfall und der OP vor allem Durchhaltestrategien verfolgte, den Schmerz zu kontrollieren versuchte, ihn sogar „bekämpft" hat. Als dies nicht funktionierte, der Schmerz sich also nicht „besiegen" ließ, zeigte sie ein immer stärkeres resignierendes Vermeidungsverhalten.

Akzeptanzförderung mit der Haltung der ACT ist ein gemeinsamer Prozess, bei dem ÄrztIn und PatientIn Schritt für Schritt die Zusammenhänge zwischen Schmerz, schmerzbezogenen Gedanken und Gefühlen, schmerzbezogenem Verhalten sowie den daraus resultierenden Konsequenzen erschließen. Hilfreiche Fragen, die den Erkenntnisprozess unterstützen, sind:

- Welche Gedanken und Gefühle treten oft in Verbindung mit dem Schmerz auf (meist Angst, Frustration, Resignation usw.)?
- Wie verhält sich die PatientIn dann, was macht sie z. B., um dem Schmerz zu entgehen oder gegen ihn anzukämpfen (Lösungsversuche)?
- Wie funktioniert dies kurzfristig (Schmerzkontrolle durch Vermeidung ist kurzfristig oft recht erfolgreich)? Und langfristig (langfristig funktionieren diese Strategien oft nicht)?

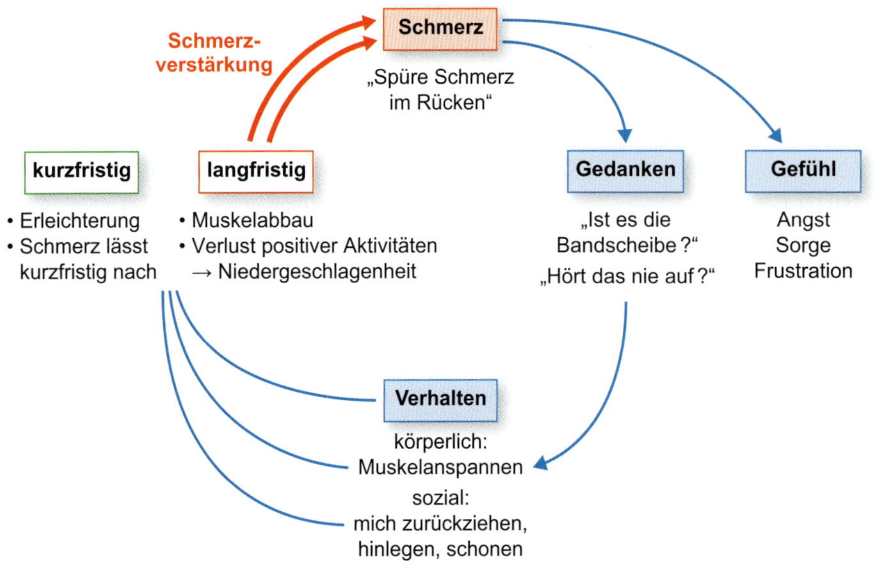

Abb. 7.2 „Teufelskreis des Schmerzes" anhand des Fallbeispiels von Frau S. [P1318, P494, P1319, L231]

- Welche „Kosten" haben die Schmerzkontroll- und Lösungsversuche in verschiedenen wichtigen Lebensbereichen?

Zu erkennen, dass die bisherigen individuellen Versuche, das Schmerzproblem zu lösen, nicht nur wenig erfolgreich waren, sondern mit erheblichen Folgekosten verbunden sind (Investitionen von Lebenszeit und Energie, Rückzug aus einem vitalen und von Sinnhaftigkeit erfüllten Leben), kann von starken Emotionen begleitet sein. Diese gilt es möglichst empathisch aufzufangen, ohne sie „wegtrösten" zu wollen.

Dieser Erkenntnisprozess anhand des oben genannten Fragealgorithmus wird in der ACT „**kreative Hoffnungslosigkeit**" genannt. Das Aufgeben der Hoffnung, dass die bisherigen Lösungsversuche durch Schmerzkontrolle und Schmerzvermeidung irgendwann zum Erfolg führen werden, kann eine starke Triebfeder zu einem bedeutsamen kreativen Perspektivwechsel werden, nämlich hin zum Schritt der Akzeptanz.

Die Gesprächsführung des gemeinsamen geleiteten Entdeckens, der Erarbeitung des Teufelskreises der Angst sowie des Hinleitens zum Prozess der „Kreativen Hoffnungslosigkeit" werden wiederum im ➤ Video 14 gezeigt.

7.5.6 Schritt 4: Motivation zur Schmerzakzeptanz

Bei diesem Behandlungsschritt wird gemeinsam mit der PatientIn geschaut, wofür es sich lohnen könnte, aus dem „Kampf mit dem Schmerz" auszusteigen und sich wieder Lebensbereichen zuzuwenden, die durch diesen Kampf aus dem Blickfeld geraten sind. Es gilt also zu erfahren: Was ist ihr im Leben wichtig, was verleiht dem Leben dieser PatientIn subjektiv Sinn und Wert? Diese Werte müssen emotional spürbar gemacht werden, um einen vital aktivierenden Impuls auszulösen. Ein guter Einstieg in das Thema Werte sind Metaphern. Um klarzumachen, worum es geht, können eine Reihe von **Sprachbildern** verwendet werden, z. B.:

- *„Werte sind wie ein Leuchtturm. Wenn es schwere See gibt oder Sturm oder wenn Nebel aufzieht und wir mit unserem Boot abgetrieben sind, dann kann uns ein Leuchtturm den Weg zeigen, wo wir eigentlich hinwollen."* Schmerzen können wie ein Sturm im Leben sein, durch den man seine Orientierung im Leben verliert. Werte können einem helfen, wieder seinen Weg zu finden.

Oder:

- *„Wenn es im Leben schwierig wird und wir unseren Weg nicht mehr richtig erkennen, wenn wir glauben, dass wir vielleicht im Kreis laufen und nirgendwo richtig ankommen, dann ist es gut, einen Kompass zu haben. Unsere Werte sind ein solcher Kompass, der uns zeigt, was uns im Leben wichtig ist."*

PRAXISTIPP

Sehr wirkungsvoll sind auch Vorstellungsübungen, bei denen sich die Betroffenen aus der aktuellen Situation herausbegeben und eine veränderte Perspektive auf sich und ihr Leben einnehmen können, z. B.:

„Stellen Sie sich einmal vor, es wäre Ihr 80. Geburtstag und Sie laden zu Ihrer Feier alle Ihre Lieben und Freunde ein. Stellen Sie sich vor, Sie könnten auf ein umfangreiches Leben zurückblicken. Was würden Sie sich wünschen, was ein Festredner anlässlich Ihres Ehrentages über Sie und Ihr bisheriges Leben dann sagen sollte?"

Wenn bei einer solchen Werteklärung Tränen fließen, ist es ein Zeichen, dass die Betroffenen emotional berührt sind, dass es wirklich um etwas für sie Wichtiges geht. Dies sollte wahrgenommen, angesprochen und positiv verstärkt werden, z. B.: *„Ich sehe, dass Sie weinen, wenn Sie darüber sprechen, dass Sie eine fürsorgliche Großmutter für Ihren Enkel sein wollen. Das liegt Ihnen wirklich am Herzen. Lassen Sie uns sehen, wie das in Ihrem Leben wieder mehr Raum bekommen kann …"*

Da sich Werte in verschiedenen Lebensbereichen zeigen und ihre Gewichtung sehr stark individuell ist, sollten die wichtigsten Lebensbereiche der PatientInnen erkundet werden. Bedeutsame Lebensbereiche, in denen sie die wichtigen und wertvollen Orientierungen für ihr Leben finden, sind für die meisten Menschen:

- Soziale Beziehungen, Partnerschaft, Familie
- Arbeit oder andere essenzielle Tätigkeiten (Schule, Ausbildung etc.)
- Gesundheit
- Freizeitaktivitäten

HausärztInnen kennen in der Regel den Lebenskontext ihrer PatientInnen. Ist das nicht der Fall, lohnt es sich, diesen gezielt zu erfragen. Im Kampf gegen den Schmerz sind die Werte, die sich in den genannten vier Lebensbereichen manifestieren, nicht selten aus dem Blickfeld geraten. Dies wieder transparent und erlebbar zu machen, ist ein wichtiger Teil der Behandlung. Die Motivation zur Schmerzakzeptanz entwickelt sich oft, wenn die Betroffenen im Gespräch erleben, dass sie im Kampf gegen den Schmerz „wie festgefahren" sind, sich aber der Kontakt zu den Werten herstellen lässt: zu dem, was es zurückzugewinnen gilt.

In ➤ Video 15 wird mit der sogenannten Klemmbrett-Übung eine Intervention vorgestellt, bei der die PatientIn durch das Ausspielen eines sprachlichen Bildes (das Klemmbrett steht symbolisch für das Schmerzerleben) in das körperliche Erleben ihres Umgangs mit dem Schmerz (Kampf, Vermeidung etc.) und dem Verlust an Lebensfreude und Vitalität gebracht wird. Darüber hinaus erlebt die PatientIn auch die Auswirkungen eines hilfreichen Perspektivwechsels auf den Schmerz. Diese kurze Übung macht auf spielerische und mit allen Sinnesqualitäten erlebbare Weise den Schritt der Schmerzakzeptanz erfahrbar: Aufzuhören, den Schmerz auf alle erdenkliche Art loswerden zu wollen, hin zu einer annehmenden Haltung mit dem Ziel, ein lebenswertes Leben zurückzugewinnen.

https://else4.de/Gensichen_video15

7.5.7 Schritt 5: Ressourcenorientierte Verhaltensaktivierung anhand der Werte der PatientIn

Als initialer Schritt einer ressourcenorientierten Verhaltensaktivierung (➤ Video 16) anhand der Werte der PatientIn äußert Frau S., dass ihr liebstes Hobby, die Gartenarbeit, ihr sehr fehle. Dies habe sie immer sehr entspannt, habe ihr Freude bereitet und sie wisse, dass sie es besonders gut könne. Das Ergebnis ihrer Arbeit sei vielfach sehr bewundert worden. Anfänglich habe sie sich bei der Gartenarbeit deutlich überlastet, mit der Folge massiver Schmerzen. Als Ziel wurde ein Pensum an Gartenarbeit formuliert, das ihr Freude mache, aber rückenschonend sei: dreimal pro Woche eine halbe Stunde, möglichst nicht in gebückter Haltung, d.h. ohne Schmerzverschlimmerung.

https://else4.de/Gensichen_video16

Im Folgetermin berichtete die Patientin, es sei ihr schwergefallen, nach einer halben Stunde aufgrund ihrer „Zähnezusammenbeiß-Einstellung" aufzuhören. Der Arzt erklärt anhand dieses Beispiels die Prinzipien von ACT: dass es weniger darauf ankommt, den Schmerz zu überwinden und weiterzuarbeiten, sondern die Fähigkeit zu trainieren, achtsam und bewusst Belastung und Erholung in Balance zu bringen. An diesem Beispiel wird dann an der Generalisierung dieses Umdenkens auf andere Bereiche gearbeitet.

PRAXISTIPP

Die ressourcenorientierte Verhaltensaktivierung baut auf der Motivationsarbeit zur Schmerzakzeptanz und der Werteklärung auf. Sie setzt voraus, dass sich die HausärztIn einen Überblick über die Lebenssituation der PatientIn verschafft hat (siehe dazn, den Abschnitt „Lebensbereiche" unter Schritt 4). Nun geht es darum, mit diePatientIn stzulegenrn welchem Lebensbereich positive Veränderungen wichtig und möglich wären. Je stärker die Schmerzchronifizierung und je niedriger das funktionale Ausgangsniveau sind, desto kleiner sollten die Veränderungsschritte geplant werden. Wichtig ist, dass der PatientIn die Veränderungsschritte tatsächlich wichtig und machbar erscheinen, sodass Erfolgserlebnisse erzielt werden können. Für eine schwer beeinträchtigte PatientIn kann es schon ein immenser Schritt sein, morgens überhaupt aus dem Bett zu kommen, sich eine Tasse Kaffee zu machen und diese bewusst mit allen Sinnesqualitäten zu genießen. Für einen anderen ist es hingegen möglich, sich einer Laufgruppe anzuschließen und mit der PartnerIn mal wieder ins Kino zu gehen, einene Planung der konkreten Verhaltensaktivierung schließt folgende Schritte ein (nach Harris 2014):

A) Auswahl eines wichtigen Lebensbereiches und eines bedeutsamen Zieles.
B) Auswahl des kleinstmöglichen positiven Veränderungsschrittes, dieser muss für die PatientIn nicht nur umsetzbar, sondern auch sinnhaft, im besten Sinne wertvoll erscheinen, um der Motivation zu dienen.
C) Verabredung der konkreten Umsetzung (wann, wo, wie, mit wem?)
D) Erfragen möglicher Schwierigkeiten und Hinderungsgründe (Barrieren), hier sind vor allem die sogenannten inneren Barrieren, also belastende Gedanken, Gefühle und Körperwahrnehmungen, wichtig, die sich bei der Handlungsumsetzung einstellen könnten.
E) Besprechen, wie die PatientIn mit diesen Barrieren umgehen wird (z. B. Akzeptieren schwieriger Gedanken und Gefühle, sich an die Motivation/den Wert erinnern etc.)

Eine anschauliche Möglichkeit, eine werteorientierte Handlungsplanung zu visualisieren bietet die „Wertezielscheibe (Bull's Eye)". Hier werden gemeinsam mit der PatientIn die einzelnen Schritte der Verhaltensaktivierung anhand der bildlichen Darstellung einer Zielscheibe erarbeitet (➤ Abb. 7.3).

7.5.8 Verlauf

Frau S. fing im Lauf weniger Monate wieder an, im Chor zu singen und besuchte ihren Tanzverein, zunächst allein, später auch wieder mit dem Partner. Am Arbeitsplatz und auch im Haushalt verspürte sie weiterhin oft Rückenschmerzen, ohne aber erneut gänzlich in die früher typischen Vermeidungsmuster zu verfallen. Sie hatte gelernt, Schmerzen als Signal ihres Körpers zu betrachten, die ihr zeigen, dass sie sich z. B. rechtzeitig Pausen gönnen sollte. Sich diese Pausen tatsächlich zuzugestehen und die eigene Belastung regulieren zu können, ohne in das alte Muster zwischen „Kampf" und völliger Erschöpfung und Resignation zu geraten, blieb für die PatientIn, eine schwierige Aufgabe, insbesondere weil ihre Umgebung (Ehemann, ArbeitskollegInnen, Tochter) das vehemente Durchhalten und Zähnezusammenbeißen von ihr kannten und zu einem gewissen Grad sogar zu erwarten schienen. Von all dem musste sie sich in adäquater Weise abgrenzen und ihren Weg gehen, ohne jedoch ihre Beziehung zu ihrem sozialen Umfeld zu gefährden.

Name und Datum

Ausgewählter Wert:

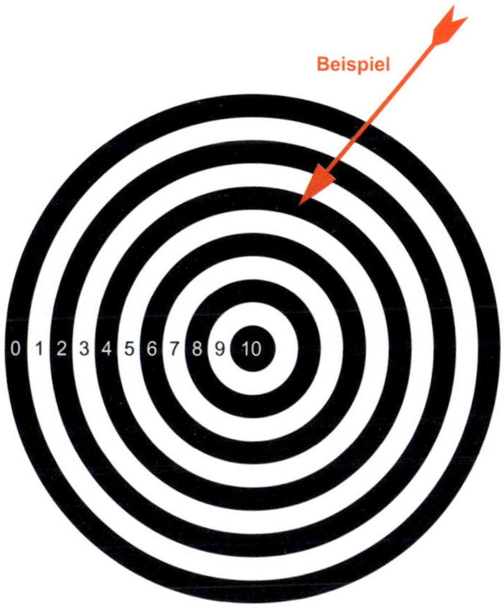

Mein Plan:

Wie wahrscheinlich (0–10)?

Abb. 7.3 Wertezielscheibe (nach Robinson et al. 2011): [L231]
Arbeitsblatt „Bull's Eye (Wertezielscheibe)" (nach Robinson et al. 2010)
Bei dieser Übung geht es vor allem um konkrete Veränderungsschritte, die sich an den Werten des Patienten orientieren:
a) Der Patient wird zunächst gebeten, einen Lebensbereich auszuwählen, in dem er eine Veränderung herbeiführen möchte. Wichtige Lebensbereiche sind z.B. Partnerschaft/Familie/Freundschaften, Arbeit, Freizeit/Zeit für sich selbst oder auch die eigene Gesundheit.
b) Sobald ein Lebensbereich ausgewählt ist, wird der Patient gebeten, auf einer Zielscheibe zu imaginieren, dass die „10" den Ideal-Zustand darstellt – wo es in diesem Lebensbereich also genau so aussieht, wie es der Patient von Herzen möchte.
c) Dann sollte der Patient beziffern, bei welcher Zahl – zwischen 1 und 10 – er sich aktuell tatsächlich im betreffenden Lebensbereich befindet, wobei die „1" dann einem Zustand entspricht, der sehr weit vom Ideal entfernt ist (z. B.: „Ich möchte sehr gern eine wirklich innige und liebevolle Partnerschaft führen, das wäre meine „10", tatsächlich bin ich aber oft sehr abgeschlagen, lustlos und manchmal reizbar, deshalb lande ich im Moment allenfalls auf der „4".)
d) Als Nächstes wird erarbeitet, welchen konkreten Handlungsschritt der Patient bis zur nächsten Therapiestunde umsetzen möchte, der ihn ein kleines Stück näher an die „10" heranbringt. Es wird daraufhin genau geplant, was er tun möchte, wann und wie – und welchem Wert dies folgt. All das sollte möglichst konkret imaginiert und verschriftet werden.
e) Die Größe des Schrittes bestimmt der Patient selbst. (z. B.: „Ich möchte meine Partnerin fragen, ob wir an den Wochenenden mal wieder gemeinsame Wanderungen unternehmen, so wie früher. Ich will dann mein Handy auslassen und mich einmal nur dem gemeinsamen Augenblick widmen. Das wäre ein Schritt von 4 auf die 6.").
f) Es ist wichtig, dann auch über die Hindernisse zu sprechen, die sich in den Weg stellen könnten (z. B. Lustlosigkeit, Angst vor Zurückweisung etc.) und wie der Patient damit umgehen könnte, um den Schritt trotzdem umzusetzen.
g) Als abschließender „Check" sollte gefragt werden, mit welcher Wahrscheinlichkeit (in Prozent) dieser Handlungsschritt vom Patienten wie vereinbart umgesetzt wird. Wenn die Wahrscheinlichkeit unter 80% liegt ist es ratsam, dies einer gemeinsamen Analyse zu unterziehen (Schritt ist zu groß? Hindernisse zu groß? Wichtigkeit des Schritts zu gering? etc.) und die Planung derart zu adaptieren, dass die Umsetzungswahrscheinlichkeit und damit die Wahrscheinlichkeit eines Erfolgserlebnisses groß ist. Denn dies erhöht wiederum die Wahrscheinlichkeit weiterer Schritte in die werteorientierte Richtung.

LITERATUR

Braun V, Burian R, Diefenbacher A. Arzt-Patienten-Gespräche bei stressassoziierten Erkrankungen. Berlin, Boston: Walter de Gruyter GmbH, 2016.

Burian H, Böge K, Burian R, Burns A, Nguyen MH, Ohse L et al. Acceptance and commitment-based therapy for patients with psychiatric and physical health conditions in routine general hospital care – Development, implementation and outcomes. J Psychosom Res Jan, 2021: 110374.

Dietl M, Korczak D. Versorgungssituation in der Schmerztherapie in Deutschland im internationalen Vergleich hinsichtlich Über-, Unter- oder Fehlversorgung. Schriftenreihe Health Technology Assessment (HTA). Köln: DIMDI, 2011.

Dreßel S, Burian R, Diefenbacher A. Akzeptanz- und Commitmenttherapie bei chronischen Schmerzen. Neuro Aktuell 33, 2019: 34–41.

Eisenberger N. Meta-analytic evidence for the role of the anterior cingulate cortex in social pain. Soc Cogn Affect Neurosci Jan; 10(1), 2015: 1–2.

Engeser A, Becker M, Becker A. Chronischer Schmerz. Neue-S1 Handlungsempfehlungen der Deutschen Gesellschaft für Allgemeinmedizin und Familienmedizin (DEGAM). Z Allg Med 90 (3), 2014.

Geneen U, Moore RA, Clarke C, Martin D, Colvin LA, Smith BH. Physical activity and exercise for chronic pain in adults: an overview of Cochrane Reviews. Cochrane Database of Systematic Reviews Issue 4, 2017: Art. No.: CD011279. DOI: https://doi.org/10.1002/14651858.CD011279.pub3.

Gloster AT, Walder N, Levin ME, Twohig MP, Karekla M. The empirical status of acceptance and commitment therapy: A review of meta-analyses. J Context Behav Sci Oct; 18, 2020: 181–192.

Harris, R. Tun, was wichtig ist. In: Harris R. ACT leicht gemacht. Freiburg: Arbor Verlag, 2014.

Hayes SC. Acceptance and Commitment Therapy and the New Behavior Therapies: Mindfulness, Acceptance, and Relationship. In: Hayes SC, Follette VM, Linehan MM (Hrsg.): Mindfulness and Acceptance. Expanding the Cognitive-Behavioral Tradition. New York, London: The Guilford Press, 2004: 1–30.

Hughes LS, Clark J, Colclough JA, Dale E, McMillan D. Acceptance and Commitment Therapy (ACT) for Chronic Pain: A Systematic Review and Meta Analyses. Clin J Pain 33(6), 2017: 552–568.

Majeed MH, Ali AA, Sudak DM. Psychotherapeutic interventions for chronic pain: Evidence, rationale, and advantages. Int J Psychiatry Med Mar; 54(2), 2019: 140–149.

Melzack R, Wall PD. Pain mechanisms: a new theory. Science Nov 19; 50 (699), 1965: 971–979.

Robert Koch-Institut (RKI). Prävalenz von Rücken- und Nackenschmerzen in Deutschland. Ergebnisse der Krankheitslast-Studie BURDEN 2020. Journal of Health Monitoring 6(3), 2021.

Roenneberg C, Henningsen P, Hausteiner-Wiehle C. Chronische Schmerzsyndrome und andere persistierende funktionelle Körperbeschwerden. Der Nervenarzt, 2020: 651–661.

Robinson PJ, Gould DA, Strosahl KD. Real Behavior Change in Primary Care. Oakland: New Harbinger Publications, 2011.

Rovner G. ACT bei chronischen Schmerzen. In: Romanczuk-Seiferth N, Burian R, Diefenbacher A. (Hrsg.) ACT in Klinik und Tagesklinik. Stuttgart: Kohlhammer Verlag Stuttgart, 2021.

Wengenroth M. Therapie Tools Akzeptanz- und Commitment-Therapie (ACT). Weinheim: Beltz Verlag, 2017.

Welsch P, Üçeyler N, Klose P, Walitt B, Häuser W. Serotonin and noradrenaline reuptake inhibitors (SNRIs) for fibromyalgia. Cochrane Database Syst Rev Feb 28; 2(2), 2018: CD010292. doi: https://doi.org/10.1002/14651858.CD010292.pub2. PMID: 29489029; PMCID: PMC5846183.

Williamson OD, Sagman D, Bruins RH, Boulay LJ, Schacht A. Antidepressants in the treatment for chronic low back pain: questioning the validity of meta-analyses. Pain Pract Feb; 14(2), 2014: E33–41.

LEITLINIEN FÜR CHRONISCHE SCHMERZERKRANKUNGEN (AUSWAHL)

Nationale Versorgungsleitlinie Kreuzschmerz (S3). AWMF 2017. (In Überarbeitung). https://www.leitlinien.de/themen/kreuzschmerz (letzter Zugriff: 27.5.2023).

Chronischer Schmerz (S1) DEGAM 2013. (In Überarbeitung). www.degam.de/files/Inhalte/Leitlinien-Inhalte/Dokumente/DEGAM-S1-Handlungsempfehlung/053-036%20chronischer (letzter Zugriff: 27.5.2023).

Definition, Pathophysiologie, Diagnostik und Therapie des Fibromyalgiesyndroms (S3). AWMF 2017. https://register.awmf.org/de/leitlinien/detail/145-004 (letzter Zugriff: 27.5.2023).

Langzeitanwendungen von Opioiden bei chronischen nichttumorbedingten Schmerzen „LONTS" (S3). AWMF 2020. https://register.awmf.org/de/leitlinien/detail/145-003 (letzter Zugriff: 27.5.2023).

Funktionelle Körperbeschwerden (S3). AWMF F 2018. www.awmf.org/leitlinien/detail/ll/051-001.html (letzter Zugriff: 27.5.2023).

Diagnose und nicht interventionelle Therapie neuropathischer Schmerzen AWMF 2019. www.awmf.org/uploads/tx_szleitlinien/030-114l_S2k_Diagnose-nicht-interventionelle-Therapie-neuropathischer-Schmerzen_2022-06.pdf (letzter Zugriff: 27.5.2023).

Therapie der Migräneattacke und Prophylaxe der Migräne (S1) AWMF 2018. https://register.awmf.org/de/leitlinien/detail/030-057 (letzter Zugriff: 27.5.2023).

KAPITEL

8

Jochen Gensichen, Konrad Schmidt, Maggie Schauer und Thomas Elbert

Posttraumatische Belastungsstörung (PTBS)

8.1 Einleitung

8.1.1 Entstehung einer PTBS

PatientInnen, die wegen einer lebensbedrohlichen Erkrankung oder eines Unfalls auf einer Intensivstation (ITS) behandelt werden, kommen danach in der Regel v. a. in die hausärztliche Nachbetreuung. Nicht zuletzt wegen der damit oft verbundenen, als bedrohlich erlebten Situation auf einer ITS entwickeln bis zu 60 % der PatientInnen anhaltende physische und psychische Einschränkungen (Wang et al. 2018), bis zu einem Viertel eine posttraumatische Belastungsstörung (Parker et al. 2015). Wenn diese den Alltag und die Lebensqualität der PatientIn erheblich beeinträchtigen, ist eine psychotherapeutische Behandlung indiziert. Hierauf sollte die HausärztIn rechtzeitig ihre Aufmerksamkeit richten. Da die PatientInnen die HausärztIn auch für psychische Probleme als BehandlerIn schätzen und für eine psychotraumatologische Behandlung in der Regel lange Wartezeiten bestehen, wurde ein gut strukturiertes Konzept nach dem Vorbild der Narrativen Expositionstherapie (NET; Schauer et al. 2011) für die psychosomatische Grundversorgung für diese PatientInnen entwickelt und evaluiert (Gensichen et al. 2018/2022). Ob dieses für die besondere Situation nach der ITS entwickelte Vorgehen auch für andere akute ähnlich belastende Traumata wirkt, wie z. B. Verkehrs- und Arbeitsunfälle, Miterleben des Todes einer nahestehenden Person oder Einbrüche, muss sich in der Praxis noch zeigen.

Traumatische Stressoren können bleibende Spuren im Gedächtnis hinterlassen. Dabei werden sensorische Eindrücke mit den Gedanken und Gefühlen, aber auch physiologischen Reaktionen während des Bedrohungserlebens assoziativ verknüpft. Schlüsselreize können so Erinnerungen zum gesamten Geschehen aktivieren. Werden erneut ähnliche Erfahrungen durchlebt, so entstehen Verknüpfungen über ähnliche Lebensereignisse hinweg. Erinnerungen von wiederholtem Erleben von Hilflosigkeit und Bedrohungen verschmelzen so zu einem mit Aufregung und Furcht verbundenen Netzwerk im Gedächtnis (sog. **Furchtnetzwerk**), während gleichzeitig die einordnenden Verbindungen zum episodischen Gedächtnis – also zum „Wann" und „Wo" des auslösenden Ereignisses – zunehmend verblassen können (Schauer et al. 2011). Wenn Erinnerungen aber nicht mehr biografisch „verortbar" sind, wirkt das Angstgefühl auf das aktuelle Erleben ein. Wird nun dieses Furchtnetzwerk der Bedrohungserlebnisse durch Erinnerungsreize reaktiviert, werden Gefahren nicht mehr aus dem aktuellen spezifischen Kontext heraus eingeschätzt, sondern als gegenwärtig empfunden. Dann kann der Ton eines EKG-Geräts, der Geruch von Desinfektionsmittel, die Aufregung beim Arztbesuch ein Netzwerk von Gedächtniselementen aktivieren, das sich z. B. während der Behandlung auf einer Intensivstation geformt hat. Kommen noch weitere Bedrohungen, etwa nach einem Arbeitsunfall hinzu, so wird das Furchtnetzwerk umfangreicher, sodass in vielen Situationen eine vermeintliche Gefahr schlummert. Um solchen Bedrohungsgefühlen aus dem Weg zu gehen, setzt eine immer stärkere Vermeidung innerer und äußerer Erinnerungsreize ein. Dieser Komplex aus Wiedererleben, Vermeidung, Übererregung und negativen Selbst- und interpersonellen Überzeugungen formieren sich zur sog. **posttraumatischen Belastungsstörung** (PTBS; ICD-10: F43.1; ICD-11: 6B40).

Nach der hier zugrunde liegenden Theorie werden Informationen in unterschiedlichen Hirnarealen gespeichert und neuronal verknüpft (Neuner et al. 2021). Informationen über Körper- und Sinneseindrücke, Gedanken und Gefühle bilden das **„heiße" Gedächtnis** (situativ zugängliches Gedächtnis). Dagegen werden kontextbezogene Informationen, also zu Ort, Zeit und sachlichen Hintergründen eines Ereignisses, im sogenannten **„kalten" Gedächtnis** gespeichert. Bei stark erregenden (traumatisierenden) Erfahrungen kann die Verbindung zwischen diesen beiden Gedächtnissystemen beeinträchtigt werden. Den Inhalten des „heißen" Gedächtnisses können in diesem Fall kein bestimmter Ort und keine bestimmte Zeit – also keine Informationen des „kalten" Gedächtnisses – mehr zugeordnet werden. An sich klar in der Vergangenheit liegende Gefahren können so zu einem präsenten Bedrohungserleben im „Hier und Jetzt" führen. Erlebnisse, welche durch starke Angst und Hilflosigkeit im Furchtnetzwerk miteinander verschmelzen, sind insbesondere Bedrohungen

- der körperlichen Integrität (z. B. Verletzung von Gewebe und Organen, Beeinträchtigung der Vitalfunktionen, Schädigung des zentralen Nervensystems) oder
- der sozialen Integrität (z. B. Verlust der Bezugsperson als Kind).

Mit jedem zusätzlichen Erleben von traumatischem Stress steigt die Wahrscheinlichkeit der Entwicklung von Traumafolgestörungen, wie PTBS, Depression, bis hin zu Panik und schweren Dissoziationen. Auch können darüber hinaus weitere körperliche wie psychische Erkrankungen begünstigt werden (Schauer und Robjant 2018). Verkehrs- und Arbeitsunfälle, Miterleben des Todes einer nahestehenden Person, Einbrüche, aber auch häusliche Gewalt und im Extremfall Krieg und Naturkatastrophen oder körperlicher und sexueller Missbrauch (Prävalenz s. Stoltenborgh et al. 2011) können solche traumatischen, also schädigenden Stressoren bilden. Dauern diese Stressoren an oder werden sie, wie bei PTBS häufig wiedererlebt, aktivieren sie beständig das körperliche **„Verteidigungssystem"**, also insbesondere die Hypothalamus-Hypophysen-Nebennierenrinden-Achse (HPA; Elbert und Rockstroh 2003). Dann können anhaltende Erschöpfung und Depressionen sowie weitere körperliche Beeinträchtigungen die Folge sein (McEwen und Lasley 2002). Auch schwere Organerkrankungen (z. B. Herzinfarkt, Malignome) oder die Erfahrung einer invasiven medizinischen Versorgung auf einer Intensivstation können Bedrohungsgefühle aktivieren und so das Auftreten einer PTBS begünstigen.

Die PTBS-Prävalenz liegt zwischen 7 und 23 % der PatientInnen in der hausärztlichen Versorgung und wird wahrscheinlich noch deutlich unterdiagnostiziert (Kuwert et al. 2015; Liebschutz et al. 2007). Oftmals finden sich keine psychotraumatologischen FachspezialistInnen oder nur nach langer Wartezeit (Hähnel et al.2004). Wie kann in der hausärztlichen Praxis eine Erstversorgung für PatientInnen ermöglicht werden, die – wie in diesem Kapitel geschildert – nach einer Behandlung auf der ITS Symptome einer PTBS zeigen? Im Rahmen der sog. PICTURE-Studie führten HausärztInnen eine entsprechende Kurzintervention nach der **Narrativen Expositionstherapie** bei PatientInnen mit leichten bis mittelgradigen Symptomen durch. Sie unterstützen sie bei ihrem Weg zurück in ein sozial und beruflich funktionstüchtiges Leben (Gensichen et al. 2018).

FALLBEISPIEL

Eine Mutter, die zwei Jahre nach einer Sepsis und Behandlung auf der Intensivstation ihre 6-jährige Tochter am ersten Schultag begleiten möchte, erleidet einen sog. Flashback (intensives Wiedererleben): Die Anspannung ist schon den ganzen Tag höher als sonst, und schließlich steigen die beiden den Weg zur Schule hinauf und es kommt zur Erregung (Atmung und Herzschlag etwas schneller). Vor der Einschulungsfeier sucht sie noch die Toilette auf. Neuerdings wird dort ein Handdesinfektionsmittel im Waschbeckenbereich angeboten, welches die Eltern, die ihr aus den Toilettenräumen entgegenkommen, reichlich benutzt haben und ihre Hände in die Luft halten, um sie trocken zu schütteln. Die Frau bemerkt, wie ihre Anspannung steigt, versteht aber nicht den Zusammenhang zwischen diesem starken aktuellen Geruch und der Erinnerung an ihre Zeit auf der Intensivstation, wo sie genau diesen Geruch erlebte. Sie zwingt sich, die Toilettenräume zu betreten und sieht das blaue „Sterillium"-Fläschchen auf dem Waschbecken stehen. Daraufhin empfindet sie wieder Angst und Hilflosigkeit wie damals und sie erlebt diese Kliniksituation „sehr real" wieder. Es bricht in ihr eine Panik aus. Nach der Feier stürzt sie mit ihrer Tochter aus dem Schulhaus und läuft weinend nach Hause.

Dieses aufdrängende Wiedererleben, die Alarmreaktion wegen vermeintlicher Bedrohungen, aber auch die Vermeidung bestimmter Situationen, um nicht erinnert zu werden („Angst vor der Angst"), und schließlich die starke Einschränkung, ihr Kind bei der Feier emotional zu begleiten sind typisch für eine PTBS.

8.2 Klinische Merkmale der PTBS

Oft beginnt die hausärztliche Anamnese mit der Frage *„Was kann ich für Sie tun?"*, worauf PatientInnen v. a. bei körperlichen Erkrankungen sachlich, geordnet und möglichst spezifisch über ihre Beschwerden berichten sollen. PatientInnen mit PTBS vermeiden aber eher, aus Angst vor ihren Erinnerungen, das Gespräch über ihre psychischen Beschwerden. Lange, sich wiederholende Termine können viel Sprechstundenzeit in Anspruch nehmen und ergeben dennoch selten klare Ergebnisse. Mitunter können auch Scham, Schuldgefühle und v. a. somatisch wahrgenommene Beschwerden dies erschweren. Gleichzeitig sind die zeitlichen Ressourcen in der hausärztlichen Versorgung knapp.

Eine Möglichkeit, frühe Hinweise auf Art und Schwere der subjektiven Belastung durch posttraumatische Beschwerden in der Hausarztpraxis zu bekommen, sind einfach anzuwendende Fragebögen. Mit den fünf Fragen des **„The primary care PTSD screen for DSM-5 (PC-PTSD-5)"** können HausärztInnen die entscheidenden Aspekte erfassen (➤ Tab. 8.1). Manchmal passieren Menschen Dinge, die außergewöhnlich oder besonders ängstigend, schrecklich oder traumatisch sind. Die Fragen beziehen sich auf solche Ereignisse.

Tab. 8.1 PC-PTSD-5 (Krüger-Gottschalk 2017)

Waren Sie im letzten Monat …/ Haben Sie…	Ja	Nein
1. … Albträume von dem/den Ereignis(sen) gehabt oder dachten Sie an das/die Ereignis(se), wenn Sie es nicht wollten?		
2. … sich sehr bemüht, nicht an das/die Ereignis(se) zu denken oder sich große Mühe gegeben Situationen zu vermeiden, die Sie an das/die Ereignis(se) erinnerten?		
3. … ständig auf der Hut, wachsam oder leicht zu erschrecken?		
4. … sich wie betäubt gefühlt oder entfremdet von anderen Menschen, Aktivitäten oder Ihrer Umgebung?		
5. … sich schuldig gefühlt oder konnten Sie nicht damit aufhören, sich oder andere wegen der/s Ereignisse/s und seiner/ihrer Folgen zu beschuldigen?		

Genauere, aber auch aufwendigere Instrumente basieren auf den klinischen Kriterien zur Diagnose einer PTBS der ICD-10. Neben dem Bericht von traumatischen Stressoren sind es vier Kardinalsymptome, die angesprochen werden sollten:

1. Sich aufdrängende, belastende Gedanken und Erinnerungen an das Trauma **(Intrusionen)** oder Erinnerungslücken (Bilder, Albträume, Flashbacks, partielle Amnesie)
2. **Übererregungssymptome** (Schlafstörungen, Schreckhaftigkeit, vermehrte Reizbarkeit, Affektintoleranz, Konzentrationsstörungen)
3. **Emotionale Taubheit** und negative Persönlichkeitsveränderung (allgemeiner Rückzug, Interessenverlust, innere Teilnahmslosigkeit, Misstrauen, Selbstwertverlust)
4. **Vermeidungsverhalten** (Vermeidung traumaassoziierter Stimuli)

Idealerweise werden die Fragen innerhalb eines persönlichen Interviews gestellt. ➤ Tab. 8.2 stellt anschaulich wichtige Kriterien und Symptome zur PTBS vor – auch wenn sie nicht ganz dem ICD oder dem DSM entsprechen.

Tab. 8.2 Kriterien und Symptome zur PTBS-Diagnose (nach Falkai et al. 2018)

Kriterien	Beschreibung der Symptome
Konfrontation mit dem traumatischen Ereignis	**Die Betroffenen waren über einen oder mehrere der unten genannten Wege mit dem Tod konfrontiert (tatsächlich oder angedroht), schwerwiegenden Verletzungen oder sexueller Gewalt ausgesetzt:** • Direktes Erleben des traumatisierenden Ereignisses • Persönliches Miterleben, wie das traumatisierende Ereignis anderen zustößt • Erfahren, dass das traumatisierende Ereignis einem engen Familienmitglied oder einem engen Bekannten zugestoßen ist • Wiederholte oder sehr extreme Konfrontation mit aversiven Details des traumatischen Ereignisses (z. B. beruflich)
Wiedererleben des traumatischen Ereignisses (Intrusion) (1 Symptom für Diagnosestellung notwendig)	**Es besteht eines (oder mehrere) der folgenden, mit dem Trauma assoziierten Symptome. Der Beginn der Symptome war nach dem Auftreten des traumatisierenden Ereignisses:** • Wiederholte, unwillkürliche und aufdrängende Erinnerungen an das traumatische Ereignis • Wiederholte Albträume, bei denen Inhalte oder Gefühle des Traums mit dem traumatischen Ereignis assoziiert sind • Dissoziationen (z. B. Flashbacks), in denen sich die Betroffenen so fühlen oder sich so verhalten, als ob das traumatisierende Ereignis wieder stattfinden würde • Ausgeprägtes oder anhaltendes seelisches Leiden bei Konfrontation mit (inneren oder externen) Reizen, die das traumatische Ereignis symbolisieren oder die einem Aspekt des traumatisierenden Ereignisses ähnlich sind • Deutliche physiologische Reaktion auf (innere oder externe) Reize, die das traumatische Ereignis symbolisieren oder die einem Aspekt des traumatisierenden Ereignisses ähnlich sind
Vermeidung (1 Symptom für Diagnosestellung notwendig)	**Es besteht eine anhaltende Vermeidung von Stimuli, die mit dem traumatischen Ereignis assoziiert sind, wie z. B. eine Vermeidung (oder der Versuch zu vermeiden) von mit dem traumatisierenden Ereignis verbundenen belastenden Erinnerungen, Gedanken, Gefühlen sowie von externen Bedingungen (wie z. B. Personen oder Orten), die mit dem traumatisierenden Ereignis verbundene Gedanken oder Gefühle hervorrufen:** • Vermeidung von Gedanken, Gefühlen oder Gesprächen, die mit dem Trauma in Verbindung stehen • Vermeidung von Aktivitäten, Orten oder Menschen, die mit dem Trauma in Verbindung stehen
Kognition und Stimmung (2 Symptome für Diagnosestellung notwendig)	**Negative Veränderungen von mit dem Trauma assoziierten Kognitionen oder Gefühlen, wie z. B.:** • Unfähigkeit, wichtige Aspekte des traumatischen Ereignisses zu erinnern • Anhaltende oder übersteigerte negative Überzeugungen bzw. Erwartungen in Bezug auf die eigene Person, andere Personen oder „die Welt" • Anhaltende veränderte Gedanken über die Ursache oder die Folgen des traumatischen Ereignisses • Anhaltend negatives Gefühlserleben, wie z. B. Angst, Schuld, Schamgefühle • Deutliche Verminderung von Interesse oder sozialen Aktivitäten • Gefühl der Losgelöstheit oder Entfremdung von anderen • Eingeschränkte Wahrnehmung von positiven Affekten (z. B. Unfähigkeit, zärtliche Gefühle zu empfinden)
Erregungsniveau (2 Symptome für Diagnosestellung notwendig)	**Deutliche Veränderungen in der Erregbarkeit und den Reaktionen, wie z. B.:** • Reizbarkeit oder Wutausbrüche • Leichtsinniges oder selbstzerstörerisches Verhalten • Hypervigilanz • Schreckhaftigkeit • Konzentrationsstörungen • Schlafstörungen
Notwendige Bedingungen	• Symptome müssen länger als einen Monat andauern • Störung verursacht klinisch bedeutsame Belastungen oder Beeinträchtigungen, sozial und beruflich sowie in anderen Funktionsbereichen • Störungsbild nicht auf Einnahme von Substanzen (z. B. Medikamente, Alkohol) oder körperliche Erkrankung zurückzuführen

Wichtig für die hausärztliche Praxis ist die ggf. erforderliche Überweisung in die fachärztliche bzw. fachpsychologische Behandlung bei diagnostischer und therapeutischer Unsicherheit und bei PatientInnen mit schweren Störungen und komplexen Problemlagen.

8.3 Behandlung einer PTBS

Generell ist der PatientIn durch eine vertrauensvolle Arzt-Patienten-Beziehung das Gefühl von Sicherheit zu vermitteln. Aufgrund einer oft lang bestehenden Beziehung gelingt dies HausärztInnen besonders gut. Zunächst soll eine kurze Einführung zur Störung erfolgen, z. B. unter Nutzung von evidenzbasierten Gesundheitsinformationen (➤ Kap. 3.2.3), in der die Symptome als Folge des Erlebten (hier die ITS-Erfahrung) benannt und als „typische Reaktionen auf das belastende Ereignis" eingeordnet werden (**Psychoedukation**). Dies verbessert das Verstehen der Beschwerden sowie deren Ausmaß – und kann bestenfalls schon zu einer entscheidenden Besserung führen (Simon et al. 2021). Ansonsten sollten für das weitere Vorgehen mögliche weitere Gefährdungsaspekte beurteilt werden, insbesondere Substanzmissbrauch, Selbstverletzung und der Umgang mit sozialen bzw. familiären Beziehungen. Liegen Kontraindikationen für eine hausärztliche Behandlung des Problems vor, wie eine akute Psychose, eine akute Suizidalität oder schwerwiegende Störungen der Verhaltenskontrolle, ist eine konfrontative Bearbeitung des Traumas nur durch psychiatrische bzw. psychotherapeutische FachspezialistInnen zu empfehlen.

Stets sollte den PatientInnen eine **traumafokussierte Psychotherapie** angeboten werden. Im Sinne einer partizipativen Entscheidungsfindung stehen folgende psychotherapeutische Verfahren zur Verfügung (Schnyder et al. 2015):

- **Kognitiv-behaviorale Therapie:** Das übergeordnete Ziel der kognitiven Verhaltenstherapie der posttraumatischen Belastungsstörung (PTBS) besteht in der Veränderung der Bedeutung des Traumas und seiner Konsequenzen. PatientInnen entwickeln und üben hilfreiche Einstellungen und Verhaltensweisen. Neubewertungen von dysfunktionalen Kognitionen werden angeregt. Strategien zur Angstkontrolle und Expositionstechniken dienen der Reduktion von Vermeidungsverhalten.
- **EMDR** (Eye Movement Desensitization and Reprocessing)**:** Die Erinnerungen an belastende Erfahrungen werden von angeleiteter rascher bilateraler Stimulation (wie z. B. Augenbewegungen) begleitet. Dadurch sollen assoziative Informationsverarbeitungsprozesse begünstigt werden.
- **Psychodynamische Verfahren:** Bei der tiefenpsychologischen bzw. analytischen Psychotherapie haben lebensgeschichtliche Erfahrungen eine große Bedeutung: Symptome werden im Kontext wichtiger Bezugspersonen verstanden. Das psychodynamische Vorgehen zielt auf die Veränderung intrapsychischer Strukturen und Beziehungsmuster. Mitunter werden auch zusätzlich imaginative Techniken zur Stabilisierung und zur Traumabearbeitung angewandt.
- **Narrative Expositionstherapie (NET):** Durch eine detaillierte und konsistente Narration der Lebensereignisse wird diesen der Ort und die Zeit des Geschehens zugeordnet, also das heiße mit dem kalten Gedächtnis verknüpft. Gleichzeitig werden auch bedeutsame positive, emotional erregende Ereignisse in der Biografie der PatientIn gewürdigt. Die Narration geschieht dabei autobiografisch chronologisch (Schauer et al. 2017, Neuner et al. 2021). Ein aus der NET abgeleitetes hausärztliches Vorgehen für PatientInnen nach einer ITS-Behandlung wird später vorgestellt.

Die Gabe von **Psychopharmaka** als alleinige Therapie der PTBS wird nach der gegenwärtigen AWMF-Leitlinie (Schäfer et al. 2019) nicht generell empfohlen. Falls sie eingesetzt werden, sind im Erwachsenenalter selektive Serotonin-Wiederaufnahmehemmer (SSRI) Mittel der Wahl. Sie führen vor allem durch Verminderung der begleitenden komorbiden depressiven Symptome zu einer besseren Lebensqualität. Von Benzodiazepinen sollte Abstand genommen werden, da bei PTBS ein erhöhtes Abhängigkeitspotenzial besteht.

Die hausärztliche Versorgung von PatientInnen mit PTBS erfolgt idealerweise gut vernetzt mit einem **tragfähigen Unterstützungssystem**, mit ambulanten, ggf. psychotraumatologischen Schwerpunktpraxen und Ambulanzen sowie mit stationären Schwerpunktstationen oder Tages- und Rehakliniken. Vor allem bei den ersten von HausärztInnen behandelten PatientInnen ist hier sicher eine beratende Begleitung der HausärztIn wünschenswert, z. B. Supervision durch eine PsychotherapeutIn. Die Traumatherapie endet in der Regel nicht mit der Bearbeitung des Traumas. Auch bei Maßnahmen zur psychosozialen Reintegration und Neuorientierung können die hausärztlichen Praxen diese begleitend unterstützen, z. B. bei Einbeziehung von Angehörigen, beruflicher Rehabilitation oder der Vermittlung von Selbsthilfegruppen.

8.4 Hausärztliche Narrative Expositionstherapie (NET-PC) am Beispiel der PTBS-Behandlung nach Intensivstation

Anknüpfend an eine in der Regel lange bestehende und Sicherheit bietende Hausarzt-Patienten-Beziehung kann das belastende Geschehen in der Hausarztpraxis vergleichsweise zügig adressiert werden. Hier gilt es ein Verfahren zu wählen, das im hausärztlichen Umfeld gut einsetzbar ist. Im Rahmen einer in diesem Sinne modifizierten Narrativen Expositionstherapie (NET-PC) für belastete PatientInnen mit einer

ITS-Erfahrung empfehlen sich folgende Behandlungsschritte an drei aufeinanderfolgenden Gesprächsterminen. Diese sollten ca. 45 Minuten dauern, die aber im Einzelfall überschritten werden können:

1. „Psychoedukation",
2. „Lifeline" und
3. „Narrative Exposition".

Eine aktuelle Hausarztstudie weist darauf hin, dass das im Folgenden vorgestellte Vorgehen gut anwendbar ist (Gensichen et al. 2022). ➤ Video 17 zeigt das Vorgehen an einem konkreten Beispiel.

https://else4.de/Gensichen_video17

8.4.1 1. Sitzung: „Psychoedukation"

Die Psychoedukation stellt die o. g. Informationen zur PTBS vor, bietet aber auch die motivationale Grundlage der folgenden Behandlungsschritte. Die PatientIn erhält eine Aufklärung, dass das **Ziel der Behandlung** ist, die „heißen" und „kalten" Gedächtnisinhalte wieder enger miteinander zu verknüpfen. Dies geschieht durch gezielte Erinnerung an die traumatischen Lebensereignisse. Durch das erzählerisch geführte Wiedererfahren des belastenden ITS-Erlebens wird das Traumanetzwerk aktiviert, gemeinsam mit den assoziierten Gedanken und Gefühlen bis hin zu körperlichen Reaktionen (Herzklopfen, kalte Hände etc.). Durch einen wechselnden Gesprächsfokus zwischen den bedrohlichen Erinnerungen „damals" und der sicheren Situation „heute" werden die Erinnerungen schrittweise der Vergangenheit, einer anderen Zeit, einem anderen Ort zugeordnet. Zunehmend verlieren sie so ihren bedrohlichen Charakter in der Gegenwart.

8.4.2 2. Sitzung: „Lifeline"

Die meisten HausärztInnen kennen die wichtigsten Ereignisse im Leben ihrer langjährigen PatientInnen („erlebte Anamnese"). So ist die Einordnung auch von traumatisierenden Erlebnissen in die Lebenswelt ihrer PatientInnen fester Bestandteil der hausärztlichen Versorgung und auch zeitökonomisch gut realisierbar.

Empfehlenswert bei PTBS ist eine schrittweise und sehr strukturierte Näherung an das Erlebte (Schauer und Ruf-Leuschner 2014). Dabei ist die krankheitstypische Vermeidungstendenz der PatientIn für die Lebensereignisse zu beachten. Entsprechend gezielt werden mögliche Ereignisse erfragt. Diese werden zunächst nur gesammelt, aber noch nicht im Detail – wie in der dritten Sitzung – erörtert.

Im nächsten Schritt wird anhand der Methode der **„Lifeline"** (Schauer und Ruf-Leuschner 2014) ein individuelles Profil der emotional-physiologisch erregenden, spezifischen Ereignisse erstellt. Um eine bessere Einbindung in Raum und Zeit zu erreichen, werden zusammen mit der PatientIn ihre wesentlichen Ereignisse in chronologischer Abfolge auf einem Zeitstrahl angeordnet. Diese Linie kann mit einer Schnur dargestellt oder auf einen Papierbogen gezeichnet werden. Danach wird dieser Zeitstrahl mit Symbolen bestückt, beginnend mit der Geburt bis zum heutigen Tag. Dazu werden den Erlebnissen je ein Titel mit Angabe von Alter und Ort sowie eine Valenz **(positiv oder negativ erregendes Erlebnis)** verliehen. Die Ereignisse werden symbolisiert und biografisch-chronologisch auf die Zeitleiste gelegt oder auf dem Papierbogen wie in ➤ Abb. 8.1 dargestellt markiert und eingetragen (auch in diesem Schritt sollen die einzelnen Ereignisse nicht emotional aufgeladen werden, es soll also noch nicht in die Tiefe gegangen werden):

- „Blumen" für positiv erlebte Momente/Erlebnisse
- „Steine" für belastende und angstbesetzte Momente/Erlebnisse

Die Ereignisse werden chronologisch entlang der Lebenslinie aufgelistet: *„Wie ist Ihr Leben verlaufen? Was sind die bedeutsamsten Ereignisse?"*

Was, wann, wo? Zu jedem Ereignis kann eine kurze faktenorientierte Beschreibung notiert werden (Ort, Lebensalter, Titel des Symbols). Wichtig ist, dass sich die PatientIn nicht in Erzählungen verliert: *„Heute geht es nur darum, einen Überblick über Ihr Leben zu erhalten!"*

Die „Lifeline" findet innerhalb einer Sitzung statt und ist beendet, wenn die PatientIn bei ihrer Rückschau von der Geburt bis im Heute angekommen ist und alle bedeutsamen (physiologisch stark aufregenden) Ereignisse in den Lebenszeitperioden auf dem Zeitstrahl markiert wurden. Die Lifeline sollte in einer Sitzung komplett erarbeitet werden.

8.4.3 3. Sitzung: „Exposition"

Die Behandlung muss sich – in Anbetracht der knappen Zeit in der Hausarztpraxis – zunächst auf einen „Stein" fokussieren, etwa den, der die intensivmedizinische Erfahrung beschreibt.

Dazu wird nun nach dem Moment des stärksten Leidens gefragt, also nach dem Augenblick, der den am meisten befürchteten Teil der traumatischen Erinnerung darstellt **(„Hotspot")**. Die PatientIn soll für wenige Minuten (!) dieses Ereignis zunächst frei erzählen: *„Bitte erzählen Sie mir zunächst kurz, was damals passiert ist."*

Der PatientIn werden Einfühlung und Interesse durch Körperhaltung, Mimik und Ausdruckssignale, wie körperliche Zugewandtheit, Nicken oder Blickkontakt, vermittelt, durch die sie zum Sprechen ermutigt wird. Beobachtet werden die Reaktionen der PatientIn. An welchen Stellen zeigen sich

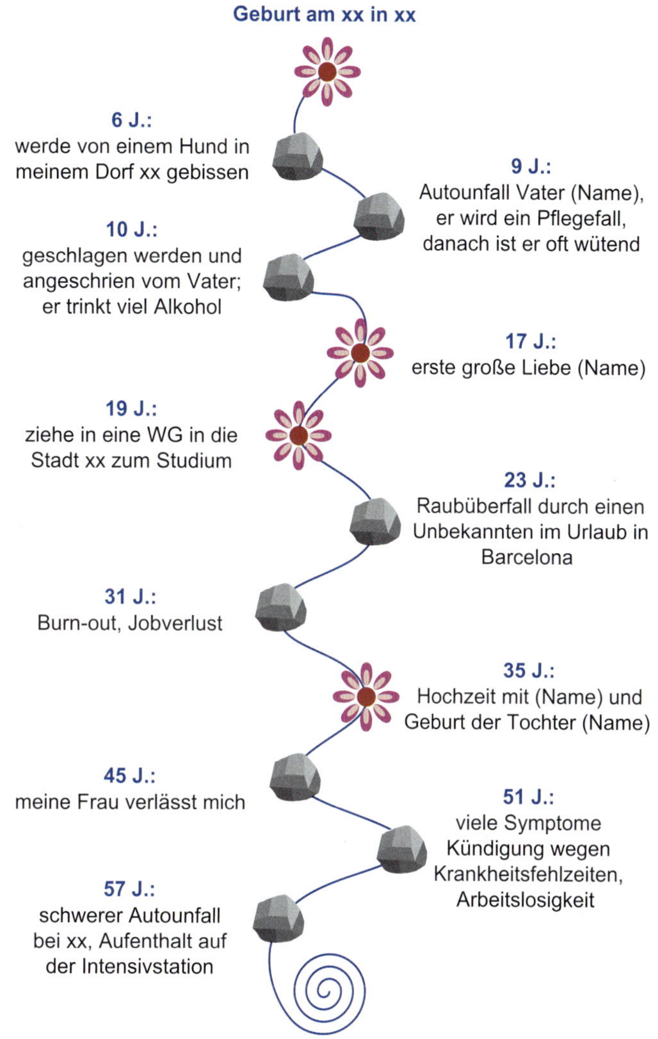

Abb. 8.1 „Lifeline" (nach Schauer und Ruf-Leuschner 2014) [L231]

A) eine hohe physiologische Erregung,
B) Zeichen der Vermeidung,
C) eine starke emotionale Beteiligung?

Dieser Moment beschreibt den behandlungsrelevanten Hotspot, der der PatientIn zurückgespiegelt wird: *„Bei Ihrer Schilderung der ITS-Zeit gab es Momente, die sehr aufwühlend für Sie schienen. Das konnte ich gut beobachten. Sagen Sie, als Sie damals auf der Intensivstation behandelt wurden, was war da wann besonders schlimm für Sie? In welchem Moment haben Sie die größte Angst und Hilflosigkeit verspürt?"*

Falls die PatientIn selbst nichts benennen kann, kann sie durch Mitteilung der Wahrnehmung unterstützt werden, z. B.: *„Als Sie eben davon erzählten, dass Sie damals bei der Beatmung mit dem Tubus in der Luftröhre nicht sprechen konnten und in Panik gerieten auf der Intensivstation, das hat Sie auch jetzt wieder sichtlich aufgeregt?"*

Oder: *„Als Sie eben davon erzählten, wie Sie Todesangst hatten, eingeklemmt im Unfallwagen, da konnte ich sehen, dass Sie Tränen in den Augen hatten. Das muss ein schrecklicher Moment für Sie gewesen sein …"*

Ist der Hotspot nun bekannt, wird die **systematische Narrative Exposition** des traumatischen Erlebnisses begonnen. Ein Einleitungssatz könnte sein: *„Ich möchte Sie dabei unterstützen, dass Ihre Erinnerungen nicht ständig als Bedrohungen wiederkehren. Dazu werden wir dieses Erlebnis noch einmal langsam und in zeitlicher Abfolge zusammen besprechen, bitte. Wir beginnen von vorn: Also als …, wo genau waren Sie da (Ort)? Und wann genau war das (Zeit)?"*

PRAXISTIPP

Beachten Sie drei Grundregeln für die Gesprächsführung während der Exposition:

3-S-Regel

1. **S**ettle in: Achten Sie auf Ihre eigene Aufregung – die PatientIn spiegelt sie. Ruhe ausstrahlen!
2. **S**peak slow: Sprechen Sie langsam, wenig und laut genug, um Verwirrung entgegenzuwirken.
3. **S**ay the name: Sprechen Sie die PatientIn am Beginn eines Satzes wiederholt mit ihrem Namen an, um sie zu Ihnen hin zu orientieren.

(Schauer und Schalinski 2022)

Dabei soll deutlich hervortreten, dass es sich nur um eige Erinnerung handelt, über die gesprochen wird. Besonders soll der Unterschied zwischen vergangener Bedrohung und der Gegenwart immer wieder bewusst gemacht werden. Die Aufmerksamkeit in der Erzählung der Patientinwird wie in einer **Pendelbewegung** immer wieder zwischen dem „Damals" und dem „Heute" hin- und hergelenkt (➤ Abb. 8.2): *„Wie war es damals? Wie ist es heute?"*

Die BehandlerIn fasst immer wieder zusammen, was sie verstanden hat und ermutigt: „*… und wie ging es dann weiter …?*"

Je näher die Erzählung dem Hotspot kommt, desto genauer die Nachfragen, sodass – wie im Film – eine Art Zeitlupe entsteht. Bleiben Sie mehrere Minuten beim schwersten zu ertragenden Moment der Erzählung, bis die Erinnerung klarer und vollständiger wird, ihre Bedeutung verstanden ist und die starke vegetative und emotionale Reaktion abklingt: **Dies ist der therapeutisch wirksame Kern der Narrativen Exposition!**

Diese kleinschrittige Arbeit an einem aversiven Moment (z. B. die Aufwachsituation im Intensivbett) braucht Übung und auch etwas Überwindung, da es kontraintuitiv zu unserer kulturellen Gewohnheit steht, unangenehme und schmerzvolle Erinnerungen nicht antasten zu wollen. Zudem umgehen die Betroffenen dies gerne durch ein beschleunigtes Erzähltempo. Durchsuchen Sie deshalb den Hotspot in diesen Minuten auf allen Ebenen in Zeitlupe nach Informationen, die das damalige Geschehen klarer werden lassen, indem Sie sehr interessiert und detailliert explorieren:

- **Sensorik:** *„Welche Körperwahrnehmungen hatten Sie damals? Was haben Sie damals wahrgenommen – also gesehen, gehört, gespürt, gerochen, geschmeckt …? Wie war Ihre Körperhaltung?"*
- **Kognition:** *„Was haben Sie damals konkret gedacht, als sie das wahrgenommen haben?"*
- **Emotion:** *„Welches Gefühl entstand damals, als Sie das wahrgenommen haben (Angst, Wut, Freude, Überraschung, Ekel, Verachtung, Verzweiflung, Schuld …)?"*
- **Physiologie/Körper:** *„Als Sie das dachten und fühlten, wie hat da Ihr Körper reagiert? Spürten Sie z. B. Herzrasen oder Schweißausbrüche? Wie war Ihre Atmung? Was hätten Sie am liebsten getan?"*
- **Bedeutung:**
  - *„Was hat das in diesem Moment für Sie bedeutet?"*
  - *„Was haben Sie in dem Moment verstanden?"*
  - *„Was ist da passiert mit Ihnen/Ihrem Leben?"*
  - *„Was hat sich für Sie in dem Moment geändert?"*
  - *„Wie ist das jetzt, wenn Ihnen das gerade klar wird?"*

Es gilt die Situation zu versprachlichen. Dazu sollte die BehandlerIn stets **explizit sprechen** – nichts vage andeuten. Wenn ein Zustand, Gefühl oder Geschehen zuverlässig benannt und in Worte gefasst ist, legt sich die Erregung:

- *„Oh, ich verstehe, in diesem Moment dachten Sie, dass Sie sterben müssen …"*

Oder:

- *„Sie fühlten sich schrecklich hilflos, als Sie bemerkten, dass Sie fixiert sind. Sagen Sie mir bitte, was genau hat das mit Ihnen gemacht? Wieso sind Sie so panisch geworden? Was ging Ihnen da durch den Kopf?"*

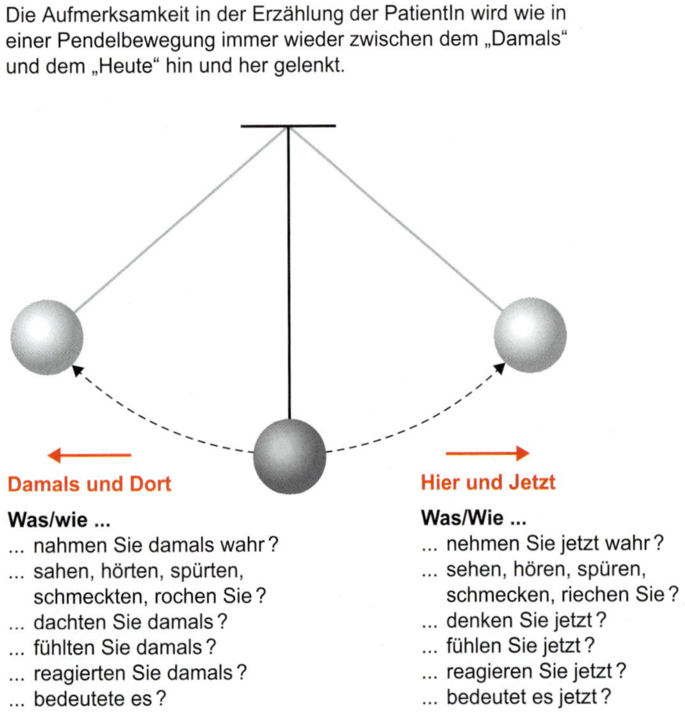

Abb. 8.2 Pendelbewegung zwischen dem „Damals" und dem „Heute" (nach Schauer und Schalinski 2022) [L231]

Am Behandlungsziel ist man angekommen, wenn sich während der Exploration des Hotspots die Ergriffenheit und die Angst, darüber zu sprechen und sich zu erinnern, legt. Wenn sich die Fragmente einfügen und die PatientIn mit weniger Anzeichen von Widerstand und Vermeidung reagiert, es ihr also leichter fällt, mit dem Gefühl beim schlimmsten Moment zu bleiben. Die Sitzung kann beendet werden, indem die Erzählung dieser Geschichte über den Hotspot hinausgeführt wird, also zeitlich etwas weitergeführt wird, bis zum Ende der Szene, also bis damals eine sichere Phase erreicht wurde.

8.4.4 Sicherer Abschluss der Exposition

Nachdem Gefühle und physiologische Reaktionen beruhigend abgeklungen sind, obwohl (und gerade weil) weiter über den Hotspot gesprochen und dies nicht vermieden wurde, ist das Ziel der Exposition erreicht. Es kann nun das Ende der Erzählung eingeleitet werden. Hier empfehlen sich die zwei folgenden Schritte:

1. **Reorientierung** im „Hier und Jetzt" und Überprüfung des subjektiven Distresses:
   - *„Wie fühlen sich der Körper, Beine, Bauch, Hände jetzt an?"*
   - *„Was sehen, hören, riechen Sie jetzt und hier in diesem Raum?"*
2. **Chronologische Ausleitung** bis zum Zeitpunkt der vollständigen Beendigung des Ereignisses: *„Wie ging es Ihnen 2 Stunden später, 2 Tage später, 2 Wochen etc.? Wann war die akute Bedrohung für Sie vorbei (auch wenn die Nachwirkungen noch länger dauerten)?"*

Das Gespräch darf aber erst beendet werden, nachdem die Erregungskurve der PatientIn abgeklungen ist. Den Kontakt mitten im Hotspot abzubrechen wäre kontraproduktiv!

Als „Hausaufgabe" kann die PatientIn das wiedererlebte Ereignis verschriftlichen. Als symbolische Bekräftigung kann dieses „Dokument" später von der ÄrztIn und der PatientIn gemeinsam nochmals besprochen werden.

Bevor die PatientIn die Praxis verlässt, sollten mit ihr neutrale oder positive Erwartungen an den Rest des Tages angesprochen werden, z. B. *„Holt Sie jemand ab? Können Sie sich heute noch etwas Schönes gönnen?"*

Eventuell müssen solche Expositionsbehandlungen für unterschiedliche traumatische Erfahrungen wiederholt werden. Das sollte man als Möglichkeit bei unzureichender Besserung erwähnen.

8.4.5 Unterstützung im Praxisteam

Die Hausarztpraxis kann auch als Team in einem „Dreierbündnis" aus HausärztIn, PatientIn und Medizinischer Fachangestellten (MFA) helfen, den Erfolg der Behandlung zu sichern. Regelmäßiges Nachfragen zum aktuellen Befinden der PatientIn durch die geschulte MFA (Monitoring) stärkt die Patientenmotivation und stellt für die ÄrztIn stets aktuelle Informationen zum Verlauf nach der Behandlung bereit. Die ärztlichen Termine werden dann um regelmäßige, ca. 10-minütige Telefonate zwischen den Sitzungen durch eine MFA ergänzt. Die MFA erfasst die aktuellen Symptome der PatientIn unter Nutzung eines Fragebogens, (z. B. PC-PTSD-5) und stellt das Ergebnis der ÄrztIn zur Verfügung, welche die Behandlungsplanung darauf gegebenenfalls anpassen kann.

Material zum Übungsprogramm wie Arzt-Manual, MFA-Manual, Monitoring-Liste oder Patientenbuch erhalten Sie, solange der Vorrat reicht, vergünstigt bei: www.stiftung-allgemeinmedizin.de/material-zum-buch-psychologische-kurzintervention/index_ger.html.

LITERATUR

Elbert T und Rockstroh B. Stress factors. The science of our flexible responses to an unpredictable world. Nature 421(6922), 2003: 477–478.

Falkai P, Wittchen HU, Döpfner M (Hrsg.). Diagnostisches und statistisches Manual psychischer Störungen DSM-5. Göttingen: Hogrefe, 2018.

Gensichen J, Friemel C, Schmidt L et al.; PICTURE-study group. A Primary Care-based Narrative Exposure Therapy On Patients With Post-traumatic Stress Disorder Following Intensive Care. San Francisco: ATS International Conference, 2022.

Gensichen J, Schultz S, Adrion C et al. Effect of a combined brief narrative exposure therapy with case management versus treatment-as-usual in primary care for patients with traumatic stress sequelae following intensive care medicine: Study Protocol for a multicenter, randomized controlled trial (PICTURE). BMC Trials 19, 2018: 480, doi.org/10.1186/s13063-018-2853-7.

Hähnel A, Weigel B, Hoyer J et al. Wartezeit für Psychotherapiepatienten – und wie sie zu nutzen ist. VER 14(4), 2004: 294–302.

Kuwert P, Hornung S, Freyberger H et al. Trauma und posttraumatische Belastungssymptome bei Patienten in deutschen Hausarztpraxen. Nervenarzt 86(7): 2015: 807–17.

Liebschutz J et al. PTSD in urban primary care: high prevalence and low physician recognition. J Gen Intern Med 22(6), 2007: 719–726.

McEwen BS und Lasley EN.The end of stress as we know it. Joseph Henry Press, 2002.

Neuner F, Catani C, Schauer M. Narrative Expositionstherapie NET (Bd. 82, Fortschritte der Psychotherapie. Göttingen: Hogrefe, 2021.

Parker AM, Sricharoenchai T, Raparla S et al. Posttraumatic stress disorder in critical illness survivors: a metaanalysis. Critical care medicine 43(5), 2015: 1121–1129. doi.org/10.1097/CCM.0000000000000882.

Schäfer I, Gast U, Hofmann A et al. (Hrsg.). S3-Leitlinie posttraumatische Belastungsstörung. Berlin: Springer, 2019. www.awmf.org/uploads/tx_szleitlinien/155-001l_S3_Posttraumatische_Belastungsstoerung_2020-02_1.pdf (letzter Zugriff: 19.10.2022).

Schauer M, Elbert T, Neuner F. Narrative Expositionstherapie (NET) für Menschen nach Gewalt und Flucht: ein Einblick in das Verfahren. Psychotherapeut Schwerpunkt: Psychotherapie mit Geflüchteten. 62(4), 2017: 306–313; doi: https://doi.org/10.1007/s00278-017-0212-x.

Schauer M, Neuner F, Elbert T. Narrative exposure therapy: a short-term treat-ment for traumatic stress disorders. 2. A. Göttingen: Hogrefe & Huber Publishers, 2011.

Schauer M und Robjant K. En-counting adversities; the 'building blocks' of psychopathology. Commentary on Scheidell et al., Addiction 113(1), 2018: 57–58. doi: https://doi.org/10.1111/add.14067.
Schauer M und Ruf-Leuschner M. Die Lifeline in der Narrativen Expositionstherapie (NET). Psychotherapeut 59, 2014: 226–238. DOI: https://doi.org/10.1007/s00278-014-1041-9.
Schauer M und Schalinski I. Die Biologie des Überlebens – Ätiologie und Behandlung traumainduzierter Dissoziation. In: Müller J, Ruf-Leuschner M, Grimmer B et al. (Hrsg.). Traumafolgen: Forschung und therapeutische Praxis. Stuttgart: Kohlhammer, 2022.
Schnyder U, Ehlers A, Elbert T et al. Psychotherapies for PTSD: what do they have in common? European Journal of Psychotraumatology 6, 2015. doi: https://doi.org/10.3402/ejpt.v6.28186.
Simon N, Robertson L, Lewis C et al. Internet-based cognitive and behavioural therapies for post-traumatic stress disorder (PTSD) in adults. Cochrane Database Syst Rev May 20;5(5), 2021: CD011710.
Stoltenborgh M, van Ijzendoorn MH, Euser EM, Bakermans-Kranenburg MJ. A global perspective on child sexual abuse: meta-analysis of prevalence around the world. Child Maltreat May; 16(2), 2011: 79–101. DOI: https://doi.org/10.1177/1077559511403920. Epub 2011 Apr 21. PMID: 21511741.
Wang S, Allen D, Kheir YN et al. Aging and Post-Intensive Care Syndrome: A Critical Need for Geriatric Psychiatry. The American journal of geriatric psychiatry: official journal of the American Association for Geriatric Psychiatry 26(2), 2018: 212–221. https://doi.org/10.1016/j.jagp.2017.05.016.

KAPITEL

9

Dieter Riemann und Antje Bergmann

Schlafstörungen – Insomnien

9

9.1 Einleitung

Die klinische Schlafmedizin hat in den letzten 40 Jahren massive Fortschritte gemacht und sich als interdisziplinäres Fachgebiet entwickelt. Dies wird u. a. dadurch dokumentiert, dass in Deutschland aktuell mehr als 300 anerkannte Schlaflabors betrieben werden. Laut neuesten diagnostischen Systemen zur Klassifikation von Schlafstörungen (International Classification of Sleep Disorders, 3. Version, 2014) werden mehr als 80 verschiedene Formen von Schlafstörungen beschrieben. Dazu zählen die schlafbezogenen Atmungsstörungen, das Restless-legs-Syndrom, die Narkolepsie und viele andere zum Teil sehr seltene Formen von Schlafstörungen. Im Rahmen dieses Kapitels wird ausschließlich auf die **Insomnie (= Schlaflosigkeit)** als weitaus häufigste Schlafstörung weltweit eingegangen.

Insomnien sind definiert als Beeinträchtigungen des Schlafs im Sinne von Ein- und Durchschlafstörungen, frühmorgendlichem Erwachen mit damit einhergehenden Beeinträchtigungen der Tagesbefindlichkeit, wie etwa Müdigkeit oder Konzentrationsstörungen, Irritabilität oder Stimmungsschwankungen. In der Bevölkerung sind Schlafstörungen sehr häufig und treten bei fast 70 % der Deutschen mindestens einmal pro Jahr, aber meist nur kurzfristig, auf. Laut einer epidemiologischen Untersuchung des Robert Koch-Instituts sind ca. 6 % der Bevölkerung in Deutschland davon betroffen, wenn man Kriterien für eine Screening-Diagnose Insomnie (Symptome 3-mal pro Woche, mindestens 1 Monat, klinisch relevante Tagesbeeinträchtigung) zugrunde legt (Schlack et al. 2013).

Schlafstörungen als Beratungsanlass in der Hausarztpraxis findet man in 1,5 % aller Beratungsanlässe und auf dem 15. Rang der 20 häufigsten Konsultationsgründe, unter den 45- bis 64-Jährigen sogar auf Platz 11 (1,8 %) und bei den über 75-Jährigen bei 2,0 % (ebenfalls 11. Rangplatz; Baum und Riemann 2017).

Die Häufigkeit eines obstruktiven Schlafapnoesyndroms als Ursache der Schlafstörung reicht von 3–7 % bei erwachsenen Männern und bei erwachsenen Frauen von 2–5 % (Mayer et al. 2017).

In der neuesten DSM-5-Version (Diagnostic and Statistical Manual of Mental Disorders; APA 2013) wurde die früher gängige Unterscheidung in primäre und sekundäre Insomnien zugunsten des Überbegriffs Insomnia Disorder (= insomnische Störung) aufgegeben. Insomnien können als Symptome, Syndrome oder auch eigenständige diagnostische Entität auftreten. ICD-11 folgt diesen Kriterien ziemlich deckungsgleich und unterscheidet nur noch zwischen akuter und chronischer Insomnie (während ICD-10 noch in organische und nichtorganische Insomnien unterschieden hatte).

Häufig ist die primäre AnsprechpartnerIn im medizinischen Versorgungssystem die HausärztIn, die meist als Erstes aufgesucht wird, wenn eine chronische und schwerwiegende Insomnie vorliegt. In der Therapie dominierten bis vor einigen Jahren noch Hypnotika, insbesondere Benzodiazepine (BZ) und Benzodiazepin-Rezeptor-Agonisten (BZRA). Die BZRA werden häufig auch als Z-Substanzen (Zopiclon und Zolpidem) zusammengefasst (➤ Kap. 9.4). Neue Leitlinien (s. u.), basierend auf einer Analyse der Evidenz zu den verschiedenen Therapieformen, kommen nun eindeutig zu dem Schluss, dass die kognitive Verhaltenstherapie nach ICD-10 für nicht organische Insomnien (KVT-I) das Mittel der ersten Wahl sein sollte. Zudem werden standardisierte leitlinienorientierte diagnostische Vorgehensweisen vorgeschlagen.

Im vorliegenden Kapitel soll, mit dem Fokus auf das hausärztliche Handeln, ein Überblick über Erscheinungsbild, Pathophysiologie und Ätiologie sowie Diagnostik, Differenzialdiagnostik und kognitive Verhaltenstherapie der Insomnie gegeben werden.

9.2 Klinische Merkmale der Insomnie

Hauptmerkmal der nichtorganischen Insomnie (ICD-10: F 51.0/im Gegensatz zu G 47.0: organisch bedingte Insomnie) sind **Beeinträchtigungen des Nachtschlafs** im Sinne von Ein- und Durchschlafstörungen oder frühmorgendlichem Erwachen. Die Symptomatik wird dann als krankheitswertig eingestuft, wenn zusätzlich Einschränkungen der Tagesbefindlichkeit im Sinne von Konzentrations- oder Leistungsstörungen, Müdigkeit, Stimmungsschwankungen oder Irritabilität vorliegen. In der ICD-10 wird eine Störungsdauer von 4 Wochen verlangt, um die Insomnie als krankheitswertig einzustufen, im DSM-5 werden 3 Monate vorausgesetzt, um eine Insomnie als chronisch anzusehen.

Insomnische Symptome, z. B. als Reaktion auf psychosoziale Belastungen, sind ubiquitär und betreffen jeden Menschen ein- oder mehrmals auch im Laufe eines Jahres. In der Regel handelt es sich dabei nicht um krankheitswertige Phänomene, da es nach Abklingen bzw. Bewältigung eines akuten Stressors wieder zu einer Normalisierung des Schlafes kommt. Im Gegensatz dazu haben sich chronische Insomnien verselbstständigt, d. h. sind unabhängig von akuten oder dauerhaft wirksamen Stressoren und werden häufig selbst zum Hauptstressor oder zur Belastung der PatientInnen. D. h., die Angst vor der Schlaflosigkeit und die Befürchtung, daraus langfristige gesundheitliche Konsequenzen davonzutragen, dominieren Denken und Fühlen der PatientInnen. Auch chronische insomnische Beschwerden entwickeln sich anfänglich meist in einem engen zeitlichen Zusammenhang mit stärkeren Belastungen im Leben und treten gehäuft bei Frauen, älteren Menschen, psychisch beeinträchtigten und sozioökonomisch benachteiligten Personen auf (Ohayon 2002). Typisch für die Betroffenen mit einer chronischen Insomnie ist die erhöhte Angst vor der Schlaflosigkeit und eine ständige Beschäftigung mit den Konsequenzen der

Schlaflosigkeit, was zu einem **Teufelskreis** mit starker Tendenz zur Chronifizierung führt. Aus der nicht befriedigenden Schlafdauer und/oder Schlafqualität resultiert ein deutlicher Leidensdruck bzw. die subjektiv als ungenügend empfundene Schlafdauer oder Unterbrochenheit des Schlafs wirkt sich störend auf soziale und berufliche Kompetenzen der PatientInnen aus. Bei vielen imponiert zudem eine ausgeprägte psychophysiologische Übererregung (Hyperarousal), die sich nicht nur psychisch bzw. emotional, sondern auch neurobiologisch dokumentieren lässt (Riemann et al. 2010, 2011, 2012, 2015).

In ➢ Abb. 9.1 ist ein Modell der chronischen psychophysiologischen Insomnie dargestellt, wie im Rahmen der S3-Leitlinie Insomnie der DGSM veröffentlicht (Riemann et al. 2017a).

Als der Insomnie vorhergehende auslösende oder Vulnerabilitätsfaktoren werden genetisch bedingte Dysfunktionen (Palagini et al. 2014), Fehlfunktionen neurobiologischer Mechanismen (Morin et al. 2015) und Persönlichkeitscharakteristika angesehen. Im Zusammenhang mit akuten psychosozialen Stressoren kommt es zu den typischen Nachtschlafsymptomen, die häufig zu erhöhter Anspannung vor dem Schlafengehen und nächtlichen Grübeleien um das Thema führen, warum der Schlaf nicht mehr gelingt. In der Folge kommt es zu Tagessymptomen, die die Insomnie aufrechterhalten. Das chronische Hyperarousal bzw. die Unfähigkeit, dieses psychophysiologisch

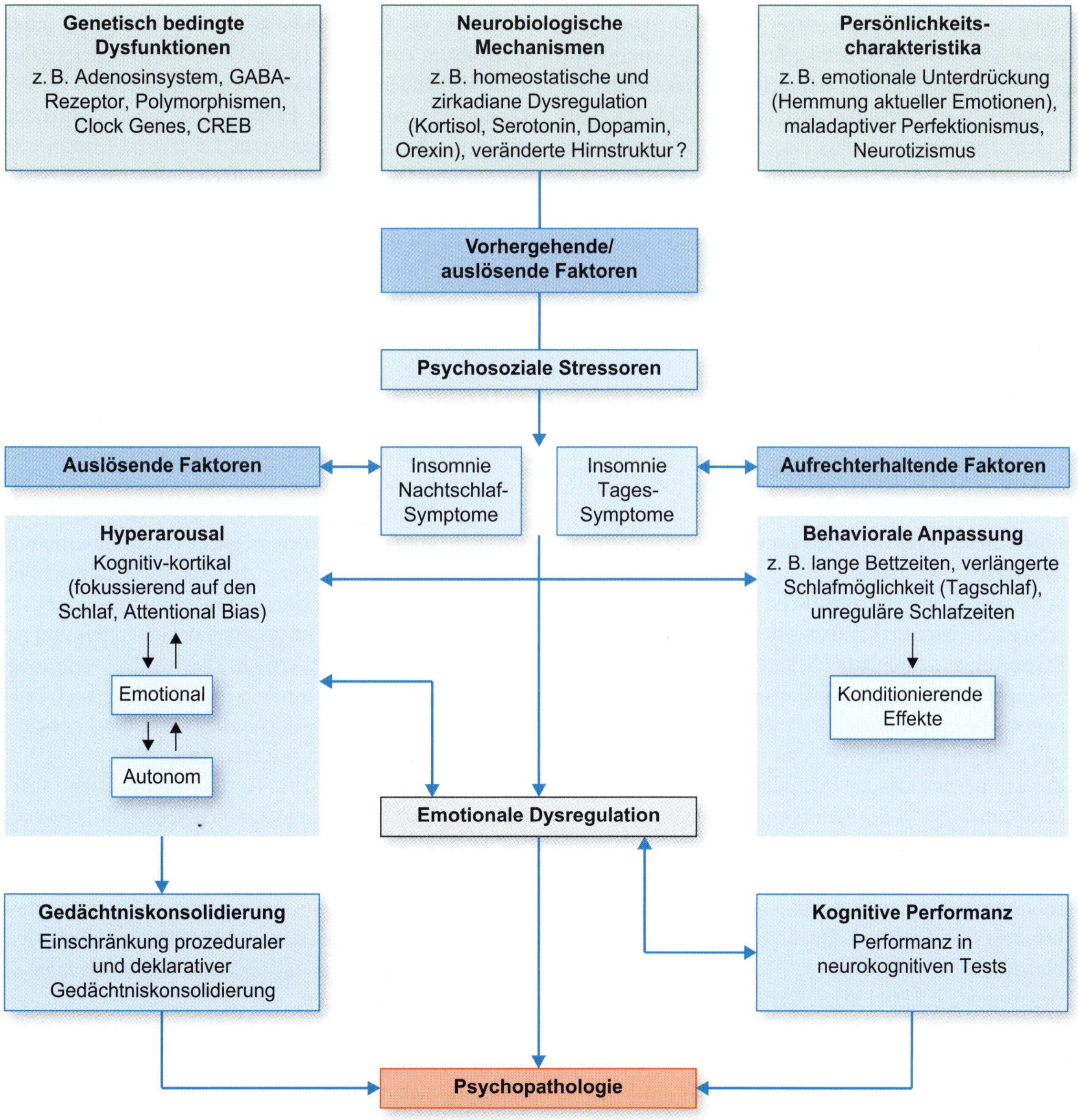

Abb. 9.1 Insomniemodell inklusive prädisponierender (genetische, biologische, psychologische Faktoren), vorhergehender (Stressoren) und aufrechterhaltender (hyperarousal/behaviorale Adaptation) Faktoren sowie Konsequenzen (Psychopathologie) der chronischen Insomnie (Riemann et al 2017a) [F696-008, L231]

herunterzuregulieren, wird zu einem Dauerfaktor, der die PatientInnen Tag und Nacht begleitet, letztendlich in emotionale Dysregulation und damit auch in signifikante Psychopathologie einmünden kann. Wichtig für die Entwicklung verhaltenstherapeutischer Maßnahmen war daher die Entdeckung, dass es eine Vielzahl **aufrechterhaltender Faktoren** gibt (Spielman et al. 1987), die im Verhalten der PatientInnen begründet sind, wie etwa eine Verlängerung der Bettzeit, d. h. zusätzliches Aufnehmen von Tagschlaf, unregelmäßige Schlafzeiten usw., um den gestörten Nachtschlaf zu kompensieren. Diese letztendlich zwar intuitiv naheliegenden, aber letztendlich kontraproduktiven Strategien begünstigen eine Aufrechterhaltung der Insomnie. Die Verlängerung der Bettzeit, als Kompensationsmechanismus, hat zur Folge, dass bei herabgesetzter Schlaffähigkeit die Schlaflosigkeit noch deutlicher erlebt wird, da auf den Schlaf „gewartet" wird bzw. dieser willkürlich erzwungen werden soll, was in der Regel nicht gelingen kann – somit wird noch mehr Zeit wach im Bett verbracht, was das Gefühl der Schlaflosigkeit oder Schlafunfähigkeit noch verstärkt. Deshalb ist es nicht verwunderlich, dass eine Reduktion nächtlicher Bettzeiten für viele PatientInnen zwar zuerst als kontraintuitiv erlebt wird, aber innerhalb kurzer Zeit das Ein- und Durchschlafen bessert und PatientInnen das Gefühl zurückgibt, den eigenen Schlaf beeinflussen zu können.

9.3 Diagnostik bei Insomnien

9.3.1 Diagnostik und Differenzialdiagnostik

Diagnostisches Vorgehen bei Insomnien:

1. **Medizinische Anamnese:**
   - akute oder chronische somatische Erkrankungen (chronische Nierenerkrankungen, Magen-Darm-Erkrankungen, chronischer Schmerz, endokrinologische Erkrankungen, Epilepsien und extrapyramidal-motorische Erkrankungen, Polyneuropathien, Schlaganfall, multiple Sklerose, Herz- und Lungenerkrankungen, Kopfschmerzen, maligne Erkrankungen)
   - Medikamente (z. B. Schilddrüsenpräparate, Kortison)
   - Risikofaktoren wie Alkohol, Nikotin, Drogen
2. **Diagnostik:**
   - Laborparameter je nach Anamnese (z. B. TSH, Blutbild, Leberenzyme, Kreatinin, Entzündungswerte wie CRP, Blutzucker)
   - Gegebenenfalls EEG, EKG, CT/MRT des Schädels
3. **Psychosoziale Anamnese:**
   - Jetzige und frühere psychische Störungen
   - Komorbiditäten (Depression, Angststörung, Sucht)
   - Persönlichkeitsfaktoren
   - Arbeits- und partnerschaftliche Situation
   - Aktuelle Konflikte
4. **Schlafanamnese**
   - Auslösende Faktoren, einschließlich Traumata
   - Arbeitszeiten, zirkadiane Faktoren (Schicht- und Nachtarbeit)
   - Aktuelles Schlafverhalten
   - Vorgeschichte der Schlafstörung
   - Schlaftagebuch
   - Fremdanamnese (periodische Beinbewegungen/Atempausen)
5. **Aktometrie (Bewegungsmessungen)**
6. **Polysomnografie (Schlaflabor)**

Chronische insomnische Beschwerden müssen im Kontext früherer und jetziger körperlicher Erkrankungen gesehen werden, da eine Vielzahl von körperlichen Erkrankungen zu ebensolchen Beschwerden führen kann. Ebenso spielt die Erfassung von Medikamenten-, Alkohol-, Nikotin- und Drogenkonsum eine Rolle. In der Verantwortung der ärztlichen Untersuchenden gilt es, je nach klinischem Verdacht, entsprechende apparative oder Laboruntersuchungen durchzuführen, um z. B. Schilddrüsenwerte, Leber- und Nierenwerte zu bestimmen. Weiterführende Untersuchungen wie EEG, EKG, CT oder MRT werden je nach Klinik durchgeführt.

Zentral in der Anamnese und beim diagnostischen Vorgehen bei PatientInnen mit Insomnie ist die Erfragung jetziger und früherer psychischer Störungen, insbesondere von Depressionen, die fast immer mit Schlafstörungen einhergehen. Die arbeits- und partnerschaftliche Situation ist ebenso zu erfassen wie aktuelle Konflikte.

Ein besonderer Fokus in der Anamnese sollte auf der speziellen Schlafanamnese liegen, um mögliche auslösende Faktoren und unterhaltende Bedingungen abzufragen. Neben Bettzeit, Wachzeiten, Umgebungsfaktoren, bereits angewandten „Ritualen" werden mögliche bereits unternommene Versuche, die Schlafstörung zu beseitigen, aufgeschrieben. Bessernde und verschlechternde Faktoren werden abgefragt. Es werden mögliche Atemaussetzer dokumentiert und periodische Beinbewegungen erfragt. Dies wird – wenn möglich und nötig – fremdanamnestisch untermauert. Arbeitsbezogene Faktoren wie Schichtarbeit bzw. Nachtarbeit und Arbeitszeiten sind ebenso zu erfassen.

Bewährt für eine zielführende Diagnostik hat sich ein Schlaftagebuch (z. B. Schlaftagebuch der DGSM, www.dgsm.de), in dem betroffene PatientInnen über Zeiträume von 7 bis 14 Tagen das subjektive Schlafverhalten dokumentieren. Oft kann allein hierdurch eine Relativierung subjektiv empfundener Beeinträchtigungen der Schlafqualität erfolgen, z. B. *„Ich habe seit Wochen kein Auge zugetan."*, *„Ich bekomme überhaupt keinen Schlaf mehr."* etc.

Apparative Untersuchungen des Schlafs wie Aktometrie und Polysomnografie sind unter Umständen zu erwägen, wenn es sich um chronisch therapieresistente Insomnien handelt, wenn der Verdacht auf eine okkulte Schlafstörung besteht, wie etwa Schlafapnoe/periodische Beinbewegungen im Schlaf oder auch im Hinblick auf Insomnien bei Patient-

Innen mit Eigen- oder Fremdgefährdung (Berufskraftfahrer!) oder auch, wenn eine subjektiv als sehr stark belastend empfundene Schlafstörung vorliegt *(„Ich schlafe seit Wochen nicht mehr.")*.

Neben der Differenzialdiagnostik bzgl. anderer oder weiterer psychischer Störungen (s. o., z. B. Vorliegen einer depressiven Störung) ist die ausführliche Medikamenten- und Genussmittelanamnese sehr wichtig. Zum einen wird gerade Alkohol bei chronischen Schlafstörungen als „Einschlafmittel" oder „Schlummertrunk" eingesetzt, zum anderen gehen viele Suchterkrankungen mit Schlafstörungen einher.

Alkohol wirkt zwar initial sedierend, also durchaus einschlaffördernd, im weiteren Verlauf der Nacht treten jedoch Absetzeffekte auf, die sich als Durchschlafstörungen manifestieren können. Koffein und Nikotin sind stimulierende Substanzen, die fraglos den Schlaf stören können.

Eine Störung des Schlafs kann auch bei vielen ärztlich verordneten Medikamenten unter Umständen auftreten, sodass die aktuelle Medikamenteneinnahme erfragt werden muss.

Als geeignete Fragebögen werden neben dem Schlaftagebuch der PSQI (Pittsburgher Schlafqualitätsindex; Buysse et al. 1989) oder der ISI (Insomnia Severity Index; Bastien et al. 2011) genutzt.

Für das hausärztliche Arbeiten sind eine gezielte symptomorientierte Anamnese und eine klinische Untersuchung zum Ausschluss oder zur Bestätigung o. g. Ursachen oder Faktoren wichtig. Fragebögen können die Verdachtsdiagnose bestätigen oder entkräften, werden jedoch eher selten eingesetzt. Darüber hinaus können für die Aufklärung und Information der PatientInnen aktuelle evidenzbasierte Gesundheitsinformationen eingesetzt werden (➤ Kap. 3.2.3).

9.4 Behandlungsoptionen

Bis vor einigen Jahren galt unangefochten die pharmakologische Behandlung von Insomnien, vor allen Dingen mit Benzodiazepinen und Benzodiazepin-Rezeptor-Agonisten, als Mittel der Wahl. Gegenwärtig verfügbare **pharmakologische Therapieoptionen** sind:

- Benzodiazepine
- Benzodiazepin-Rezeptor-Agonisten (BZRA) bzw. Z-Substanzen
- Sedierende Antidepressiva
- Antipsychotika
- Antihistaminika
- Phytotherapeutika
- Orexin-Rezeptorantagonist

Da der Schwerpunkt in diesem Buch auf der kognitiven Verhaltenstherapie liegt, wird die Pharmakotherapie hier nicht betrachtet (mehr dazu in der deutschen und europäischen Leitlinie für Insomnie: Riemann et al. 2017a, 2017b). Ein Hauptkritikpunkt an einer alleinigen Pharmakotherapie sind mögliche Risiken und Nebenwirkungen. Beispielsweise weisen vor allem Benzodiazepine und Benzodiazepin-Rezeptor-Agonisten (*Syn.:* Z-Substanzen) - Phänomene wie Hangover-Effekte, besonders bei Präparaten mit langer Halbwertszeit, auf. Nächtliche Verwirrtheit, Stürze, Toleranzentwicklung und Rebound-Insomnie kommen regelmäßig vor und bei längerer Einnahme kann es zu Abhängigkeit und Suchtentwicklung kommen.

Wenn eine medikamentöse Behandlung eingeleitet wird, dann sollte diese so kurz (maximal 4 Wochen) und so niedrig dosiert wie möglich erfolgen.

Problematisch in diesem Zusammenhang sind Low- oder High-dose-Abhängigkeiten. Während die Low-dose-Abhängigkeit u. U. gut ambulant zu führen ist, d. h. ein langsamer Ausschleichversuch in einer möglichen Kooperation mit einer PsychiaterIn oder SuchtmedizinerIn, sollte eine Hochdosisabhängigkeit in einer spezialisierten Suchtfachklinik stationär therapiert werden.

Eine kognitive Verhaltenstherapie kann mit medikamentösen Behandlungsoptionen, z. B. sedierenden Antidepressiva (z. B. Trimipramin, Doxepin, Trazodon, Mirtazapin), in niedrigen Dosierungen kombiniert werden. Für PatientInnen mit Insomnien und psychischer oder somatischer Komorbidität ist eine medikamentöse Therapie häufig eine sinnvolle Ergänzung zur kognitiven Verhaltenstherapie.

Eine besondere Notwendigkeit zur adäquaten und suffizienten Behandlung von Insomnien ergibt sich dadurch, dass chronische Insomnien einen Risikofaktor darstellen, später depressiv zu erkranken bzw. eine Angststörung zu entwickeln (Baglioni et al. 2011; Hertenstein et al. 2019). Darüber hinaus ergaben sich ernsthafte Hinweise, dass Insomnien auch das Entstehen kardiovaskulärer Erkrankungen begünstigen (Li et al. 2014). Im Hinblick auf diese möglichen Folgen chronischer Insomnien hat sich auch die Frage ergeben, ob die Behandlung von Insomnien eine Prävention insbesondere psychischer Erkrankungen darstellt. Erste Hinweise sprechen dafür (Christensen et al. 2016).

Mehrere aktuelle Leitlinien (American College of Physicians: Qasem et al. 2016; Deutsche Leitlinie für Insomnie: Riemann et al. 2017a; Europäische Leitlinie für Insomnie: Riemann et al. 2017b; Leitlinie der British Association for Psychopharmacology: Wilson et al. 2019) empfehlen aufgrund der vorliegenden Evidenz die kognitive Verhaltenstherapie als Therapie der ersten Wahl bei chronischen Insomnien. Es handelt sich dabei um mehrere Therapiebausteine, die teils der Verhaltenstherapie und teils der kognitiven Therapie zuzuordnen sind.

Die verschiedenen Bestandteile der **störungsspezifischen Psychotherapie der chronischen Insomnie,** d. h. der kognitiven Verhaltenstherapie der Insomnie (KVT-I), sind:

- Psychoedukation/Regeln für einen gesunden Schlaf
- Entspannungstechniken

- Stimuluskontrolle
- Schlafrestriktion
- Kognitive Techniken

Die einzelnen Therapiebausteine werden im Folgenden dargestellt.

Viele formelle Therapieprogramme (z. B. Spiegelhalter et al. 2011; Riemann 2004) werden in 4 bis 8 Stunden umgesetzt. Dies kann sowohl in Einzelsitzungen, als auch in Gruppentherapien erfolgen. Für das hausärztliche Setting sind als erste Maßnahmen das **Schlaftagebuch** und **Arzt-Patienten-Gespräche** im Rahmen der psychosomatischen Grundversorgung sinnvoll. Strategien zur besseren **Schlafhygiene** stehen im Mittelpunkt. Das Erfassen zusätzlicher Stressoren (Partnerkonflikte, familiäre, arbeitsassoziierte Probleme) kann gerade durch die ausführliche Anamnese gut erfolgen. In Kenntnis der einzelnen Patientensituation und des jeweiligen Umfeldes können gezielte Handlungsempfehlungen gegeben werden.

Darüber hinaus können Bestandteile der **Stimuluskontrolle**, der **Schlafrestriktion** oder auch der kognitiven Techniken miteinbezogen werden, ohne dass sich diese formal über 4 bis 6 Sitzungen erstrecken müssen.

In schwereren und chronischen Fällen sollte die Behandlung interdisziplinär von HausärztInnen mit FachärztInnen für Psychiatrie und Psychotherapie oder Psychosomatische Medizin und Psychotherapie sowie SchlafmedizinerInnen erfolgen. In jüngerer Zeit belegen Studien, dass internetbasierte Therapiekonzepte Erfolg versprechend sein können (Zachariae et al. 2016). In Deutschland ist inzwischen die digitale Gesundheitsanwendung Somnio (https://somn.io) zugelassen und kann von ÄrztInnen und PsychotherapeutInnen zulasten der GKV und Privatkassen verordnet werden.

9.4.1 Psychoedukation/Regeln für einen gesunden Schlaf

Die **Regeln für einen gesunden Schlaf,** vielerorts auch als **„Schlafhygiene“** zusammengefasst, sind (➤ Video 18):

- Nach dem Mittagessen keine koffeinhaltigen Getränke (Kaffee, Schwarztee, Cola) mehr trinken
- Auf Alkohol – besonders am Abend – verzichten, keinesfalls als Schlafmittel einsetzen
- Abendessen in einem ausreichenden Abstand zum Schlafengehen, „leichtere“ Kost am Abend
- Regelmäßige körperliche Aktivität
- Allmähliche Verringerung geistiger und körperlicher Anstrengung vor dem Zubettgehen, z. B. auf Fernsehen, Laptop, Handyeinsatz direkt vor dem Schlafengehen verzichten, keinesfalls Geräte vom Bett aus nutzen
- Ein persönliches Einschlafritual einführen
- Im Schlafzimmer für eine angenehme Atmosphäre sorgen (ruhig, kühl, verdunkelt)
- In der Nacht nicht auf den Wecker oder die Armbanduhr schauen

https://else4.de/Gensichen_video18

Die schlafhygienischen Regeln basieren zwar in erster Linie auf dem „gesunden Menschenverstand“, sind aber teilweise auch evidenzbasiert (z. B. Morin et al. 1994). Zusammenfassend geht es hierbei zum einen darum, störende Substanzen zu meiden, d. h. beispielsweise stimulierende Substanzen wie Koffein abends nicht zu konsumieren, aber auch auf Alkohol zu verzichten. Alkohol kann zwar u. U. zum schnelleren Einschlafen führen, das Durchschlafen wird jedoch deutlich verschlechtert. Insofern sollte jeder PatientIn mit Schlafstörungen geraten werden, auf Alkohol zu verzichten, um zu sehen, ob sich dadurch der Schlaf bessert. Eine sog. leichte Kost ist am Abend anzuraten (nichts schwer Verdauliches oder nur Rohkost). Eine regelmäßige körperliche Aktivität am Tag ist sinnvoll. Zudem ist es wichtig, die geistige und körperliche Anstrengung vor dem Zubettgehen zu reduzieren, z. B. den Fernseher und das Notebook aus dem Schlafzimmer entfernen, Handynutzung nicht vom Bett aus, Ladestation in ein anderes Zimmer „verlegen“, Wecker oder Uhren umdrehen, damit diese nicht in der Nacht abgelesen werden. Es gibt einige Hinweise, die darauf hindeuten, dass das Auf-die-Uhr-Schauen und daraus folgendes Sich-unter-Druck-Setzen und zu rechnen, wie viel Schlaf man noch bekommen kann, ganz wesentlich an der Aufrechterhaltung von Schlafstörungen mit beteiligt sind. Einschlafrituale können helfen, ebenso wie ein angenehmes individuelles Schlafzimmerklima.

Psychoedukation in diesem Kontext bezieht sich auf die Vermittlung wissenschaftlich fundierten Wissens über den Schlaf – bestimmte Schlafmythen halten sich sehr standhaft.

So gilt z. B., dass nicht jeder erwachsene Mensch immer 8 Stunden schlafen muss, um gut zu funktionieren – die Bandbreite des Schlafbedürfnisses entspricht einer Normalverteilung, d. h. es gibt wohl genetisch determinierte Kurz- und Langschläfer, während die Mehrheit der Bevölkerung im arbeitsfähigen Alter in Deutschland zwischen 7 und 8 Stunden im Bett verbringt. Zudem wird der Schlaf mit dem Alter, insbesondere ab der Pensionierung, leichter und oberflächlicher, aber nicht unbedingt kürzer. Ein ebenso falscher Schlafmythos besagt, dass der „Vormitternachtsschlaf der beste sei“. Es gibt hierfür keinerlei wissenschaftliche Evidenz, dass dies so ist. Nicht möglich ist ein „Vorschlafen“, d. h. ein „Nickerchen“ im Vorfeld – quasi präventiv – bei zu erwartendem Schlafmangel.

Besonders wichtig für das Verständnis der **Schlaf-wach-Regulation** ist das sogenannte Zwei-Prozess-Modell der Regulation von Schlafen und Wachen, das von dem Schweizer Pharmakologen Borbély formuliert wurde (Borbély 1982; Borbély und Achermann 1999). Dabei wird davon ausgegangen, dass einerseits die zirkadiane Rhythmik für unseren

Schlaf-wach-Rhythmus wichtig ist. Dies kann am Beispiel der Körpertemperatur erklärt werden, die während des Tages um 1 Grad schwankt. Das Maximum wird am späten Nachmittag erreicht, das Minimum in den frühen Morgenstunden. Das Absinken der Körpertemperatur in den Abendstunden eröffnet so etwas wie ein Fenster für die Schlaffähigkeit, das Maximum der Schlaftiefe wird dann mit dem Minimum der Körpertemperatur erreicht. Das Ansteigen der Körpertemperatur in den frühen Morgenstunden signalisiert die Wachbereitschaft. Ein dazu paralleler Prozess ist der sogenannte **Prozess S,** d. h. Schlafdruck, der bedeutet, dass wir umso tiefer schlafen, je länger wir wach waren. Der Prozess S ist somit von der vorhergehenden Wachzeit abhängig und interagiert mit der zirkadianen Rhythmik. Diese wissenschaftlichen Erkenntnisse unterstützen die Annahme, dass es für einen gesunden und erholsamen Schlaf wichtig ist, einen regelmäßigen Schlaf-wach-Rhythmus einzuhalten, sich insbesondere morgens dem Tageslicht auszusetzen und auch am Wochenende nicht zu sehr vom üblichen Rhythmus abzuweichen.

Zusammenfassend gilt, dass Schlafhygiene und Psychoedukation umso wirksamer sind, je besser deren wissenschaftliche Evidenz und Sinnhaftigkeit erklärt wird.

Ziel einer Psychoedukation ist es, die informierten PatientInnen dazu zu befähigen, selbstwirksam zu werden und einzelne, individuell umsetzbare Bausteine anzuwenden, auszuprobieren und die eigene Gesundheitskompetenz zu stärken.

9.4.2 Entspannungsverfahren

Entspannungstechniken spielen seit Langem eine Rolle in der Behandlung körperlicher und psychischer Störungen wie etwa Hypertonie oder Angsterkrankungen. Auch für Schlaflosigkeit bzw. Insomnie ist eine Effektivität von Entspannungsverfahren gut belegt. Die weitaus am häufigsten eingesetzten Methoden sind das autogene Training bzw. die progressive Muskelentspannung nach Jacobson.

Der Vorteil beider Verfahren ist, dass diese relativ leicht zu erlernen, gut auch selbstständig anzuwenden und so für einen Schnelltransfer in den Alltag geeignet sind.

Kurse und Kursmaterialien werden z. B. über Krankenkassen angeboten oder an Volkshochschulen, inzwischen sind die Übungen auch im Internet verfügbar.

Durch Entspannungsverfahren soll versucht werden, das kognitive und physiologische Arousal, welches viele PatientInnen charakterisiert, zu reduzieren. Wichtig für die Wirksamkeit dieser Verfahren ist das regelmäßige Üben über Wochen und Monate. Als alternative Entspannungsverfahren sind Meditationstechniken, Yoga, Biofeedback, Atementspannung, Imagination, Genusstraining oder medizinische Hypnose möglich.

9.4.3 Stimuluskontrolle

Für die sogenannte Stimuluskontrolle gibt es leicht zu befolgende Regeln. **Instruktionen zur Stimuluskontrolle** (➢ Video 19):

- Gehen Sie abends nur zu Bett, wenn Sie schläfrig sind.
- Benutzen Sie das Bett nur zum Schlafen, d. h. nicht zum Lesen, Trinken, Rauchen, Fernsehen (sexuelle Aktivitäten ausgenommen).
- Wenn Sie nach 15 Minuten noch wach sind, stehen Sie auf und gehen Sie in ein anderes Zimmer. Gehen Sie erst wieder ins Bett, wenn Sie sich schläfrig fühlen.
- Wenn Sie dann immer noch nicht einschlafen können, wiederholen Sie den vorhergehenden Schritt.
- Stehen Sie jeden Morgen zur gleichen Zeit auf.
- Schlafen Sie nicht tagsüber.

https://else4.de/Gensichen_video19

Die Stimuluskontrolle basiert auf einem klassischen verhaltenstherapeutischen Ansatz, dass bei chronisch Schlafgestörten das Bett seine auslösende Qualität für die Reaktion Schlaf verloren hat und dass deswegen die ursprüngliche Assoziation zwischen Reiz und Reaktion (Bett und Schlaf) wiederhergestellt werden muss. Dazu soll vermieden werden, im Bett jegliche Tätigkeit außer Schlafen (Ausnahme sexuelle Aktivitäten) durchzuführen. Dies gelingt nur dann, wenn das Bett beim Nichtschlafenkönnen verlassen und einer anderen Tätigkeit nachgegangen wird. Studien belegen, dass dieses Verfahren wirksam ist, allerdings ist zu bedenken, dass viele PatientInnen Schwierigkeiten mit der Vorstellung haben, nachts aufzustehen und in ein anderes Zimmer zu gehen und dort zu warten, bis sie wieder müde werden. Mit den PatientInnen muss genau überlegt werden, welche Tätigkeiten nachts ausgeführt werden, es sollte sich nicht um anstrengende oder berufsbezogene Tätigkeiten handeln.

9.4.4 Schlafrestriktion

Schlafrestriktion kann ein weiterer Erfolg versprechender Therapieschritt bei Schlafstörungen sein. **Regeln der Schlafrestriktion:**

- Bestimmung der subjektiv erlebten Schlafzeit durch 14-tägiges Ausfüllen eines Schlaftagebuchs.
- Setzen der Bettzeit auf die durchschnittliche Schlafzeit (Daten aus dem Schlaftagebuch), jedoch nie kürzer als 5 Stunden.
- Evaluation dieser Maßnahme nach 14 Tagen: Ist die Schlafeffizienz über 90 %, kann um 30 Minuten ausgedehnt werden usw.

Auf Basis der Daten des Schlafprotokolls der letzten 14 Tage wird nachgerechnet, wie viele Stunden eine PatientIn im Mittel subjektiv schläft. Sind dies 6 Stunden, so wird dann die nächsten 14 Tage die Bettzeit auf 6 Stunden verkürzt bzw. ein 6-Stunden-Schlaffenster „verschrieben". Dadurch sollen der Schlafdruck und natürlich auch die Einschlaf- und Durchschlaffähigkeit erhöht werden, was in vielen Fällen gelingt. Als untere Grenze der Schlafrestriktion werden 5 Stunden angesehen. Sollte die Schlafeffizienz dann in den nächsten 2 Wochen über 90 % liegen, kann die Schlafzeit wieder um eine halbe Stunde ausgedehnt werden – entsprechend dann auch nach den nächsten 14 Tagen.

Dieses Therapieverfahren stellt hohe Ansprüche an die Motivation der Betroffenen, hat sich jedoch als hochwirksam bei guter Compliance erwiesen. Die wissenschaftliche Rationale dieser Therapie liegt im 2-Prozess-Modell der Schlafregulation begründet. Durch eine Verkürzung der Bettzeit werden eine Erhöhung des physiologischen Schlafdrucks und in der Folge eine Komprimierung und Verbesserung des Schlafs erzielt. Da die Betroffenen erleben, dass Ein-und Durchschlafen wieder besser gelingt, und zwar aufgrund ihrer Verhaltensänderung, sinkt auch die erlebte Hilflosigkeit gegenüber der eigenen Schlafunfähigkeit. Anzumerken ist, dass es insbesondere in den ersten Wochen der Bettzeitrestriktion zu Nebenwirkungen im Sinne von Tagesmüdigkeit und -schläfrigkeit kommen kann: Die konsequente Einhaltung der Restriktion kann mit einer partiellen Schlafdeprivation und den zu erwartenden Folgen einhergehen. Insofern ist bei Verkürzungen auf unter 6 Stunden immer zu empfehlen, sehr vorsichtig beim Führen eines Kraftfahrzeugs zu sein bzw. sogar ganz darauf zu verzichten.

9.4.5 Kognitive Techniken

Relevante **kognitive Techniken** sind (➤ Video 20):

- Präventiv: Gedankenstuhl, Problemlösen (aktuelle Probleme tagsüber bearbeiten, nicht in der Nacht)
- Wahrnehmungsdifferenzierung (nicht nur auf die schlechten Nächte fixieren)
- Kognitives Umstrukturieren schlafdysfunktionaler Gedanken und Erwartungen

https://else4.de/Gensichen_video20

Hierbei handelt es sich um Verfahren, insbesondere das Grübeln, das Nichtabschaltenkönnen und die kognitive Übererregbarkeit der PatientInnen zu verringern bzw. ihnen Möglichkeiten an die Hand zu geben, diese zu reduzieren.

Gedankenstuhl und Problemlösen dienen dazu, das Grübeln und zum Teil endlose Gedankenkreisen aus dem Bett zu verbannen. Dabei werden PatientInnen angehalten, anstehende Probleme etwa zwei Stunden vor dem Schlafengehen bei wachem Bewusstsein zu bearbeiten, um nicht nachts im Bett von diesen Problemen eingeholt zu werden. Der Gedankenstuhl bezeichnet eine Sitzgelegenheit in der eigenen Wohnung, die man auch zwei Stunden vor der Bettzeit nutzen sollte, um bewusst und absichtlich die eigenen Grübeleien zu verfolgen bzw. zu provozieren. Damit ist die Hoffnung verbunden, dass diese Grübeleien nachts nicht mehr auftreten.

Wahrnehmungsdifferenzierung bedeutet, die von den PatientInnen häufig gemachte Aussage, dass alle ihre Probleme auf ihren schlechten Schlaf zurückgehen, infrage zu stellen. Mit dem ausgefüllten Schlaftagebuch kann man mit den Betroffenen herausarbeiten, dass auch nach guten Nächten nicht zwangsläufig alles am nächsten Tag optimal läuft, und umgekehrt.

Die **Umstrukturierung schlafdysfunktionaler Gedanken** beruht auf der Beobachtung, dass viele Menschen mit Insomnie insbesondere nachts, aber auch bereits tagsüber, fast „mantraartig" verschiedene Kognitionen wie „Nur wenn ich acht Stunden schlafe, bin ich fit." wiederholen, die letztendlich die Übererregung fördern. Um diese Annahmen und o. g. Schlafmythen zu korrigieren, wird mit den Betroffenen nach alternativen Formeln gesucht, die dann auch nachts eingesetzt werden können, um den Druck der falschen Annahmen zu reduzieren: „Hauptsache, ich bleibe entspannt."

Zusammenfassend stellen die kognitiven Techniken Anforderungen an die BehandlerInnen und bedürfen in jedem Fall einer motivierten PatientIn, die selbstwirksam die Symptome durch verhaltenstherapeutische Interventionen reduzieren möchte.

Insgesamt handelt es sich bei der kognitiven Verhaltenstherapie der Insomnien um ein Bündel von Methoden, auf die bei insomnischen PatientInnen zurückgegriffen werden kann und die durchaus im Sinn personalisierter Medizin eingesetzt werden können. In manchen Fällen kann es notwendig sein, alle besprochenen Maßnahmen einzusetzen, für viele PatientInnen ist es aber wahrscheinlich ausreichend, die eine oder andere Methode vorzuschlagen. Wichtig dabei ist es, den wissenschaftlichen Hintergrund nicht auszusparen, sondern zu erklären. Bezogen auf die therapeutische Effizienz ist insbesondere die **Schlafrestriktion** das potenteste Verfahren, d. h., eine Verkürzung der Bettzeit sollte (fast) allen Betroffenen vorgeschlagen werden, da dadurch auf natürlichem Weg der physiologische Schlafdruck angehoben wird und damit auch der Nachtschlaf verbessert werden kann. Wichtig dabei ist es, darauf hinzuweisen, dass die Verkürzung der Bettzeit mindestens 14 Tage durchgehalten werden muss, um erste Erfolge zu zeigen.

LITERATUR

Backhaus J, Hohagen, F, Voderholzer U, Riemann D: Long-term effectiveness of a short-term cognitive-behavioral group treatment for primary insomnia. European Archives of Psychiatry and Clinical Neuroscience 251, 2001: 35–41.

Baglioni C, Spiegelhalder K, Lombardo C, Riemann D. Sleep and emotions: A focus on insomnia. Sleep Medicine Reviews 14, 2010: 227–238.

Baglioni C, Battagliese G, Feige B et al. Insomnia as a predictor of depression: A meta-analytic evaluation of longitudinal epidemiological studies. Journal of Affective Disorders 135, 2011: 10–19.

Baglioni C, Regen W, Teghen A et al. Sleep changes in the disorder of insomnia: A meta-analysis of polysomnographic studies. Sleep Medicine Reviews 18, 2014: 195–213.

Bastien CH, Vallières A, Morin CM. Validation of the insomnia severity index as an outcome measure for insomnia research. Sleep Medicine 2, 2001: 297–307.

Baum E, Riemann D. Insomnie bei Erwachsenen. DEGAM-Anwenderversion zur S3 Leitlinie „Nicht-erholsamer Schlaf/Schlafstörungen". AWMF-Register-Nr. 063–003. DEGAM, 2017. www.awmf.org/uploads/tx_szleitlinien/063-003l_S3_Insomnie-Erwachsene_2018-02-verlaengert.pdf (letzter Zugriff: 12.9.2022).

Borbély AA. A two process model of sleep regulation. Human Neurobiology 1, 1982: 195–204.

Borbély AA, Achermann P. Sleep homeostasis and models of sleep regulation. Journal of Biological Rhythms 14, 1999: 557–568.

Buysse DJ, Reynolds CF, Monk TH et al.: The Pittsburgh sleep quality index: A new instrument for psychiatric practice and research. Psychiatry Research 28, 1989: 193–213.

Carney CE, Buysse DJ, Ancoli-Israel S et al. The consensus sleep diary: Standardizing prospective sleep self-monitoring. Sleep 35, 2012: 287–302.

Christensen H, Batterham PJ, Gosling JA et al. Effectiveness of an online program (SHUTi) for prevention of depressive episodes: a randomized controlled trial. Lancet Psychiatry 4, 2016: 333–341.

DSM 5 (Diagnostic and Statistical Manual of Mental Disorders). Washington: American Psychiatric Association, 2013.

Hertenstein E, Feige B, Gmeiner T et al. Insomnia as a predictor of mental disorders: A meta-analytic evaluation of longitudinal epidemiological studies. Sleep Medicine Reviews 43, 2019, 96–105.

ICD-10 (International Statistical Classification of Diseases and Related Health Problems): Kapitel V – F 51.0 Insomnien. Genf: WHO, 1992.

ICD-11 (International Classification of diseases 11th revision). https://icd.who.int/en (letzter Zugriff: 12.9.2022).

ICSD-3 (International Classification of Sleep ICSD-2 Disorders). Darien: American Association of Sleep Medicine, 2014.

Li M, Zhang X-W, Hou W-S, Tang Z-Y. Insomnia and risk of cardiovascular disease: A meta-analysis of cohort studies. International Journal of Cardiology 176, 2014: 1044–1047.

Mayer G et al. S3-Leitlinie: Nicht erholsamer Schlaf/Schlafstörungen Kapitel "Schlafbezogene Atmungsstörungen bei Erwachsenen". Somnologie (20), 2017, 1-180.

Morin CM, Culbert JP, Schwartz SM. Nonpharmacolgical interventions for insomnia: a meta-analysis of treatment efficacy. American Journal of Psychiatry 151, 1994: 1172–1180.

Morin CM, Drake CL, Harvey AG et al. Insomnia disorder. Nature Reviews Disease Primers 1, 2015: 1–18.

Nissen C, Wetter T, Hajak G: Hypnotika – state of the science. Nervenarzt, 2014, 85, 67–76

Ohayon MM. Epidemiology of insomnia: what we know and what we still need to learn. Sleep Medicine Reviews 6, 2002: 97–111.

Palagini L, Biber K, Riemann D. The genetics of insomnia – Evidence for epigenetic mechanisms? Sleep Medicine Reviews, 2014.

Perlis ML, Giles DE, Mendelson WB et al. Psychophysiological insomnia: the behavioural model and a neurocognitive perspective. Journal of Sleep Research 6, 1997: 179–188.

Qaseem A, Kansagara D, Forciea MA et al. Management of chronic insomnia disorder in adults: A clinical practice guideline from the American College of Physicians. Annals of Internal Medicine 165, 2016: 125–133.

Riemann D. Ratgeber Schlafstörungen – Informationen für Betroffene und Angehörige. Göttingen: Hogrefe-Verlag, 2004 (2. rev. A., 2016).

Riemann D, Baglioni C, Bassetti C et al. European guideline for the diagnosis and treatment of insomnia. Journal of Sleep Research 26, 2017a: 675–700.

Riemann D, Baum E, Cohrs S et al. S3-Leitlinie Nicht erholsamer Schlaf/Schlafstörungen – Kapitel „Insomnie bei Erwachsenen" (AWMF-Registernummer 063–003), Update 2016. Somnologie, 21, 2017b: 2–44. www.awmf.org/uploads/tx_szleitlinien/063-003l_S3_Insomnie-Erwachsene_2018-02-verlaengert.pdf (letzter Zugriff: 12.9.2022).

Riemann D, Nissen C, Palagini L et al. The neurobiology, investigation, and treatment of chronic insomnia. Lancet Neurology 14, 2015: 547–558.

Riemann D, Perlis ML. The treatments of chronic insomnia: A review of benzo-diazepine receptor agonists and psychological and behavioral therapies. Sleep Medi-cine Reviews 13, 2009: 205–214.

Riemann D, Spiegelhalder K, Espie C et al. Chronic insomnia: Clinical and research challenges – An agenda. Pharmacopsychiatry 44, 2011: 1–14.

Riemann D, Spiegelhalder K, Feige B et al. The hyperarousal model of insomnia: A review of the concept and its evidence. Sleep Medicine Reviews 14, 2010: 19–31.

Riemann D, Spiegelhalder K, Nissen C et al. REM sleep instability – A new pathway for insomnia? Pharmacopsychiatry 45, 2012: 167–176.

Schlack R, Hapke U, Maske U et al. Häufigkeit und Verteilung von Schlafproblemen und Insomnie in der deutschen Erwachsenenbevölkerung. Bundesgesundheitsblatt – Gesundheitsforschung – Gesundheitsschutz. 5/6, 2013: 740–748.

Somnio – digitale Gesundheitsanwendung zur Behandlung von Insomnien. https://somn.io/ (letzter Zugriff: 12.9.2022).

Spiegelhalder K, Backhaus J, Riemann D: Schlafstörungen – Fortschritte der Psychotherapie. Göttingen: Hogrefe-Verlag, 2011.

Spielman AJ, Caruso LS, Glovinsky PA. A behavioral perspective on insomnia treatment. Psychiatric Clinics of North America 10, 1987: 541–553.

Wilson S, Anderson K, Baldwin D et al. British association for psychopharmacology consensus statement on evidence-based treatment of insomnia, parasomnias and circadian rhythm disorders: an update. Journal of Psychopharmacology, 2019. doi: https://doi.org/10.1177/0269881119855343.

Zachariae R, Lyby M, Ritterband LM, O'Toole MS. Efficacy of internet-delivered cognitive-behavioral therapy for insomnia – a systematic review and metaanalysis of randomized controlled trails. Sleep Medicine Reviews Dec 30, 2016: 1–10. doi: https://doi.org/10.1016/j.smrv.2015.10.004.

KAPITEL

10 ADHS im Erwachsenenalter

Cora Ballmann, Maria Steffens, Mathias Berger, Alexandra Philipsen und Jochen Gensichen

10.1 Einleitung

Die **Aufmerksamkeitsdefizit-/Hyperaktivitätsstörung** (ADHS) bei Erwachsenen ist mit einer Prävalenz von ca. 2,5 % ein häufiges Krankheitsbild (Fayyad et al. 2007; Polanczyk et al. 2014). Während ADHS vornehmlich mit Kindern und Jugendlichen assoziiert wird, persistieren die Beschwerden in etwa der Hälfte der Fälle bis ins Erwachsenenalter (Sibley et al. 2016). Die Betroffenen leiden oft stark unter den Konsequenzen ihrer Symptome, welche zu funktionellen Beeinträchtigungen im Alltag führen. Oftmals bestehen zudem psychische Komorbiditäten, wie Angststörungen oder Depressionen (Chen et al. 2018). Wird ADHS richtig erkannt, gibt es wirksame Therapiemöglichkeiten, insbesondere Stimulanzien wie Methylphenidat und Amphetamine (Cortese et al. 2018) oder eine Psychotherapie, die auf den Prinzipien der kognitiven Verhaltenstherapie basiert (AWMF-Leitlinie 2017). HausärztInnen kommt in der Erkennung und initialen Behandlung eine entscheidende Rolle zu, da sie als ErstversorgerInnen niedrigschwellig erreichbar sind. Zudem besteht regelmäßiger Kontakt zwischen der betroffenen PatientIn und der HausärztIn (Bachmann et al. 2017).

Im vorliegenden Kapitel soll das Beschwerdebild von erwachsenen ADHS-PatientInnen dargestellt und über wichtige Differenzialdiagnosen informiert werden. Es werden grundlegende Therapieindikationen und -möglichkeiten beschrieben. Zudem wird ein hausärztliches Übungsprogramm für erwachsene ADHS-PatientInnen vorgestellt. Dieses basiert u. a. auf der kognitiven Verhaltenstherapie (KVT; D'Amelio et al. 2008; Hesslinger et al. 2004; Philipsen et al. 2015). Es ist speziell auf die hausärztlichen Bedingungen zugeschnitten. Die Sitzungen bieten eine Möglichkeit, sich dem Thema ADHS gemeinsam mit der PatientIn zu nähern und Übungen zu erlernen. Diese werden von der PatientIn anschließend im täglichen Leben geübt und umgesetzt. Sie sollen ihren Alltag erleichtern und den Leidensdruck reduzieren. In einer ersten Untersuchung zeigte sich, dass das hier vorgestellte Übungsprogramm in der Hausarztpraxis sehr gut anwendbar ist und vielversprechende positive Wirkungen hat (Ballmann et al. 2021).

10.1.1 Klinische Merkmale von ADHS bei Erwachsenen

ADHS beschreibt einen **Symptomkomplex**, bestehend aus den drei Kernkomponenten Aufmerksamkeitsstörung, Hyperaktivität und Impulsivität. Nach ICD-10 wird unterschieden zwischen einer hyperkinetischen Störung (F90) und einer Aufmerksamkeitsstörung ohne Hyperaktivität (F98.8). Entscheidend für die Diagnose entsprechend den Leitlinien ist das Auftreten der Symptome in unterschiedlichen Lebensbereichen bzw. Situationen, z. B. am Arbeitsplatz oder in einer Beziehung. Die daraus resultierende funktionelle Beeinträchtigung und der Beschwerdebeginn liegen im Kindheitsalter (vor dem 12. Lebensjahr). Neben den Kernsymptomen zählen insbesondere bei Erwachsenen noch ein desorganisiertes Verhalten, eine mangelnde Affektkontrolle, Affektlabilität und eine emotionale Überreagibilität zu den möglichen Symptomen einer ADHS (Wender-Reimherr-Kriterien; Wender 1998). Im Alltag zeigen sie sich dadurch, dass die PatientInnen z. B. Gesprächen nicht aufmerksam folgen können und leicht ablenkbar und vergesslich sind **(Aufmerksamkeitsstörung).** Vielen fällt es schwer, einer sitzenden Tätigkeit nachzugehen oder sich zu entspannen und zur Ruhe zu kommen **(Hyperaktivität).** Impulsives Verhalten kann sich beispielsweise durch häufiges „Dazwischenreden" oder das Vollenden von Sätzen anderer sowie in Form einer allgemeinen Ungeduld äußern. Typisch ist auch ein häufiges Springen zwischen Aufgaben sowie Schwierigkeiten beim Planen und Organisieren. Betroffene PatientInnen können rasche Stimmungswechsel haben, leicht reizbar sein, zu Wutausbrüchen neigen und auf Alltägliches mit starken Emotionen reagieren (AWMF-Leitlinie 2017).

Ein Problem ist, dass Erwachsene mit ADHS im Laufe ihres Lebens häufig Sätze wie *„Dann streng dich halt an."* oder *„Wenn es dich interessiert, dann kannst du es doch auch."* hören. Dieses negative Feedback trägt oftmals dazu bei, dass Selbstwertprobleme entstehen (Philipsen et al. 2017). Viele Betroffene entwickeln im Verlauf selbstständig Strategien, die einen Alltag mit ADHS ermöglichen, wie beispielsweise die intensive Nutzung von Terminkalendern. Dennoch erfordert der Alltag für sie eine deutliche Anstrengung und kann zu einem erheblichen Leidensdruck führen. Viele PatientInnen scheitern immer wieder, z. B. in der Ausbildung, der Beziehung, dem Job. Auf der anderen Seite haben ADHS-PatientInnen auch typische Stärken wie Ideenreichtum, Kreativität und Neugier, die dem gegenüberstehen.

10.1.2 ADHS-Screening in der Hausarztpraxis

Liegen die oben genannten Symptome bei hausärztlichen PatientInnen vor und es besteht entsprechend der Verdacht auf eine ADHS, sollte ein Screening durch die HausärztIn erfolgen. Die Adult ADHD Self-Report Screening Scale for DSM-5 (ASRS-5) ist ein von der WHO entwickelter kurzer Screening-Fragebogen für ADHS bei Erwachsenen (6 Fragen; Üstün et al. 2017). Eine Validierung der deutschen Version, welche in deutschen Hausarztpraxen durchgeführt wurde, ergab gute psychometrische Parameter (➤ Tab. 10.1; Ballmann et al. 2022).

Zur Diagnosesicherung oder bei differenzialdiagnostischen Unsicherheiten, z. B. bei bestehenden anderen schwerwie-

Tab. 10.1 ASRS-5 Screener (nach Ballmann 2022)

Markieren Sie das Kästchen, das am besten beschreibt, wie Sie sich in den letzten 6 Monaten gefühlt und sich benommen haben. Geben Sie den ausgefüllten Fragebogen bitte bei Ihrem nächsten Termin Ihrer BehandlerIn, um die Ergebnisse zu besprechen.	Sehr selten	Selten	Gelegentlich	Oft	Sehr oft
1. Wie oft haben Sie Schwierigkeiten sich auf das zu konzentrieren, was andere sagen, selbst wenn sie direkt mit Ihnen sprechen?					
2. Wie oft verlassen Sie Ihren Sitzplatz in Situationen, in denen von Ihnen erwartet wird, dass Sie sitzen bleiben?					
3. Wie oft haben Sie Schwierigkeiten, zur Ruhe zu kommen und sich zu entspannen, wenn Sie Zeit für sich haben?					
4. Wie oft beenden Sie in Unterhaltungen den Satz anderer Personen, bevor diese ihn selbst zu Ende sprechen können?					
5. Wie oft verschieben Sie Dinge bis auf die letzte Minute?					
6. Wie oft brauchen Sie die Unterstützung anderer, um Struktur in Ihren Alltag zu bringen und auf Details zu achten?					

Deutsche Version des ASRS-5 nach Ballmann 2022

genden psychischen Erkrankungen, sollte eine fachärztliche Überweisung erfolgen.

10.1.3 Differenzialdiagnostik

Die ADHS-Kernsymptome können auch im Rahmen anderer Erkrankungen, insbesondere anderer psychischer Erkrankungen auftreten. Häufige Differenzialdiagnosen, wie z. B. depressive, Angst- oder Substanzkonsum-Störungen, aber auch bipolare und psychotische Krankheitsbilder sowie Persönlichkeitsstörungen, sollten von der ADHS abgegrenzt werden. Weitere, auch somatische Erkrankungen wie Schilddrüsenfunktionsstörungen, Schlafapnoen und Anfallsleiden, kommen ebenfalls als mögliche Differenzialdiagnosen in Betracht. Besteht der Verdacht, dass ein anderes Störungsbild im Vordergrund steht, sollte diesem entsprechend den jeweils gültigen Leitlinien nachgegangen werden (AWMF-Leitlinie 2017).

10.2 Behandlungsmaßnahmen

An erster Stelle jeder Behandlung steht die ausführliche **Psychoedukation** für die PatientInnen, ggf. unter Nutzung von evidenzbasierten Gesundheitsinformationen (➤ Kap. 3.2.3). Auch bei erwachsenen PatientInnen sollten die Chancen einer **Pharmakotherapie** gemeinsamen erörtert werden. Als Medikament der ersten Wahl gelten Stimulanzien wie Methylphenidat und Amphetamin (Dexamphetamin, Lisdexamphetamin; Cortese et al. 2018). Zeigt sich die medikamentöse Therapie nach ausreichender Dosierung als wirksam und tolerabel, sollte sie fortgeführt werden. Regelmäßig soll durch Auslassversuche die Indikation – in der Regel einmal jährlich – überprüft werden. (Ergänzende) psychotherapeutische Behandlungen sollten sich auf verhaltenstherapeutische Ansätze stützen. Es ist sicherzustellen, dass assoziierte Störungen leitlinienorientiert behandelt werden (AWMF-Leitlinie 2017).

10.3 Hausärztliche Behandlung

Dieses Kapitel stellt ein von den AutorInnen entwickeltes verhaltenstherapeutisch orientiertes Behandlungsprogramm für die hausärztliche Praxis vor. Der Ablauf und die Umsetzung durch HausÄrztInnen und PatientInnen werden erläutert und Übungen im Detail vorgestellt.

Das Übungsprogramm eignet sich für PatientInnen mit dem Verdacht auf oder mit gesicherter ADHS-Diagnose, die leichte bis mittlere funktionelle Beeinträchtigung erleben. PatientInnen mit starken Beeinträchtigungen oder mit zusätzlichen, ausgeprägten psychischen Komorbiditäten sollten durch FachärztInnen für Psychiatrie und Psychotherapie, für Psychosomatische Medizin und Psychotherapie eventuell in Kooperation mit psychologischen PsychotherapeutInnen versorgt werden.

Insgesamt sollen **vier thematisch strukturierte ärztliche Termine (je 30 Min.) in einem je zweiwöchigen Abstand** geplant werden. Der vierte Termin hat dabei die Besonderheit, dass hierfür zwei unterschiedliche Themen angeboten werden. Zwischen diesen kann je nach Bedarf der PatientIn individuell gewählt werden. Alle Sitzungen orientieren sich an typischen Problemen, mit denen Erwachsene mit ADHS in ihrem Alltag zu kämpfen haben. Sie befassen sich mit folgenden **Zielen und Themen:**

1. **Psychoedukation und Aktivierung innerer Ressourcen** (➤ Kap.10.3.1): Ziel der ersten Sitzung ist es, dass die PatientIn ihre Symptome als Ausdruck einer bei ihr vorliegenden ADHS verstehen lernt. Zudem soll sie erkennen, welchen Einfluss diese Symptome auf ihr Alltagsleben haben, inwiefern sie sich durch ihr Leben ziehen und dieses (häufig negativ) beeinflusst haben. Die Ätiologie einer ADHS inklusive der zugrunde liegenden

neurobiologischen Faktoren wird erläutert. Neben den möglichen negativen Auswirkungen und Risiken sollen jedoch auch Ressourcen, Stärken und positive Seiten der ADHS erkannt, aktiviert und verinnerlicht werden.

2. **Ressourcen und Zeitplanung** (➤ Kap.10.3.2): Ziel der zweiten Sitzung ist es daher, ein tieferes Verständnis zu vermitteln, was Ressourcen sind, welche Ressourcen die PatientIn bereits mitbringt und auf welche Weise diese ausgebaut werden können. Die PatientIn soll die Zuversicht gewinnen, dass der Ausbau von Ressourcen den Umgang mit den Symptomen der ADHS verbessern und die Alltags- und Lebensbewältigung erleichtern kann. Der zweite Teil der Sitzung befasst sich mit dem Thema Zeitplanung. Die PatientIn soll sich der eigenen konkreten Probleme bei der Zeitplanung bewusst werden. Sie lernt eine Vier-Felder-Tafel als Strategie zur Aufgabenpriorisierung kennen, welche Aufgaben in die Kategorien dringend/nicht dringend, wichtig/nicht wichtig einteilt.
3. **Achtsamkeit und Organisation:** Ziel der dritten Sitzung ist es, Alltagsschwierigkeiten herauszukristallisieren, welche durch das Symptom der Ablenkbarkeit entstehen. Mithilfe einer Atemübung, lernt die PatientIn Ablenkung bewusst und neutral wahrzunehmen. Die Wahrnehmung der Ablenkung wird als Grundlage vermittelt, um darauf aufbauend die eigene Aufmerksamkeit aktiv steuern zu lernen. Als mögliche Strategie wird das „Pomodoro-Konzept" (➤ Kap. 10.3.3) vorgestellt, das helfen kann, bei der Bearbeitung von Aufgaben resistenter gegenüber Ablenkung zu sein. Hierbei werden entsprechend der Aufmerksamkeitsspanne feste Zeiträume zum konzentrierten Arbeiten und für Pausen festgelegt.
4. a) **Lösen von „aufwendigen" Aufgaben:** Ziel dieser Sitzung ist es, der PatientIn zu vermitteln, dass es oftmals auch die chaotischen Arbeitsbedingungen sind, die einen an der erfolgreichen Beendigung einer Aufgabe hindern. Hierzu soll zusammen mit der PatientIn erörtert werden, welche persönlichen Chaosverstärker vorzufinden sind und welche Faktoren ansonsten hinderlich (und förderlich) für die Aufgabenbewältigung sind. Als Lösungsstrategie wird die sog. „Salamitaktik" (➤ Kap. 10.3.4) angeboten, mit deren Hilfe die PatientIn Aufgaben in zunächst kleinere Abschnitte unterteilt und so durch das Abarbeiten der kleinen Schritte und der Teilerfolge eher zum Gesamterfolg kommt. Um etwaige Teil- oder Gesamterfolge positiv zu verstärken, werden Belohnungsstrategien vermittelt.
4. b) **Stimmungsregulation und Impulskontrolle:** Ziel dieser Sitzung ist es, Faktoren zu identifizieren, die die persönliche Emotionsregulation und Impulskontrolle beeinflussen. Die PatientIn soll ein mentales Bild zur Visualisierung von Impulsivität vs. bedachtem Handeln entwickeln und Motivation gewinnen, Einfluss auf ihre Emotionsregulation und Impulskontrolle zu nehmen. Die **5-5-5-Methode** (➤ Kap. 10.3.5) wird vorgestellt, welche dabei unterstützen kann, bedachter zu handeln. Hierbei benennen PatientInnen zunächst je 5 Dinge, die sie sehen, hören oder fühlen, bevor sie handeln.

Optional: Rekapitulation und Ausblick: Es kann hilfreich sein, in einer weiteren Sitzung die Übungen der vorherigen Sitzungen und deren Implementierung in den Alltag zu besprechen. Zudem können hier weitere Möglichkeiten zur Unterstützung thematisiert werden: weitere psychoedukative Materialien, die Entwicklung von Routinen, die positive Wirkung von Sport, die Möglichkeit des Austauschs in Selbsthilfegruppen, weiterführende Therapiemaßnahmen (Medikation/Psychotherapie). In diesem Rahmen sollten ÄrztIn und PatientIn erörtern, ob weiterführende Behandlungen durch SpezialistInnen nötig und erwünscht sind, und wie die Arzt-Patienten-Kontakte weiter gestaltet werden sollten.

Ergänzung: Case Management: Case Management – also das abgestimmte Zusammenwirken von HausärztIn, PatientIn und medizinischer Fachangestellter (MFA) – unterstützt den Erfolg solcher psychologischen Übungsprogramme in Hausarztpraxen (Gensichen et al. 2009; Stevenson et al. 2002). Es stärkt die Motivation der PatientInnen, stellt der ÄrztIn stets aktuelle Informationen zum Verlauf bereit und sichert so den Behandlungserfolg. Die vier ärztlichen Termine werden um sechs je 10-minütige Telefonate durch eine MFA ergänzt. Die MFA erfasst telefonisch z. B. unter Nutzung des Adult ADHD Self-Report Screening Scale for DSM-5 (ASRS-5) die Symptome der PatientIn und erfragt die Umsetzung der Übungen im Alltag. Dies soll der PatientIn helfen, die Übungen in den Alltag zu integrieren und regelmäßig anzuwenden. MFA und ÄrztIn stehen dabei im regelmäßigen Austausch über den Fortschritt und das aktuelle Befinden der PatientIn.

Gestaltung der ärztlichen Termine: Im Fall, dass die Indikation für eine Teilnahme am Übungsprogramm gegeben ist, sollte die PatientIn zu einem kurzen Gespräch in die Praxis eingeladen werden. Im Rahmen dieses Vorgesprächs erhält die PatientIn schriftliches Psychoedukationsmaterial. Hier können Sie beispielsweise auf das Buch „Psychoedukation und Coaching ADHS im Erwachsenenalter" von D'Amelio et al. (2008) oder auf die Internetseiten des zentralen ADHS-Netzwerkes (www.zentrales-adhs-netz.de) und von ADHS Deutschland e. V. (https://adhs-deutschland.de/Home.aspx) verweisen.

Im Folgenden werden die strukturierten Abläufe der einzelnen Behandlungstermine genau dargestellt.

10.3.1 Arzttermin 1 – Psychoedukation und Aktivierung innerer Ressourcen

Vor dem ersten Termin soll die PatientIn das Psychoedukationsmaterial zu ADHS, den Symptomen und Ursachen gelesen haben (z. B. „Psychoedukation und Coaching ADHS im Erwachsenenalter" von D'Amelio et al. 2008). Im Rahmen der ersten Sitzung sollen diese Informationen besprochen und ein tiefer gehendes Krankheitsverständnis gewonnen werden. Abschließend soll sich die PatientIn mit ihren Stärken auseinandersetzen. Der Termin lässt sich in die folgenden drei Schritte untergliedern.

10

Schritt 1: Symptome

Zum Einstieg wird die PatientIn gebeten zu berichten, wo sich ihre Symptome im Alltag zeigen und welche Schwierigkeiten sie ihr bereiten (➢ Video 21): *„Ich würde mir gerne ein Bild davon machen, inwiefern Ihre ADHS-Symptome Ihren Alltag beeinflussen. Nennen Sie mir doch ein typisches Symptom und schildern Sie, welchen Einfluss dieses Symptom auf Ihren Alltag/Ihr Leben hat. Welche weiteren Symptome kennen Sie?"* Weitere mögliche Symptome und deren Folgen können auf Basis von ➢ Tab. 10.2 ergänzt werden.

Tab. 10.2 Übersicht über ADHS Symptome

ADHS-Symptom	Wie es sich zeigt	Alltagsbeispiele
Aufmerksamkeitsstörung	• Gesprächen nicht gut aufmerksam folgen können (besonders, wenn das Thema nicht interessant ist) • Leicht ablenkbar sein • Sich schlecht auf schriftliche Texte oder Aufgaben konzentrieren können (besonders, wenn das Thema nicht interessant ist) • Vergesslichkeit	• Die Brille morgens im Kühlschrank finden • Auf der Autobahn fahren, bis man bemerkt, dass man schon längst die Abfahrt verpasst hat • Etwas aufs Autodach legen, losfahren und sich fragen, was da denn so komisch rumpelt, wenn man losfährt
Motorische Hyperaktivität	• Sich nicht entspannen können (nicht zur Ruhe kommen) • Schwierigkeiten, sitzenden Tätigkeiten nachzugehen • Innere Unruhe • Sich bei Inaktivität niedergestimmt fühlen	• Sich nach getaner Arbeit ausruhen wollen, aber gedanklich nicht zur Ruhe kommen • Während der Büroarbeit alle paar Minuten aufstehen und etwas zu trinken holen, weil man nicht mehr still sitzen kann • Auf dem Stuhl ständig die Sitzposition wechseln, um sich ein wenig zu bewegen
Affektlabilität	Immer wieder recht rascher Wechsel zwischen neutraler, niedergeschlagener und gehobener Stimmung (i. d. R. Wechsel innerhalb einiger Stunden)	• In einer Situation plötzlich extrem wütend werden und kurz darauf vor Freude überströmen, weil man an etwas Schönes gedacht hat • Vor Freude überströmen, weil etwas Schönes passiert ist und kurz darauf sehr traurig werden, weil ein trauriges Lied im Radio läuft
Desorganisiertes Verhalten	• Schwierigkeiten beim Planen und Organisieren • Häufig zwischen Aufgaben hin und her springen • Aufgaben nicht beenden	• Zehn Aufgaben von der To-do-Liste anfangen, am Ende des Tages keine davon zu Ende gebracht haben und frustriert ins Bett gehen • Die Wohnung streichen wollen und alles vorbereiten und als man den Farbeimer geöffnet hat bemerken, dass man keine Farbrolle und keinen Pinsel im Haus hat
Mangelnde Affektkontrolle	• Häufig/leicht reizbar sein • Wutausbrüche • Niedrige Frustrationstoleranz	• Jemanden anschreien und ihm Vorwürfe an den Kopf werfen, die einem danach sehr leidtun • Hinter dem Steuer laut schimpfen und hupen, weil der Autofahrer vor einem noch vor der Ampel steht, obwohl die schon grün geworden ist
Impulsivität	• Andere häufig im Gespräch unterbrechen/„Dazwischenreden" • Ungeduldig sein • Impulsives Einkaufen • Nicht gut während einer Handlung eine Pause machen können	• Sätze des anderen im Gespräch immer wieder selbst zu Ende sprechen • Sich wünschen, dass es eine Mindestgehgeschwindigkeit in der Fußgängerzone gäbe • Einkaufen gehen und alles kaufen, nur das nicht, was auf dem Einkaufszettel stand • In einem Laden so viel kaufen, dass man sich zurück zu Hause dafür schämt und die Sachen am liebsten direkt wieder zurückgeben würde. • Am Ende eines anstrengenden Tages alles aufessen, was im Kühlschrank ist, bis einem schlecht ist und man sich nur noch hinlegen kann
Emotionale Überreagibilität	• Schwierigkeiten, mit alltäglichem Stress umzugehen (sich von Dingen leicht aus dem Konzept bringen lassen) • Starke emotionale Reaktion auf Alltägliches	• Ein melancholisches Lied hören und dabei so traurig werden, dass man weinen muss • Einen Fehler in der Arbeit machen und dadurch so enttäuscht und wütend werden, dass man sich den restlichen Tag kaum noch konzentrieren kann • Am Ende eines Films, den andere als „leichte Unterhaltung" beschrieben haben, innerlich völlig erschöpft sein, weil man so sehr mit den Charakteren mitgefühlt hat

https://else4.de/Gensichen_video21

Schritt 2: Ursachen

Häufig erfahren ADHS-PatientInnen, die aufgrund vieler negativer Erfahrungen oft von Schuldgefühlen geplagt werden, eine große Entlastung, wenn sie die Ursachen ihrer Erkrankungen kennenlernen. Eine Erklärung „warum der PatientIn vieles schwerfällt oder misslingt, was für andere kein Problem ist", kann einen positiven Einfluss haben. Der PatientIn werden deshalb im nächsten Schritt die pathophysiologischen Grundlagen von ADHS vermittelt. ➤ Tab. 10.3 kann dabei unterstützen. Hierbei sollte betont werden, dass es nicht die eine Ursache der Erkrankung gibt, sondern dass verschiedene Faktoren zusammen die Erkrankung bedingen.

Schritt 3: Stärken

In diesem Schritt soll der PatientIn nun nahegebracht werden, dass ihre Erkrankung zwar viele negative Seiten hat, aber dass sich ADHS-PatientInnen aus klinischer Perspektive und Sicht der Betroffenen (ADHS Deutschland e. V.) häufig auch durch positive Eigenschaften auszeichnen (Sedgwick et al. 2019): *„Wir haben besprochen, inwiefern die Symptome von ADHS zu Schwierigkeiten in Ihrem Alltag und Leben führen können. Das Übungsprogramm soll Ihnen eine handfeste Unterstützung beim Umgang mit diesen Symptomen und den daraus resultierenden Schwierigkeiten sein. Zum Abschluss dieser Sitzung sollten wir uns jedoch auch noch solche Situationen anschauen, in denen Menschen mit ADHS besondere Stärken haben können. Was sind Ihre Stärken?"*

Es sollen dann weitere Stärken, die ADHS-PatientInnen häufig aufweisen, und Beispiele besprochen werden. ➤ Tab. 10.4 kann dabei unterstützen. Zusammen mit der PatientIn wird besprochen, welche der genannten Stärken auf sie zutreffen könnten.

Zusammenfassend soll die PatientIn in der ersten Sitzung ihre ADHS mit deren Ursachen und Symptomen und insbesondere deren Auswirkung auf ihren Lebensalltag kennenlernen. Um das Bewusstsein dafür zu stärken, soll sie als Übung für zu Hause drei Situationen notieren, in denen Schwierigkeiten aufgetreten sind, welche mit ihrer ADHS zusammenhängen. Als Vorbereitung für die nächste Sitzung, in der es um Ressourcenaktivierung geht, soll die PatientIn zudem drei Stärken, die sie an sich feststellt, notieren.

10

10.3.2 Arzttermin 2 – Ressourcen und Zeitplanung

Der zweite Arzttermin findet zwei Wochen nach dem ersten statt. Bei diesem Termin geht es um die Auseinandersetzung mit dem Thema Ressourcen. Zudem erlernt die PatientIn eine Strategie zur Priorisierung von Aufgaben, welche als Unterstützung bei der Zeitplanung dienen soll.

Zu Beginn der zweiten Sitzung werden zunächst die Kerninhalte der letzten Sitzung unter Berücksichtigung der Übung für zu Hause wiederholt:

Tab. 10.3 Ursachen ADHS

Genetischer Anteil	• ADHS ist zu einem gewissen Teil vererbbar. • Studien, die ganze Familien, Adoptivkinder und -eltern oder Zwillinge untersucht haben, stellen fest, dass das Risiko ADHS zu bekommen vier bis sechsmal höher ist, wenn ein Elternteil auch unter ADHS leidet. • Der Anteil der Genetik liegt bei 75 %.
Belastungen während der Schwangerschaft	z. B. Rauchen oder Stress der Mutter
Komplikationen während der Geburt	z. B. Frühgeburt oder Sauerstoffmangel bei der Geburt
Ungleichgewicht bestimmter Botenstoffe im Gehirn	Hierbei spielen zwei Botenstoffe eine besonders wichtige Rolle: • Der Botenstoff Dopamin, der dabei hilft, sich für Dinge bzw. Aktivitäten zu motivieren. • Der Botenstoff Noradrenalin, welcher bei der Steuerung der Aufmerksamkeit beteiligt ist.
Hirnstrukturelle Veränderungen	Veränderte Hirnstrukturen, die für die Kontrolle bestimmter Verhaltensweisen und der Aufmerksamkeit zuständig sind
Einfluss von Lebenserfahrungen	• Macht ein Betroffener z. B. die Erfahrung, dass bestimmte ADHS-Symptome von anderen geschätzt werden (z. B. die Fähigkeit zum Multitasking), kann dieser beispielsweise ein hohes Selbstwertgefühl entwickeln und er unternimmt eher nichts gegen seine ADHS. • Ein Betroffener, der von Kindheit an aufgrund der Symptomatik kritisiert wurde (z. B. aufgrund von „Hibbeligkeit") kann hingegen unter Selbstzweifeln/Stimmungstiefs leiden und wird beispielsweise dann sehr aufgeregt, wenn er/sie vor anderen etwas präsentieren soll. • Entsprechend ist die Aufmerksamkeit in solchen Situationen zusätzlich beeinträchtigt.

Tab. 10.4 Stärken von Menschen mit ADHS aus klinischer Perspektive und Sicht der Betroffenen

Ideenreich und kreativ	Menschen mit ADHS stecken ständig voller Ideen, beweisen große Kreativität beim Lösen von Problemen, zeigen großes Improvisationstalent, haben häufig eine künstlerische Ader und können Situationen aus vielen verschiedenen Blickwinkeln betrachten.
Liebenswert	Menschen mit ADHS sind quirlig, fröhlich und lustig, heben sich auf interessante Art und Weise vom Durchschnitt ab, beweisen viel Charme und Humor, sind ausgesprochen tolerant und nicht nachtragend.
Besonders emotional	Menschen mit ADHS sind offen, ehrlich und authentisch. Sie zeigen offen ihre Gefühle und tragen ihr „Herz" auf der Zunge.
Fantasievoll	Menschen mit ADHS haben viel Fantasie, sind innovativ, haben eine gute Vorstellungskraft und können Sachverhalte anschaulich und interessant darstellen. Sie sind gute „Geschichtenerzähler", finden ungewöhnliche und innovative Lösungen.
Begeisterungsfähig	Menschen mit ADHS sind aufgeweckt, neugierig und wissbegierig. Sie sind vielseitig interessiert, können sich schnell für Neues/Außergewöhnliches begeistern. Sie wollen etwas entdecken, herausfinden und es verstehen. Sie können andere Menschen gut motivieren und sind unternehmungslustig.
Hilfsbereit und vielseitig	Menschen mit ADHS sind fürsorglich und gutmütig, sie setzen sich in hohem Maße für andere ein, haben einen sehr ausgeprägten Gerechtigkeitssinn und „Beschützerinstinkt". Sie sind häufig sozial engagiert.
Sensibel für Andere	Menschen mit ADHS sind empfindsam und großherzig, sie achten auf ihre Mitmenschen und können Menschen gut einschätzen. Sie sind gute Berater und Gesprächspartner, können gut „zwischen den Zeilen lesen" und nehmen oft Dinge wahr, die anderen nicht auffallen.

1. Inwiefern die Symptome der ADHS den Alltag der PatientIn beeinflussen.
2. Über das Thema Stärken wird das Gespräch zum Thema Ressourcen der zweiten Sitzung übergeleitet.

Schritt 1: Ressourcen

Es erfolgt eine Einordnung, was Ressourcen sind und wie sie mit Symptomen und der Alltagsbewältigung zusammenhängen: *„Ressourcen sind Mittel und Kräfte, die eingesetzt werden können, um eine bestimmte Aufgabe zu lösen oder ein bestimmtes Ziel zu erreichen. Ressourcen können in der Person selbst liegen (innere Ressourcen, z. B. Kreativität) oder im Umfeld der Person (äußere Ressourcen, z. B. finanzielle Mittel).*

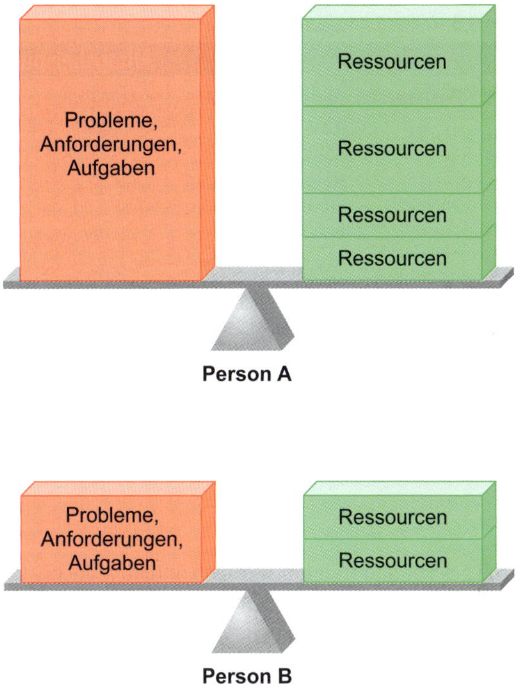

Abb. 10.1 Person A hat in ihrer aktuellen Situation deutlich mehr Probleme, Anforderungen und/oder Aufgaben und benötigt zum Ausgleich deshalb mehr Ressourcen als Person B. [M1257, M1258, P494, P1336, P1337, L231]

Je mehr geeignete Ressourcen eine Person hat, desto leichter wird es dieser Person fallen, anfallende Aufgaben, alltägliche Probleme und Herausforderungen im Leben zu bewältigen. Ressourcen helfen damit den Alltag zu meistern und machen das Leben leichter."

➤ Abb. 10.1 kann bei der Veranschaulichung helfen.

Im nächsten Schritt lernt die PatientIn den Unterschied zwischen inneren und äußeren Ressourcen kennen und, dass es möglich ist, Ressourcen aufzubauen. Zu den jeweiligen Kategorien wird gemeinsam erörtert, welche Ressourcen die PatientIn bereits mitbringt und welche sie aufbauen könnte.

- **Innere Ressourcen:** Innere Ressourcen sind alle Eigenschaften, Fähigkeiten, (Handlungs-)Kompetenzen, Stärken und Talente eines Menschen, die eingesetzt werden können, um bestimmte Aufgaben zu lösen oder Ziele zu erreichen.
- **Äußere Ressourcen:** Äußere Ressourcen sind solche, die nicht in der Person selbst liegen. Zur Veranschaulichung dient ➤ Tab. 10.5.
- **Ressourcen aufbauen:** Manchmal stellt sich heraus, dass man eigene Ressourcen nicht so gut ausgebildet oder entwickelt hat, wie es zur Bewältigung von Problemen oder dem Erreichen eines Ziels nötig gewesen wäre. Deshalb ist es wichtig zu wissen: Jeder Mensch ist fähig zu lernen, sich zu verändern und zu entwickeln. Das bedeutet, dass jederzeit neue Ressourcen wie hilfreiche Eigenschaften, Talente, Stärken und Kompetenzen auch im Erwachsenenalter

10

Tab. 10.5 Äußere Ressourcen

		Alltagsbeispiele
Soziale Ressourcen	Andere Menschen können bei der Bewältigung von Herausforderungen oder der Lösung von Problemen unterstützen.	• Eine gute Freundin, die hilft ein Problem zu durchdenken • Jemand, der die Kinder betreut
Materielle Ressourcen	Alle Gegenstände und Mittel in unserem Umfeld, auf die man zurückgreifen kann, um den Alltag oder Schwierigkeiten besser zu bewältigen.	• Terminkalender • Smartphone • Auto • Geld

noch gelernt und trainiert werden können. Manche dieser Ressourcen lassen sich schnell erreichen. Manchmal muss man dazu aber auch zunächst investieren, um eine bestimmte Ressource aufzubauen, die sich dann langfristig auszahlt. Auch äußere Ressourcen sind veränderlich. Man kann sie aufbauen und besorgen, wenn sie fehlen.

Schritt 2: Zeitplanung

Im nächsten Schritt soll das Thema Zeitplanung besprochen und eine Strategie zur Priorisierung von Aufgaben (äußere Ressource) erlernt werden (➤ Video 22).

https://else4.de/Gensichen_video22

Zunächst erörtert die ÄrztIn gemeinsam mit der PatientIn, welches ihre individuellen Probleme bei der Zeitplanung sind und inwiefern diese Folgen ihrer ADHS-Symptome sind: *„PatientInnen mit ADHS haben oft Schwierigkeiten mit der Zeitplanung. Dies kann zu erheblichen Problemen im Alltag führen. Kennen Sie solche Probleme? Welche Materialien/ Methoden zur Zeitplanung gehören zu den äußeren Ressourcen, die gerade besprochen wurden? Welche Methoden/Materialien (z. B. Terminkalender, To-do-Listen, etc.) zur Zeitplanung haben Sie bereits ausprobiert? Welche Probleme gab es bei der Anwendung?"*

Es wird ein für die PatientIn wichtiges Ziel definiert, zu dessen Erreichung sie eine bessere Zeitplanungsfähigkeit erlernen möchte: *„Was ist ein wichtiges Ziel für Sie, zu dessen Erreichung Sie bessere Zeitplanungsfähigkeiten erlernen möchten? Beschränken Sie sich möglichst auf ein konkretes Ziel (z. B. das Examen schaffen). Stellen Sie sich dieses Ziel möglichst genau und lebendig vor."*

Tab. 10.6 Typische Probleme bei der Priorisierung

Es sind so viele Aufgaben, ich weiß nicht, wo ich anfangen soll.	Weniger ist mehr! Oft ist es hilfreicher, einen wichtigen Punkt abzuarbeiten als viele unwichtige. Hier hilft es deshalb oft, eine wichtige und dringende Aufgabe auszuwählen (ganz egal welche) und mit dieser erst einmal anzufangen. Damit hat man schon viel gewonnen.
Ich schiebe besonders die wichtigen Aufgaben immer auf.	Oft lösen wichtige Aufgaben Ängste aus (es hängt ja etwas daran, sonst wären sie nicht wichtig). Deshalb ist es besonders wichtig, sich mit der 4-Felder-Tafel deutlich zu machen, dass sie wichtig sind, damit man sie wirklich angeht, auch wenn man die Aufgabe vielleicht lieber aufschieben oder gar nicht angehen würde. Es kann helfen, sich soziale Unterstützung zu suchen, um die Aufgabe anzugehen. Es kann helfen, sich aufzuschreiben, was die positiven Konsequenzen wären, wenn man die Aufgabe erledigen würde und welche negativen Konsequenzen es hätte, wenn man sie nicht erledigen würde.
Ich halte nie lange an einem Zeitplansystem fest.	Die 4-Felder-Strategie kann man in Kombination mit jedem Zeitplansystem anwenden und auch dann, wenn man gerade gar keines hat, das funktioniert. Auch wenn man einmal eine Weile lang kein System hatte, oder das System hatte schleifen lassen, kann man mit der 4-Felder-Strategie schnell wieder Ordnung in Aufgaben bringen und sich einen Überblick davon verschaffen, was wirklich wichtig ist.
Ich kann nicht entscheiden, was wichtig ist und was nicht.	Es kann helfen, sich soziale Unterstützung bei den Entscheidungen zu suchen. Die Übung, also die regelmäßige Anwendung der 4-Felder-Strategie, wird dazu führen, dass man die Entscheidungen immer leichter treffen kann, weil man es so oft übt.

Im nächsten Schritt wird betont, dass die Priorisierung der Teil der Zeitplanung ist, der PatientInnen mit ADHS aufgrund ihrer Symptome oft besonders schwerfällt: *„Menschen mit ADHS müssen aufgrund ihrer ADHS in der Regel erst ein bestimmtes Aktivierungsniveau erreichen, um Motivation zu finden, unliebsame Aufgaben anzugehen. Häufig braucht es deshalb starken Zeitdruck, um mit Dingen anzufangen. So werden oft aber einfach die dringendsten Aufgaben angegangen, ohne Unterscheidung, ob die Aufgaben wichtig sind oder nicht."*

ADHS-typische Probleme bei der Priorisierung und mögliche Lösungsansätze sollten mit der PatientIn besprochen werden. ➤ Tab. 10.6 kann hierfür als Grundlage dienen.

Schritt 3: 4-Felder-Tafel zur Priorisierung als Übung für zu Hause

Abschließend wird die 4-Felder-Tafel zur Priorisierung vorgestellt: Alle Aufgaben können in die Dimensionen „Wichtigkeit“ und „Dringlichkeit“ eingeordnet werden. Daraus ergeben sich vier Arten von Aufgaben. Für jede dieser Arten von Aufgaben bietet sich dann ein bestimmtes Vorgehen an:

1. Nicht wichtig, nicht dringend: Aufgaben können ignoriert werden.
2. Nicht wichtig, aber dringend: Aufgaben sollten auf ihre Notwendigkeit überprüft, möglichst delegiert oder sogar verworfen werden.
3. Wichtig, nicht dringend: Man sollte einen Termin festlegen, an dem die Aufgabe dann selbst erledigt wird.
4. Wichtig und dringend: Die Aufgabe sollte sofort selbst erledigt werden.

Die Beispiel-4-Felder-Tafel kann zu Hilfe genommen werden, um anschauliche Beispiele zu geben, die individuell sehr unterschiedlich ausfallen können:

	Nicht dringend	**Dringend**
Nicht wichtig	(Ignorieren) • Bücher im Regal sortieren • Das alte Rad reparieren, um es irgendwann einmal verkaufen zu können • An digitalen Umfragen teilnehmen • Fotos auf der Festplatte sortieren	(Wenn möglich delegieren) • Festplatte neu formatieren • Den Wasserhahn reparieren • Gutschein für ein Restaurant einlösen
Wichtig	(Termin festlegen, zu dem es dann selbst erledigt werden soll) • Steuererklärung machen • Sommerreifen aufziehen • Abendessen mit der Familie	(Sofort selbst erledigen) • Für die Prüfung kommende Woche lernen • Zum Zahnarzt gehen • Geburtstagsgeschenk für die Mutter besorgen • Das kranke Kind von der Kita abholen • Eine wichtige Arbeits-E-Mail beantworten

Abschließend wird die PatientIn aufgefordert, die 4-Felder-Tafel als Strategie zur Priorisierung von Aufgaben im Alltag bis zum nächsten Termin auszuprobieren.

10.3.3 Arzttermin 3 – Achtsamkeit und Organisation

Der dritte Arzttermin wird zwei Wochen nach dem zweiten vereinbart. Bei diesem Termin geht es darum, dass die PatientIn in einem ersten Schritt lernt, die eigene Ablenkbarkeit mittels Achtsamkeit bewusst wahrzunehmen. Im zweiten Schritt werden ihr Strategien vorgestellt, mit deren Hilfe sie lernen kann, ihre Aufmerksamkeit gezielt zu steuern.

Schritt 1: Alltagsschwierigkeiten durch Ablenkbarkeit

Zu Beginn wird die 4-Felder-Tafel besprochen und wie deren Anwendung im Alltag der PatientIn funktioniert hat. Hierbei sollte die ÄrztIn zunächst die positiven Aspekte fokussieren. Anschließend wird auf Schwierigkeiten eingegangen und darüber zum Thema Alltagsschwierigkeiten übergeleitet. In dieser Sitzung werden dabei vor allem Alltagsschwierigkeiten, welche durch eine Aufmerksamkeitsstörung bedingt sind, thematisiert. ÄrztIn und PatientIn erörtern gemeinsam, welche Alltagsschwierigkeiten die PatientIn betreffen.

Im nächsten Schritt gilt es herauszufinden, was genau zu diesen Schwierigkeiten führt. Hierzu soll zum einen über Faktoren gesprochen werden, welche die Ablenkung fördern, und zum anderen über solche, die die Aufmerksamkeit begünstigen. Da die PatientInnen in der Regel wissen, was sie von einer Arbeit oder Ähnlichem ablenkt, wird zunächst mit den aufmerksamkeitshaltenden Faktoren begonnen. Falls die PatientIn nicht von allein anfängt zu berichten, können folgende akzentuierte Fragen nachhelfen:

- *„Unter welchen Bedingungen können Sie sich am besten auf eine Aufgabe konzentrieren (z. B., wenn keine Gespräche/Geräusche im Hintergrund vorhanden sind)?“*
- *„Unter welchen Bedingungen können Sie Ihre Aufmerksamkeit am besten bei einer Aufgabe halten (z. B., wenn ich ausgeschlafen bin und mir nicht zu viel auf einmal vorgenommen habe)?“*
- *„Unter welchen Bedingungen sind Sie schnell/leicht abgelenkt (z. B., wenn das Handy in Reichweite liegt)?“*
- *Unter welchen Bedingungen fällt es Ihnen schwer, sich etwas zu merken (z. B., wenn zu viel durcheinander gesprochen wird oder ich inneren Druck verspüre, ich könnte bei der Aufgabe versagen)?“*

Schritt 2: Wahrnehmung von Ablenkbarkeit – Atemübung

Eine Methode, um die Aufmerksamkeit zu begünstigen, ist eine Erhöhung von Achtsamkeit in Situationen, in denen man abgelenkt ist. Um dies zu gewährleisten, gibt es eine Atemübung, die hilft, sich zu konzentrieren und Ablenkungen zu erkennen.

In der folgenden Übung soll die Technik des bewussten Atemzählens zusammen mit der PatientIn angewandt werden. Es wird sich zusammen mit der PatientIn auf eine Zahl bis 5 geeinigt und anschließend die Atemübung angeleitet: *„Im Folgenden bitte ich Sie, bei jedem Mal Einatmen zu zählen, bis Sie die Zahl X* (die Sie mit der PatientIn ausgemacht haben) *erreicht haben. Atmen Sie durch die Nase ein und aus und beobachten Sie, wie die Luft ein- und ausströmt. Konzentrieren Sie sich nicht allzu sehr auf die Zahl, sondern nur darauf, wie Ihr*

Körper die Luft aufnimmt und wieder abgibt. Sobald Sie mit der Konzentration abschweifen, ärgern Sie sich nicht, die Wahrnehmung ist der erste Schritt in Richtung Kontrolle. Ein bewusstes Wahrnehmen der Ablenkung im Sinne von ‚Ja, ich bin gerade abgelenkt' ist für Sie das Zeichen, Ihre Aufmerksamkeit wieder dem Atmen zu widmen. Sie können beim Atemzählen die Augen öffnen oder schließen – je nachdem, was Ihnen lieber ist."

Anschließend wird mit der PatientIn erörtert, wie die Länge der Zeit wahrgenommen worden ist, wie die Konzentration auf den Atem gelungen ist und welche „Ablenker" (im Sinne von Umwelteinflüssen wie z. B. Umgebungsgeräusche oder internes Gedankenabschweifen) aufgetreten sind.

Je mehr die PatientIn die Übung im Alltag trainiert, desto wahrscheinlicher ist es, dass sich der Erfolg in stressigen Situationen (mit hoher interner Ablenkungsquote) auszahlt. Empfehlen Sie darum der PatientIn, dass sie die Übung routiniert in den Alltag einbaut. Es bietet sich an, die Übung an bereits bestehende Routinen anzuknüpfen. Dies soll die PatientIn bis zur nächsten Sitzung üben.

Schritt 3: Ablenkung bei anstehenden Aufgaben reduzieren – das Pomodoro-Konzept

Ein weiterer Teil der Aufmerksamkeitssteuerung betrifft die gezielte aufgabenbasierte Konzentration. Diese kann mithilfe des **Pomodoro-Konzepts** trainiert werden. Ziel dieser Übung ist es, eine gewisse Zeitspanne konzentriert zu arbeiten, um dann für eine gewisse Zeitspanne bewusst Pause zu machen. Mit dieser Methode wird das konzentrierte Arbeiten am Stück gelernt und der Hyperfokuszustand auf ein weniger anstrengendes Mittelmaß heruntergebrochen, sodass die Leistungsfähigkeit erhalten bleibt. Erläutern Sie die Übung der PatientIn (➤ Video 23). Nutzen Sie ➤ Abb. 10.2 zur Veranschaulichung: *„Stellen Sie sich beispielsweise einen Wecker auf zehn Minuten (dazu hat der Erfinder der Methode einen Wecker in Tomaten-Form benutzt, welcher das Zeitintervall festlegte, weshalb die Übung Pomodoro-Konzept heißt) und arbeiten Sie konzentriert an einer Aufgabe. Sobald die Zeit abgelaufen ist, belohnen Sie sich mit fünf Minuten Pause (unabhängig davon, ob Sie noch weiterarbeiten hätten können oder schon etwas unkonzentriert waren). In der Pause ist es nun wichtig, dass Sie sich auch gedanklich nicht mit der Aufgabe beschäftigen (Pause ist Pause). Bitte nehmen Sie gezielt Abstand von der Aufgabe, damit Sie sich im nächsten Intervall wieder konzentriert darauf stürzen können."*

https://else4.de/Gensichen_video23

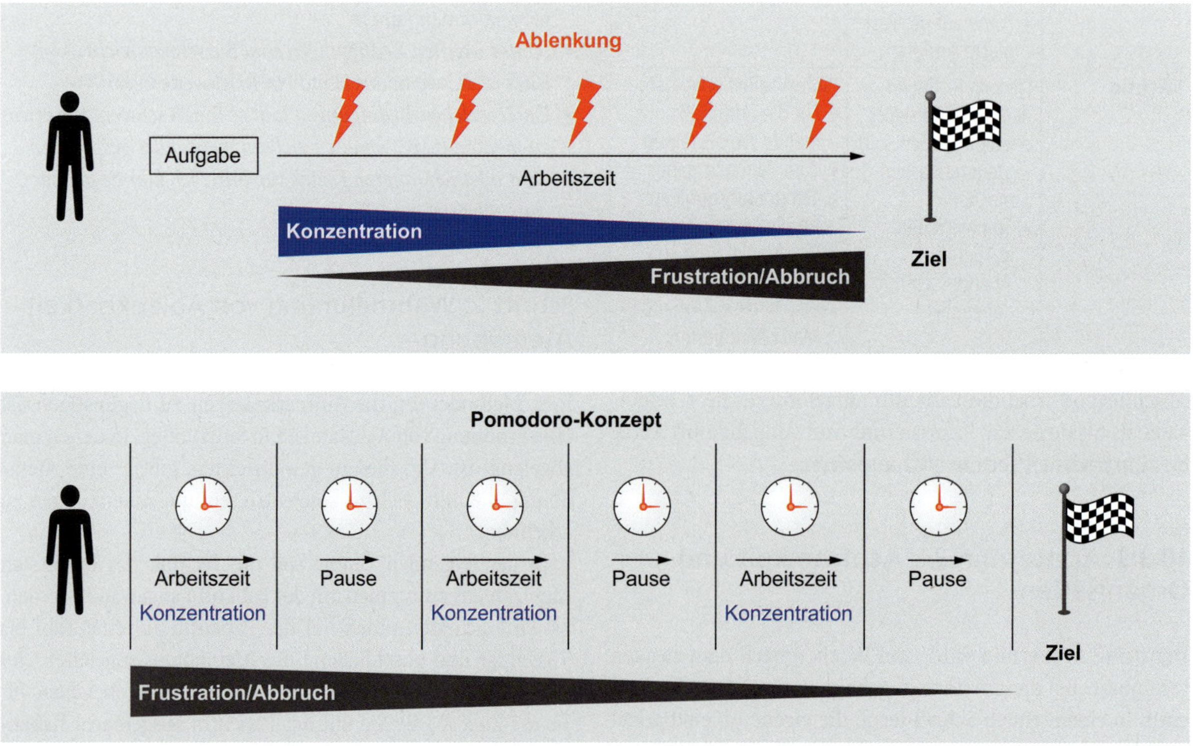

Abb. 10.2 Wirkung der Pomodoro-Methode (schematische Darstellung): Im oberen Abschnitt lässt die Konzentration mit zunehmender Zeit nach und die Frustration, bedingt durch die Ablenkungen, steigt (bis hin zum Abbruch der Aufgabenbearbeitung). Im unteren Abschnitt sind durch den Wechsel von konzentriertem Arbeiten und Pausen die Frustrationsrate und Abbruchwahrscheinlichkeit verringert. [M1257, M1258, P494, P1336, P1337, L231]

10

Die Schwierigkeit bei dieser Übung besteht in der Ermittlung der Arbeitsspanne. Diese sollte die PatientIn beim Anwenden der Übung zu Hause variieren, um herauszufinden, welche Arbeitsspanne sich für welche Aufgabe eignet.

Zusammenfassend soll die PatientIn in dieser Sitzung gelernt haben, welche Faktoren ihre Aufmerksamkeit im positiven und negativen Sinne beeinflussen. Die Atemübung soll zu Hause regelmäßig geübt werden, um die Wahrnehmung der eigenen Ablenkbarkeit zu trainieren. Mithilfe der Pomodoro-Strategie soll die PatientIn zu Hause üben, ihre Aufmerksamkeit bewusst zu steuern.

10.3.4 Arzttermin 4a) – Lösen von „aufwendigen" Aufgaben

Die Variante a) der vierten Sitzung eignet sich besonders für PatientInnen, denen es schwerfällt, komplexe bzw. „aufwendige" Aufgaben erfolgreich abzuschließen. Ziel dieser Sitzung ist es, sich näher damit auseinanderzusetzen, welche Faktoren hinderlich (und förderlich) für die Aufgabenbewältigung sind. Als Lösungsstrategie wird die **Salamitaktik** angeboten. Mit deren Hilfe unterteilt die PatientIn Aufgaben zunächst in kleinere Abschnitte und kommt durch das Abarbeiten der kleinen Schritte zum Gesamterfolg. Um etwaige Teil- oder Gesamterfolge positiv zu verstärken, werden Belohnungsstrategien vermittelt.

Schritt 1: Einführung zum Thema Chaosverstärker

Zu Beginn der Sitzung werden die Übungen der letzten Sitzung und deren Umsetzung im Alltag besprochen. Anschließend erfolgt eine Überleitung zum Thema der heutigen Sitzung: *„Heute geht es um einen anderen Aspekt der ADHS, der, ähnlich wie die Probleme bei der Aufmerksamkeitssteuerung, zu Beeinträchtigungen im Alltag und zu Leidensdruck führen kann."*

Falls die Atemübung und das Pomodoro-Konzept noch nicht ausreichend zur Bewältigung von Ablenkung und erfolgreicher Ausführung von Aufgaben ausgereicht haben, gilt es nun, die Umstände ausfindig zu machen, die dies noch verhindern könnten – die **Chaosverstärker.** Bei vielen PatientInnen lassen sich leicht chaotische Arbeitsbedingungen ausmachen, sodass konzentriertes Arbeiten artifiziell erschwert wird. Auch wenn sich bei vielen PatientInnen chaotische Arbeitsbedingungen vorfinden lassen, bedeutet dies nicht, dass sich die PatientInnen am besten konzentrieren können, wenn alles um sie herum ruhig ist. Einige PatientInnen können sich gerade erst dann konzentrieren, wenn beispielsweise ein Hintergrundgeräusch zu hören ist. Genau die Faktoren, die die PatientInnen ablenken, aber auch fördern, sollen nun im Gespräch gemeinsam erörtert werden: *„Welche Faktoren hindern Sie am konzentrierten Arbeiten? Ich kann mich beispielsweise nicht gut konzentrieren, wenn mein Handy neben mir liegt und auf laut geschaltet ist* (Beispiel sollte individuell angepasst werden). *Unter welchen Umständen haben Sie in der Vergangenheit erfolgreich Aufgaben bewältigen können?"*

Anschließend werden häufige Schwierigkeiten thematisiert, die PatientInnen mit ADHS bei der Bewältigung komplexer Aufgaben haben: *„PatientInnen mit ADHS beginnen oft sofort mit der Aufgabe, ohne sich über den Umfang und die einzelnen Teilschritte bewusst zu sein. Hinzu kommt, dass das zeitliche Management oft viel zu optimistisch geplant worden ist, was zusammen mit dem Unbewusstsein über den Umfang der Aufgabe schnell zu negativen Gedanken/Emotionen führt. Dadurch kommt es vermehrt zum Abbruch der Aufgabe. Kennen Sie diese oder ähnliche Probleme von sich?"*

Schritt 2: Herr über das Chaos werden – die Salamitaktik

Im nächsten Schritt soll nun eine Möglichkeit kennengelernt werden, aufwendige Aufgaben zu lösen – die Salamitaktik. ➤ Abb. 10.3 kann zur Veranschaulichung genutzt werden (➤ Video 24): *„Um einen Überblick über eine komplexe Aufgabe zu erhalten, soll diese Aufgabe nun in kleine überschaubare Teilaufgaben (man schneidet gewissermaßen einzelne Scheiben von der Salami ab) zerlegt werden. Ist die Komplexität der Aufgabe nun einmal heruntergebrochen, lassen sich die einzelnen Aufgaben schneller abarbeiten. Weiterhin bildet sich durch das Definieren der Teilaspekte ein Gefühl der Kontrolle aus, was die Motivation erhöht, an dem Projekt dranzubleiben."*

https://else4.de/Gensichen_video24

Gemeinsam mit der PatientIn wird eine Aufgabe definiert, beispielhaft deren Teilaspekte identifiziert und eine sinnvolle Reihenfolge festgelegt. Folgende Impulsfragen können dabei unterstützen:

- *„Was genau wollen/müssen Sie tun? (Beschreiben Sie Ihre Aufgabe möglichst genau)"*
- *„Bis wann muss diese Aufgabe fertig werden? (Nennen Sie einen realistischen Zeitpunkt)."*
- *„Wofür ist es gut, wenn Sie an dieser Aufgabe dranbleiben und sie rechtzeitig abschließen? (Machen Sie sich die positiven Konsequenzen klar)."*
- *„Wann müssen Sie spätestens beginnen, damit Sie rechtzeitig fertig werden"*
- *„Wie viel ‚Zeitpuffer' für Unerwartetes und ‚Motivationstiefs' haben Sie berücksichtigt? (Überlegen Sie sich einen realistischen Zeitrahmen)."*

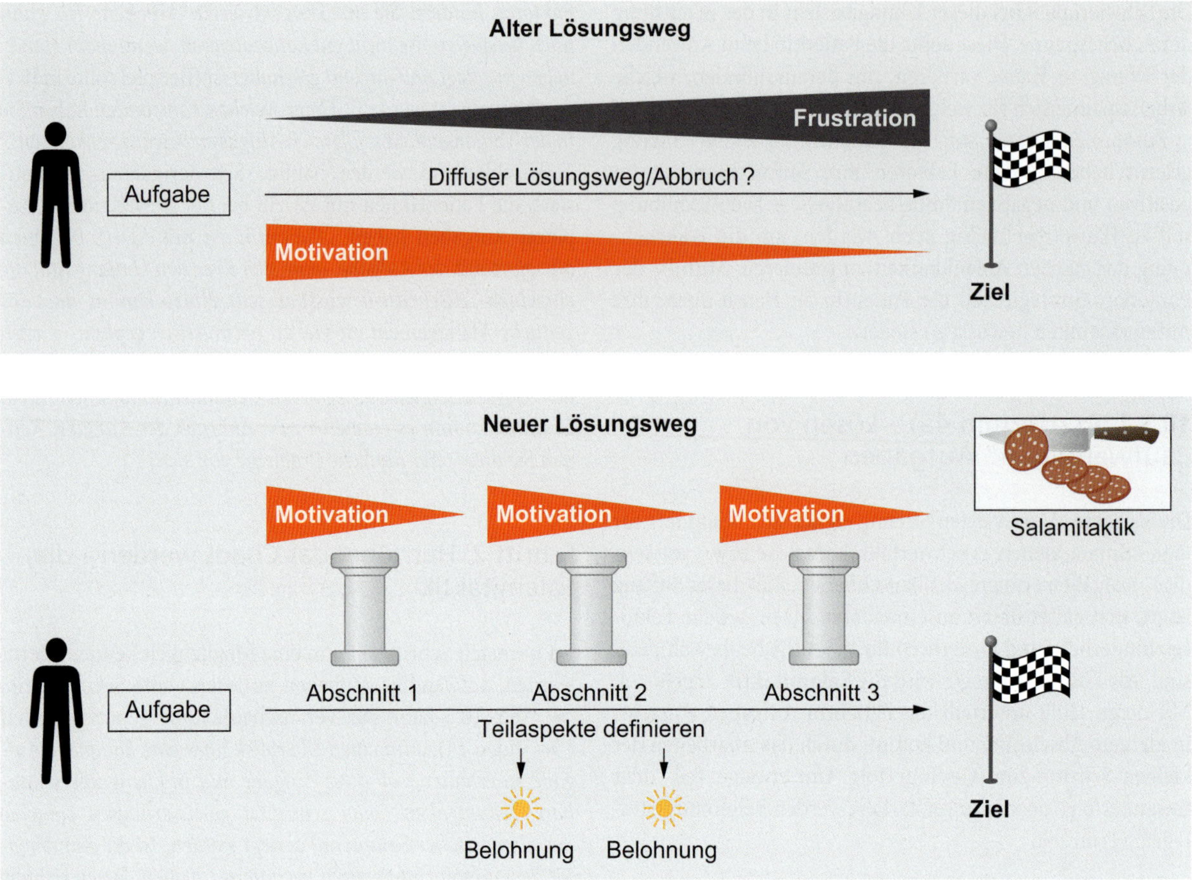

Abb. 10.3 Schematische Darstellung der Salamitaktik: Im oberen Abschnitt ist der herkömmliche Weg aufgezeigt, bei der eine komplexe Aufgabe nicht systematisch angegangen wird und es dadurch zur globalen Verringerung der Motivation und Erhöhung der Frustration kommt (bis hin zu einem Abbruch). Im unteren Abschnitt ist aufgezeigt, dass durch das Einteilen der Aufgabe in bestimmte Teilabschnitte die Motivation zwar bei jedem Teilabschnitt abfallen kann, jedoch mit jedem neuen Abschnitt wieder steigt. [M1257, M1258, P494, P1336, P1337, L231]

PRAXISTIPP

Als Praxisbeispiel kann mit der PatientIn auch das Bauen eines Gartenhauses für eine bevorstehende Gartenfeier zur Veranschaulichung durchgegangen werden.

Übersicht: ein Gartenhaus bauen mit der Salamitaktik

- **Gesamtziel: Gartenhaus bauen**
- **Hauptmotivation: eine Feier mit Freunden in dem Gartenhaus feiern**
- **Mögliche Teilziele sind:**
  - Standort wählen
  - Überlegungen zur (ungefähren) Größe des künftigen Gartenhauses
  - Sind Veränderungen am Standort nötig? Für eine Baumfällung ggf. bei den örtlichen Ämtern eine Fällgenehmigung einholen
  - Planungen zu Budget und Finanzierung
  - Gartenhausmodell(e) in die engere Wahl ziehen
  - Gegebenenfalls Bauantrag stellen
  - Gartenhaus bestellen
  - Gegebenenfalls Finanzierungsservice zur Zahlung in Monatsraten nutzen
  - Selbstaufbau oder Montageservice dazu buchen?
  - Allen Aufbauhelfern Bescheid geben
  - Werkzeugbox prüfen und fehlende Werkzeuge besorgen
  - Inhalt des gelieferten Pakets prüfen: Sind alle auf der beigelegten Liste aufgeführten Einzelteile vorhanden?
  - Fundament legen und 1 Tag trocknen lassen
  - Gartenhaus aufbauen
  - Gartenhaus versichern
  - Gartenhaus streichen
  - Dachfolie verlegen
  - Heizung einbauen
  - Freunde zur Feier einladen

Schritt 3: Belohnung nach erfolgreicher Aufgabenbewältigung

Belohnung erhöht die Motivation für die nächsten anstehenden Aufgaben. Wichtig ist hierbei, dass die Belohnung nicht nur bei einer erfolgreich ausgeführten Aufgabe auftreten muss, sondern ebenso auch zwischendurch vorkommen kann. Im Folgenden sollten mögliche Belohnungen für das Abschließen einzelner Teilschritte sowie des Gesamtzieles mit der PatientIn definiert werden. Die Belohnung sollte durch die PatientIn detailgenau visualisiert werden, um den Anreiz zu verstärken.

Zusammenfassend soll die PatientIn in dieser Sitzung die Angst/Hemmung vor komplexen bzw. aufwendigen Aufgaben verlieren. Die Salamitaktik soll zu Hause von der PatientIn erprobt werden und dabei unterstützen, Aufgaben in kleinere, konkrete Teilschritte zu unterteilen und die Motivation aufrechtzuerhalten. Die PatientIn soll lernen, sich bewusst zu belohnen, um Aufgaben besser zum Abschluss bringen zu können.

10.3.5 Arzttermin 4b) – Stimmungsregulation und Impulskontrolle

Die Variante b) der vierten Sitzung eignet sich besonders für PatientInnen, die Schwierigkeiten haben, ihre Stimmung zu regulieren und Impulse zu kontrollieren. Ziel der Sitzung ist es, ein tieferes Verständnis dafür zu erhalten, welche Faktoren die Emotionsregulationsfähigkeit und Impulskontrolle beeinflussen. Die **5-5-5-Strategie** wird vorgestellt. Diese beinhaltet, dass die PatientIn zunächst jeweils fünf Dinge, die sie hört, sieht und fühlt benennt, bevor sie handelt. Dieses Verhalten soll trainiert werden und die PatientIn dabei unterstützen bedachter zu handeln.

Schritt 1: Einführung in das Thema Impulskontrolle

Zu Beginn der Sitzung werden die Übungen der letzten Sitzung und deren Umsetzung im Alltag besprochen. Anschließend erfolgt eine Überleitung zum Thema der heutigen Sitzung: *„Heute geht es um einen anderen Aspekt der ADHS, der, ähnlich wie die Probleme bei der Aufmerksamkeitssteuerung, zu Beeinträchtigungen im Alltag und zu Leidensdruck führen kann.“*

Der PatientIn wird erläutert, was impulsives Verhalten ist und Alltagsbeispiele werden genannt. ➤ Tab 10.6 kann hierbei helfen: *„Menschen mit ADHS leiden oft unter unüberlegtem, vorschnellem Handeln. Dazu kann gehören, dass sie schnell ungeduldig werden, zu Wutausbrüchen neigen, unüberlegt einkaufen, sich impulsiv im Verkehr bewegen und vieles mehr. Dabei spielen nicht selten zwei Faktoren eine Rolle: eine emotionale Überreagibilität (starke Emotionen, beispielsweise starke Wut, weil man sich von einem Vorgesetzten falsch behandelt fühlt) und Defizite in der Impulskontrolle (Hemmen von bestimmten Handlungsimpulsen, denen man eigentlich nicht nachgeben will, z. B. weil sie nicht zielführend sind). Beides tritt bei PatientInnen mit ADHS häufig auf und führt zu unüberlegtem, vorschnellem Handeln. Häufig führen diese Symptome zu erheblichen Problemen im Alltag: Sie können beispielsweise zu Unfällen führen, Beziehungen gefährden oder finanzielle Probleme nach sich ziehen.*

Impulskontrolle und die Emotionsregulation sind in manchen Situationen besonders schwierig, in anderen wiederum leichter. Eine Bestandsaufnahme kann eine gute Grundlage sein, um zu schauen, was PatientInnen mit ihren Symptomen hilft, und soll im Folgenden mit den PatientInnen gemeinsam durchgeführt werden: *„In welchen Situationen gelingt es Ihnen gut, Ihre Impulse und Emotionen zu kontrollieren? Unter welchen Bedingungen fällt es Ihnen besonders schwer? Welchen Einfluss haben beispielsweise Umstände wie „ausreichend geschlafen“, „ausreichend gegessen und getrunken“, „ausreichend Sport gemacht“?“*

Schritt 2: 5-5-5-Übung

In einem nächsten Schritt soll mit der PatientIn zusammen ein Bild erarbeitet werden, das veranschaulicht, wie Übungen helfen können, überlegter zu handeln (➤ Video 25). ➤ Tab. 10.7 kann zur Veranschaulichung dienen.

https://else4.de/Gensichen_video25

Anschließend wird die 5-5-5-Übung als eine Möglichkeit vorgestellt, in einer Situation etwas Zeit zu gewinnen (im übertragenen Sinne, die bei ADHS „sehr kurze Zündschnur“ zu verlängern). Die 5-5-5-Übung soll gemeinsam mit der

Tab. 10.7 Impulskontrolle im Alltag und ihre möglichen Folgen

Alltagsbeispiele	• Anderen ins Wort fallen, z.B. um den Satz zu Ende zu sprechen • Wutausbrüche • In Warteschlangen Probleme haben, geduldig zu warten, bis man an der Reihe ist • Im Straßenverkehr an unübersichtlichen Stellen überholen, weil man ungeduldig ist • Spontaneinkäufe machen, bei denen man viel mehr Geld ausgibt als man wollte • Bei Wutausbrüchen anderen Dinge an den Kopf werfen, die man eigentlich nicht so gemeint hat und die einem danach sehr leidtun
Mögliche Folgen	• Schwierigkeiten im Beruf (Kritik, Abmahnungen, Jobverlust) • Schwierigkeiten in der Partnerschaft und in anderen Beziehungen • Finanzielle Schwierigkeiten • Unfallgefahr

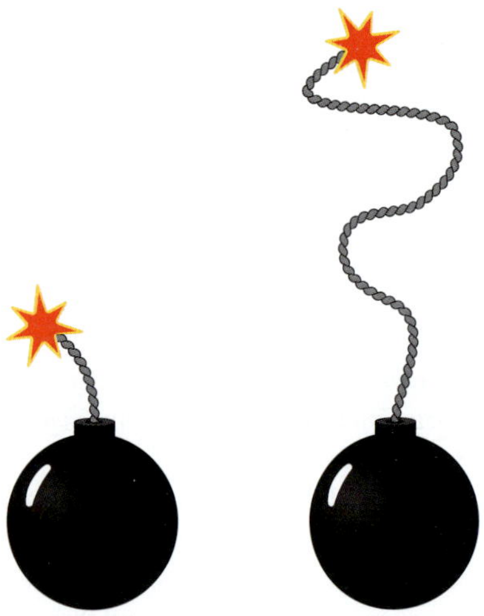

Abb. 10.4 Menschen mit wenig Impulskontrolle haben eine „kurze Zündschnur", es bleibt sehr wenig Zeit, um das Feuer auszumachen und deshalb handeln sie oft unüberlegt. Es ist aber möglich, „die Zündschnur zu verlängern", damit mehr Zeit bleibt, die eigene Reaktion zu überdenken. [M1257, M1258, P494, P1336, P1337, L231]

PatientIn durchgeführt werden: *„Nennen Sie mir 5 Dinge, die Sie jetzt gerade sehen können* (geben Sie hier ein Beispiel, z. B.: „Ich sehe eine Tastatur"). *Sie können dabei auch eine Sache mehrfach nennen und Sie können die Übung auch machen, ohne die Antworten laut auszusprechen. Nennen Sie mir 5 Dinge, die Sie jetzt hören können* (geben Sie hier ein Beispiel, z. B.: „Ich höre meine eigene Stimme"). *Sie können dabei auch eine Sache mehrfach nennen. Nennen Sie mir 5 Dinge, die Sie jetzt gerade spüren können* (geben Sie hier ein Beispiel, z. B.: „Ich spüre den Ärmel auf meinem Handgelenk aufliegen"). *Sie können dabei auch wieder eine Sache mehrfach nennen.*

Gemeinsam mit der PatientIn kann abschließend noch ein kurzer Satz definiert werden, den sich die PatientIn in brenzligen Situationen sagen kann, um sich daran zu erinnern, dass sie sich etwas Zeit verschaffen möchte, um möglichst überlegter handeln zu können (z. B.: *„Mach die Zündschnur länger!"* oder auch einfach nur *„Zündschnur!"*; ➤ Abb. 10.4).

Zusammenfassend lernt die PatientIn in dieser Sitzung, welche Faktoren ihre Impulskontrolle und Emotionsregulation beeinflussen. Die 5-5-5-Übung soll im Alltag regelmäßig geübt werden, um sie im Verlauf auch in schwierigen Situationen abrufen zu können und hier Zeit zu gewinnen, bedacht zu handeln.

Das Arztmanual zum Übungsprogramm erhalten Sie, solange der Vorrat reicht, vergünstigt bei: www.stiftung-allgemeinmedizin.de/material-zum-buch-psychologische-kurzintervention/index_ger.html.

LITERATUR

AWMF. (S3) Leitlinie „Aufmerksamkeitsdefizit-/Hyperaktivitätsstörung (ADHS) im Kindes-, Jugend- und Erwachsenenalter". 2017: 198. www.awmf.org/uploads/tx_szleitlinien/028-045l_S3_ADHS_2018-06.pdf (letzter Zugriff: 18.9.2022).

Bachmann CJ, Philipsen A, Hoffmann F. ADHD in Germany: Trends in Diagnosis and Pharmacotherapy. Dtsch Arztebl Int 114(9), 2017: 141–148.

Ballmann C, Kölle MA, Bekavac-Günther I et al. Evaluation of the German Version of the Adult Attention-Deficit/Hyperactivity Disorder Self-Report Screening Scale for DSM-5 as a Screening Tool for Adult Attention-Deficit/Hyperactivity Disorder in Primary Care. Front. Psychol 13, 2022: 858147.

Ballmann C, Steffens M, Schulze M et al. Hausärztliche Kurzintervention für die Aufmerksamkeitsdefizit-Hyperaktivitätsstörung (ADHS) bei Erwachsenen – eine Machbarkeitsstudie. ZFA, 2021. 2/2021.

Chen Q et al. Common psychiatric and metabolic comorbidity of adult attention-deficit/hyperactivity disorder: A population-based cross-sectional study. PLoS One 13(9, 2018: e0204516.

Cortese S et al. Comparative efficacy and tolerability of medications for attention-deficit hyperactivity disorder in children, adolescents, and adults: a systematic review and network meta-analysis. Lancet Psychiatry 5(9), 2018: 727–738.

D'Amelio R, Retz W, Philipsen A, Rosler M, Psychoedukation und Coaching ADHS im Erwachsenenalter. München: Elsevier Urban & Fischer, 2008.

Fayyad J et al. Cross-national prevalence and correlates of adult attention-deficit hyperactivity disorder. Br J Psychiatry 190, 2007: 402–409.

Gensichen J et al. Case management for depression by health care assistants in small primary care practices: a cluster randomized trial. Ann Intern Med 151(6), 2009: 369–378.

Hesslinger B, Philipsen A, Richter H. Psychotherapie der ADHS im Erwachsenenalter. Göttingen: Hogrefe, 2004.

Philipsen A, Jaus T, Graf E et al. Effects of Group Psychotherapy, Individual Counseling, Methylphenidate, and Placebo in the Treatment of Adult Attention-Deficit/Hyperactivity Disorder: A Randomized Clinical Trial. JAMA Psychiatry 72(12), 2015: 1199–210.

Philipsen A et al. Early maladaptive schemas in adult patients with attention deficit hyperactivity disorder. Atten Defic Hyperact Disord 9(2), 2017: 101–111.

Polanczyk GV et al. ADHD prevalence estimates across three decades: an updated systematic review and meta-regression analysis. Int J Epidemiol 43(2), 2014: 434–442.

Sedgwick JA, Merwood A, Asherson P. The positive aspects of attention deficit hyperactivity disorder: a qualitative investigation of successful adults with ADHD. Atten Defic Hyperact Disord 11(3), 2019a: 241–253.

Sibley MH, Mitchell JT, Becker SP. Method of adult diagnosis influences estimated persistence of childhood ADHD: a systematic review of longitudinal studies. Lancet Psychiatry 3(12), 2016: 1157–1165.

Stevenson CS, Whitmont S, Bornholt L et al. A cognitive remediation programme for adults with Attention Deficit Hyperactivity Disorder. Aust N Z J Psychiatr 36(5), 2002: 610–616.

Üstün B, Adler LA, Rudin C et al. The World Health Organization Adult Attention-Deficit/Hyperactivity Disorder Self-Report Screening Scale for DSM-5. JAMA Psychiatry 74(5), 2017: 520–527.

Wender PH. Attention-deficit hyperactivity disorder in adults. Psychiatr Clin North Am 21(4), 1998: 761–774, v.

Sedgwick JA, Merwood A, Asherson P. The positive aspects of attention deficit hyperactivity disorder: a qualitative investigation of successful adults with ADHD. Atten Defic Hyperact Disord 11(3), 2019: 241–253.

Register

Informieren Sie sich über die ganze Bandbreite zum Thema Schmerz

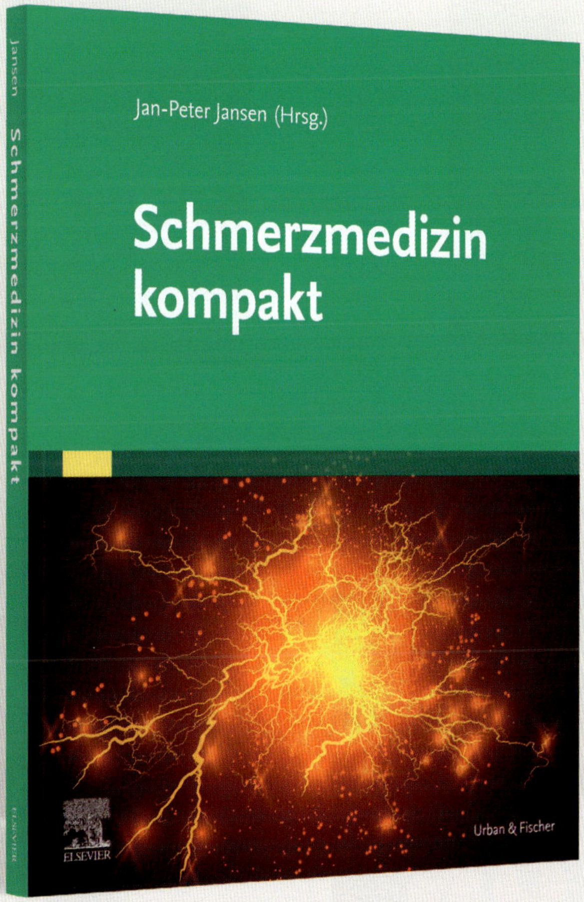

Melden Sie sich für unseren Newsletter an unter www.elsevier.de/newsletter

20230525n3 Irrtümer vorbehalten. Stand 06/2023

ELSEVIER

Diesen und viele weitere Titel sowie die aktuellen Preise finden Sie in Ihrer Buchhandlung vor Ort und unter **shop.elsevier.de**

Das Therapie-Handbuch –

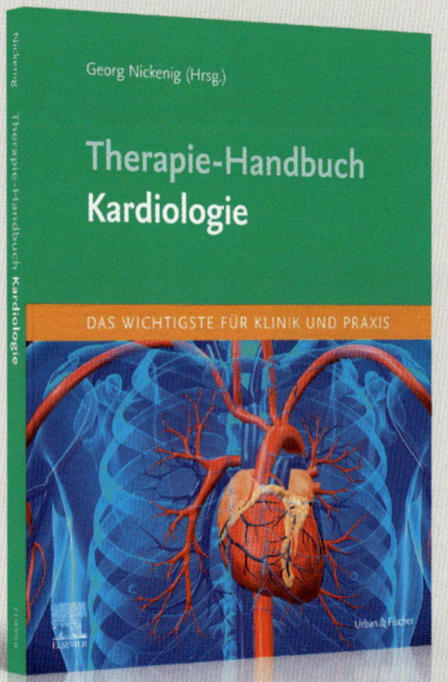

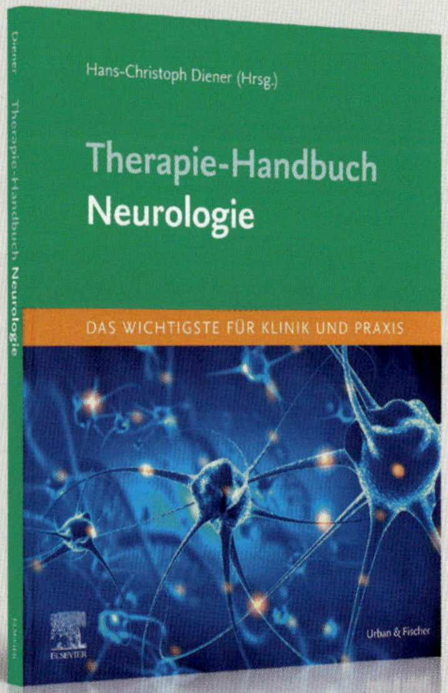

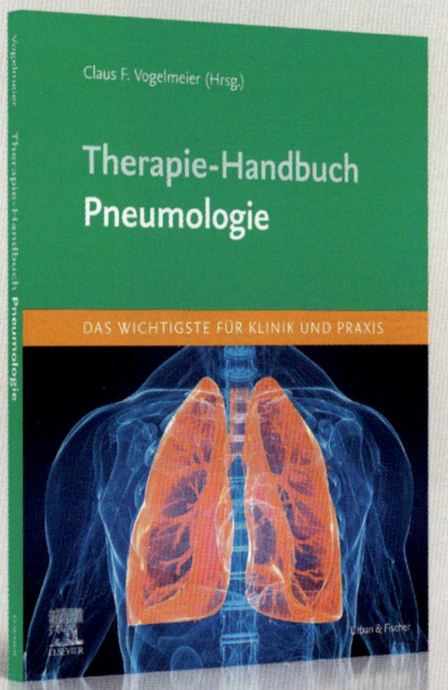

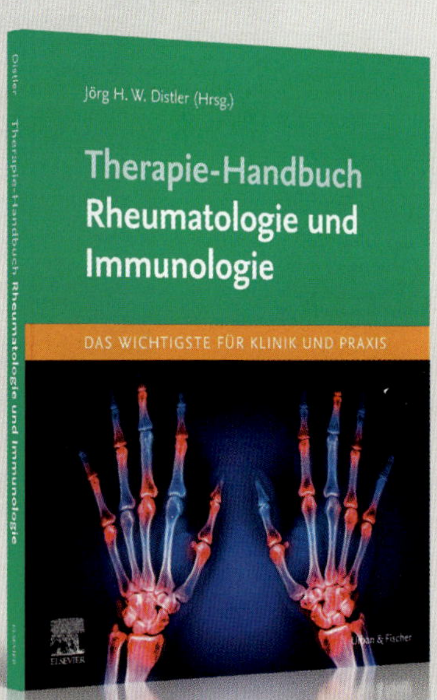

ELSEVIER

Diese und viele weitere Titel sowie die aktuellen Preise
finden Sie in Ihrer Buchhandlung vor Ort und unter **shop.elsevier.de**

jetzt in praktischen Themenbänden

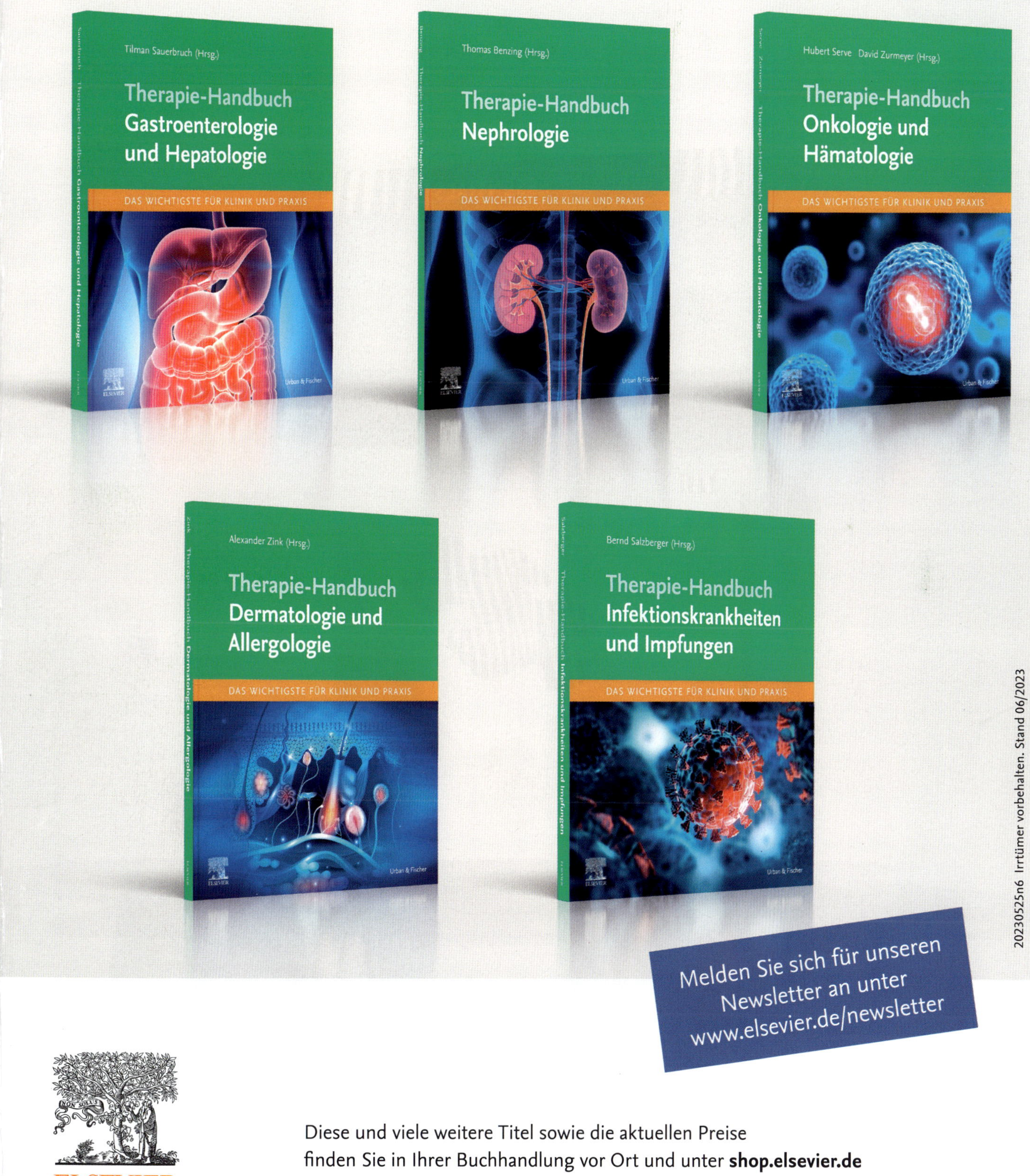

20230525n6 Irrtümer vorbehalten. Stand 06/2023

Melden Sie sich für unseren Newsletter an unter www.elsevier.de/newsletter

ELSEVIER

Diese und viele weitere Titel sowie die aktuellen Preise
finden Sie in Ihrer Buchhandlung vor Ort und unter **shop.elsevier.de**

Alles, was Sie über seltene Erkrankungen wissen sollten

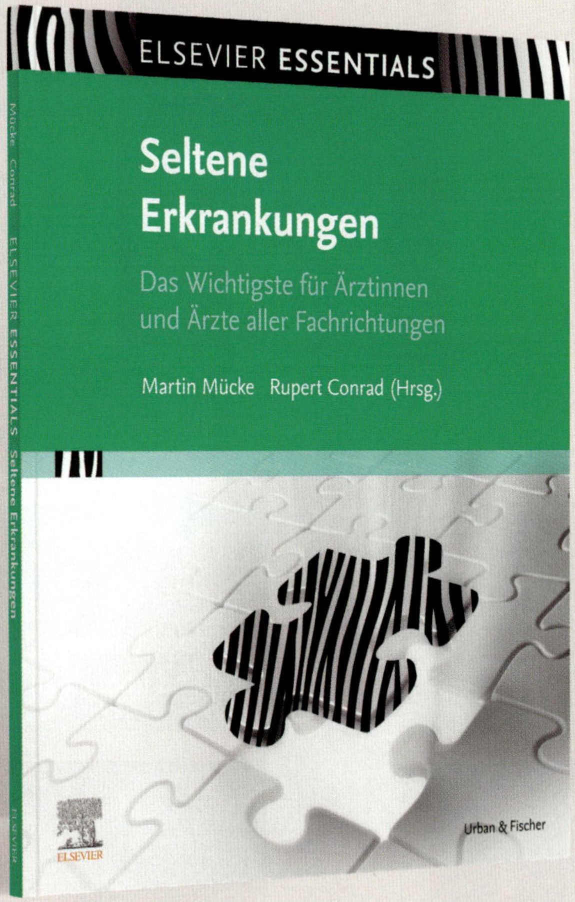

20230525n4 Irrtümer vorbehalten. Stand 06/2023

Melden Sie sich für unseren Newsletter an unter www.elsevier.de/newsletter

ELSEVIER

Diesen und viele weitere Titel sowie die aktuellen Preise finden Sie in Ihrer Buchhandlung vor Ort und unter **shop.elsevier.de**